肿瘤规范化手术丛书

国家出版基金项目
NATIONAL PUBLICATION FOUNDATION

软组织肿瘤规范化手术

国家出版基金项目
NATIONAL PUBLICATION FOUNDATION

肿瘤规范化手术丛书

软组织肿瘤规范化手术

主　编　牛晓辉　李　远

副主编　鱼　锋　徐海荣　单华超

编　者（按姓氏汉语拼音排序）

邓志平　郝　林　李　远

刘巍峰　刘文生　马　珂

牛晓辉　单华超　王　涛

徐海荣　徐立辉　杨发军

鱼　锋　张　清　赵海涛

北京大学医学出版社

RUANZUZHI ZHONGLIU GUIFANHUA SHOUSHU

图书在版编目（CIP）数据

软组织肿瘤规范化手术 / 牛晓辉, 李远主编. —北京：
北京大学医学出版社, 2022.12
ISBN 978-7-5659-2791-1

Ⅰ.① 软⋯ Ⅱ.① 牛⋯ ② 李⋯ Ⅲ.① 软组织肿瘤—
外科手术 Ⅳ.①R730.56

中国版本图书馆CIP数据核字(2022)第244816号

软组织肿瘤规范化手术

主　　编：牛晓辉　李　远
出版发行：北京大学医学出版社
地　　址：（100191）北京市海淀区学院路 38 号　北京大学医学部院内
电　　话：发行部 010-82802230；图书邮购 010-82802495
网　　址：http ://www.pumpress.com.cn
E — mail：booksale@bjmu.edu.cn
印　　刷：北京金康利印刷有限公司
经　　销：新华书店
责任编辑：冯智勇　　责任校对：靳新强　　责任印制：李　啸
开　　本：889 mm×1194 mm　1/16　印张：17.75　字数：575 千字
版　　次：2022 年 12 月第 1 版　2022 年 12 月第 1 次印刷
书　　号：ISBN 978-7-5659-2791-1
定　　价：180.00 元

前　言

本书所涉及的软组织肿瘤，包括人体躯干、四肢部位肿瘤，不包含胸、腹、盆腔脏器肿瘤。软组织肿瘤与骨肿瘤在组织来源、诊断、治疗上比较接近，但又有明显的差别。在临床工作中，病史和体检提供的依据非常有限。在影像诊断上，软组织肿瘤较骨肿瘤具有更少的影像学检查方法和影像学特点。单纯依靠临床影像想得到确切的诊断往往是有欠缺的。所以，活检病理诊断在软组织肿瘤中的应用就显得比在骨肿瘤中更为重要。在日常的门诊工作中，经常可以看到，发现一个软组织肿物后，不做诊断，不做计划，直接手术切除，结果术后病理提示为软组织肉瘤。这就是我们常说的非计划手术。非计划手术后的局部肿瘤残留率和局部复发率都显著高于计划手术。

软组织肿瘤的治疗手段包括手术、药物及放射治疗。手术仍然是软组织肿瘤最为主要的治疗手段。手术的成功依赖于正确的病理诊断、安全的外科边界设计、术中认真操作，以及术前、术后的辅助治疗。尤其是恶性肿瘤，做到广泛切除，降低复发率，是治疗成功的关键。肿瘤广泛切除后，可能会遗留功能问题和软组织覆盖的问题。因此，功能重建和软组织覆盖技术成为软组织肿瘤切除后的重要修复手段。在这里，我们需要强调：不要为了术后功能重建或软组织覆盖容易实现而人为缩小肿瘤切除的手术边界。

本书选取不同种类、不同部位的 40 种软组织肿瘤手术，以图谱的形式详细说明手术过程，并提出一些临床工作中的经验与体会，尽可能向读者展现规范的肢体及躯干软组织肿瘤的外科治疗方法，以期对大家的临床工作有所帮助。

本书仅涉及了软组织肿瘤（包括肉瘤）综合治疗的主要部分——外科治疗。综合治疗的其他部分也非常重要，因此推荐读者结合最新版的《CSCO 软组织肉瘤诊疗指南》《骨与软组织肉瘤化疗方案手册》一起阅读，理解软组织肿瘤的综合治疗策略。

北京积水潭医院骨肿瘤科历经 40 余年的发展，经过几代人的努力，已发展成为国内规模最大、历史最悠久的骨及软组织肿瘤诊疗中心。在中心的病例资料库中，保存着 2 万余例患者的详细资料。我们会继续对这些宝贵的资料进行整理，编写更多的相关书籍，满足读者的需求。

本书附多个手术视频，读者可通过扫描二维码观摩、借鉴。感谢北京积水潭医院骨肿瘤科的全体医生在繁忙的临床工作中挤出时间精心选择病例、整理材料并最终成文。

牛晓辉

视频目录

目　录

第一篇　上肢肿瘤

第二篇　下肢肿瘤

第三篇　躯干肿瘤

第四篇　淋巴结处理

第一篇

上肢肿瘤

第1章 肩部血管瘤切除术

手术指征

1. 肿瘤位于小圆肌内。
2. 肿瘤未累及肩胛骨及关节囊。

病例资料

患者女性，37岁。左肩背部活动后不适半年，发现肩部肿物5个月，并自觉肿物逐渐增大。至医院就诊后发现左侧肩胛冈下肿物，约4 cm×3 cm，质软，边界不清，有压痛，肩关节活动不受限。B超报告：左侧肩胛冈下肌肉内可见混合回声肿物，4 cm×3 cm×2 cm，边界不清，部分分隔状，内部可见丰富血流信号，诊断为血管瘤。增强MRI显示左侧肩胛冈下肌肉内软组织肿物影，约4.9 cm×4.0 cm×2.0 cm，病灶分叶状，T_1WI呈中等信号，T_2WI呈高信号，增强扫描病灶内血管强化，考虑为血管来源（图1-1）。入院后行穿刺活检，病理报告：良性间叶性肿瘤，由成熟状态脂肪和成熟血管构成。根据临床、影像学和病理结果，诊断为血管瘤。

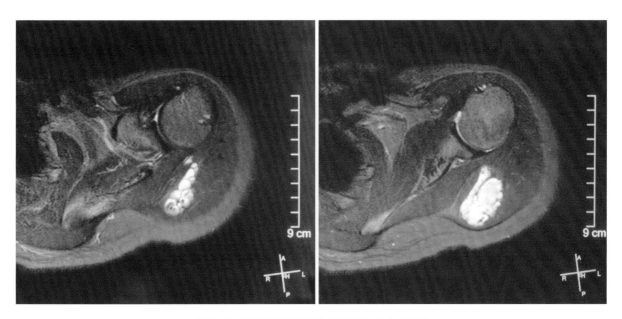

图1-1 MRI不同层面肿瘤位置（从上至下）

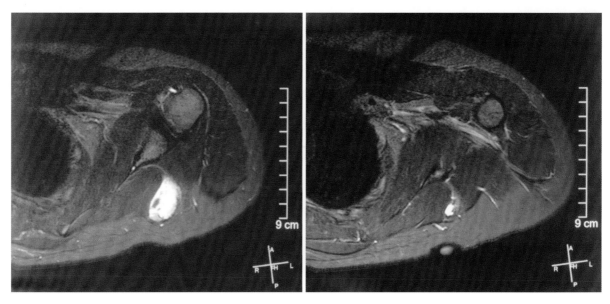

图 1-1（续）

局部解剖

1.肩胛骨后侧肌肉包括冈上肌、冈下肌、小圆肌、大圆肌。其中冈上肌、冈下肌、小圆肌均起自肩胛骨，冈上肌腱止于肩关节囊上方，冈下肌腱、小圆肌腱附丽于关节囊后方，是构成肩袖的重要部分（图 1-2）。

2.肩关节后方有一直径约 2 cm 的间隙，称为四边孔。其上界是前方的肩胛下肌和后侧的小圆肌，下界是大圆肌，内侧界是肱二头肌长头，外侧界为肱骨外科颈。腋神经穿过此间隙至肩关节后方。手术时需要注意，避免损伤。

3.四边孔内下方由大圆肌、小圆肌和肱三头肌长头围成三边间隙。旋肩胛动脉从前至后穿过三边间隙，分为两支，上支进入冈下窝与肩胛上动脉分支吻合，下支走向肩胛骨下角。

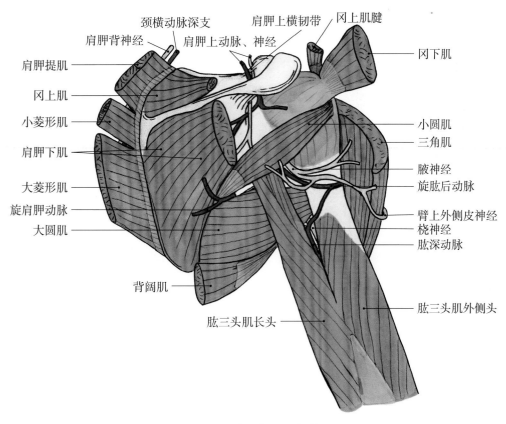

图 1-2　肩胛骨周围解剖

术前规划

此患者术前影像学考虑为血管瘤，穿刺活检结果也支持血管瘤的诊断，患者症状明显，可以手术治疗。血管瘤为良性肿瘤，手术切除范围达到边缘切除即可，但血管瘤在肌肉内往往弥漫性生长，无明确边界，如手术中进入肿瘤，局部出血汹涌，影响手术操作。因

此切除血管瘤手术一般自受累肌肉肌膜外分离，将受累肌肉整块切除，在纵向如肿瘤累及范围不大，可距离肿瘤 2～3 cm 切除（图 1-3）。

此患者根据 MRI 显示肿瘤位于小圆肌内，未累及肩袖及肩关节，可将受累的小圆肌切除。外侧部分位于三角肌深方，如显露困难，可将三角肌后部起点切断翻开，切除肿瘤后重新修复三角肌起点。

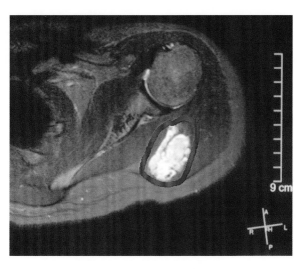

图 1-3　术前设计切除范围

手术操作

1.术前进行 B 超定位，在患肢标记肿瘤范围。

2.患者侧卧位。手术切口以 B 超定位肿物为中心向两侧延长，近端至肩峰，远端至肩胛骨下角（图1-4）。

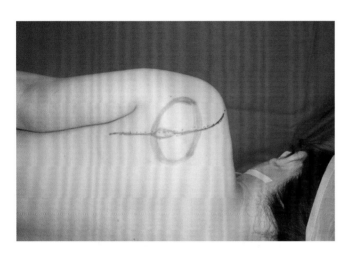

图1-4　术前肿瘤定位及手术切口

3.切开皮肤、皮下组织，梭形切除穿刺道，至深筋膜（图1-5）。

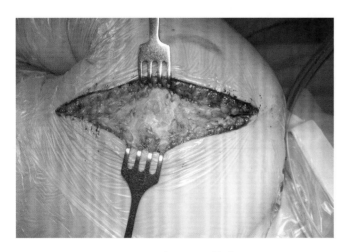

图1-5　切开至深筋膜

4.切开深筋膜，显露肩胛骨后方肌肉。图1-6中右侧肌肉为三角肌，左侧可见部分小圆肌内肿瘤。

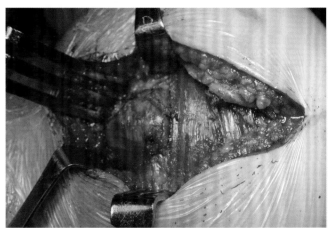

图1-6　在深筋膜深层向两侧分离，显露三角肌和部分肿瘤

5.向头侧牵开三角肌，显露小圆肌走行，在肌膜外分离，将小圆肌与冈下肌分开（图1-7）。

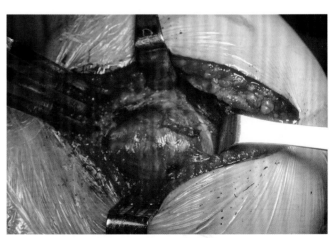

图1-7　显露小圆肌及其肿瘤

6. 向内侧分离，至小圆肌在肩胛骨侧肌肉起点，切断小圆肌起点（图 1-8）。

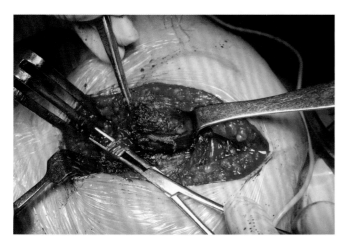

图 1-8　切断小圆肌在肩胛骨侧起点

7. 向肩袖方向分离，在形成肌腱处切断，切除肿瘤（图 1-9）。

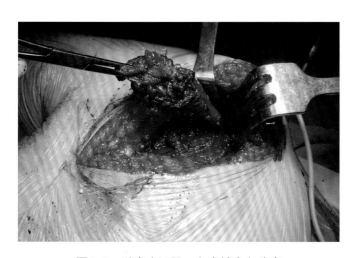

图 1-9　游离小圆肌，向肩袖方向分离

8. 切除肿瘤后，右侧牵开为三角肌，深层为冈下肌（图 1-10）。

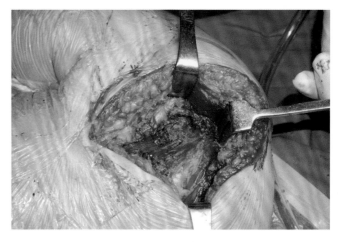

图 1-10　切除肿瘤后

9. 充分止血后冲洗，放置负压引流管 1 根，缝合深筋膜（图 1-11）。

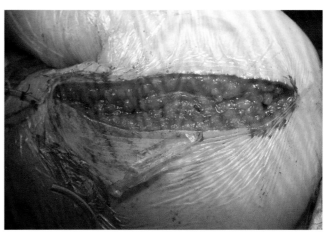

图 1-11　缝合深筋膜

10. 缝合皮下组织及皮肤（图 1-12）。

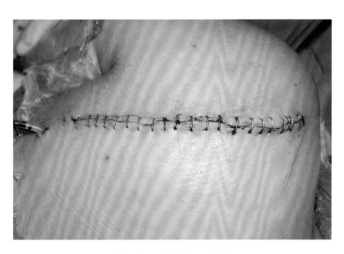

图 1-12　浅层切口关闭

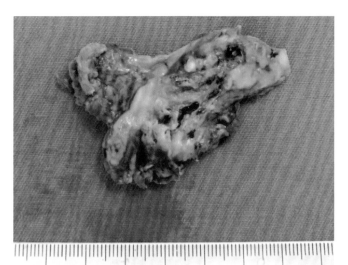

图 1-13　术后标本剖面

术后处理

1. 术后放置负压引流管 1 根，待全天引流量少于 20 ml 时拔除。

2. 术后第 2 日患者可以下地活动，肩关节颈腕吊带固定 2 周。

3. 术后 2 周拆线。

术后评估

1. 标本评估

术后切除标本，从外观和各向剖面照相（图 1-13）。

2. 病理评估

术后病理报告：血管瘤伴血栓机化。

专家点评

血管瘤是良性肿瘤，主要表现是血管的畸形生长增生。如血管瘤仅累及单个肌肉或肌群，可以采用外科手术切除方式治疗。血管瘤一般在肌肉内弥漫性生长，无包膜，手术中探查血管瘤与周围组织往往无明确边界，单纯切除血管瘤极其困难，而且如手术中进入血管瘤范围，大量扩张血管出血，造成止血困难，视野不清，因此手术切除一般采取将受累肌肉或肌群完全切除的方式。如血管瘤范围较小，仅累及部分肌肉，且可在血管瘤范围外 3～5 cm 切除，也可以只切除部分肌肉。

本例患者病变位于小圆肌内，未累及肩胛骨和肩袖，故可将小圆肌切除。在向外侧分离时注意三边孔（三边间隙）和四边孔，如穿过三边孔的旋肩胛动脉影响肿瘤切除可以结扎；而穿过四边孔的腋神经应尽量保护。

（李　远）

第2章　上臂深层软组织肉瘤切除术

肩部软组织肉瘤
三角肌切除术

手术指征

1. 上臂筋膜深层原发（复发）软组织肉瘤；良性侵袭性软组织肿瘤（如韧带样纤维瘤）；部分转移性软组织肿瘤。

2. 肿瘤水平肱血管束和神经未受侵，位于肿瘤间室外或反应区外，手术中可疏松分离。

3. 关节内无裸露肿瘤，关节液未受侵；或虽有侵犯，但可通过关节外切除获得可接受的外科边界。

4. 广泛切除肿瘤后，存留可接受的软组织覆盖；或通过软组织转移获得可接受的软组织覆盖。

病例资料

患者男性，39岁。发现左上臂包块6个月，加重伴疼痛、肿胀3个月。患者6个月前无明显诱因发现左上臂前侧包块，大小约2 cm×2 cm，无疼痛，未在意，未做特殊诊治。包块渐增大，局部有胀痛感，在当地医院行切开活检示软组织恶性肿瘤，至我院病理科会诊考虑诊断：横纹肌肉瘤。为进一步诊治收入我科。

入院查体：患者左上臂上段前外侧隆起软组织肿块，可见约2 cm长纵行切开活检手术瘢痕，周围皮肤颜色发红，缝线未拆除。触诊局部肿物质韧，活动不明显，轻压痛。肢体远端血运、感觉正常。肩肘关节活动未见明显受限。左上臂肌肉无明显萎缩。

影像学表现：左上臂正、侧位X线片肱骨未见异常，但可见上臂中上段前外侧较大软组织肿物影。MRI显示上臂深筋膜深层中上段前外侧较大软组织肿物，切开活检后肿瘤侵及皮下区域。肿物内信号欠均匀，伴增强后不均匀强化。三角肌及肱二头肌受推挤但基本正常。肿物虽较大，但局限于上臂前间室，主要血管、神经并未受侵（图2-1至图2-3）。

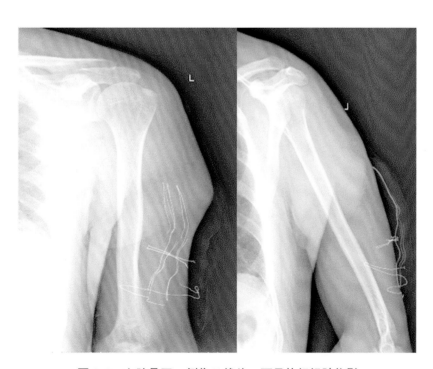

图2-1　左肱骨正、侧位X线片，可见软组织肿物影

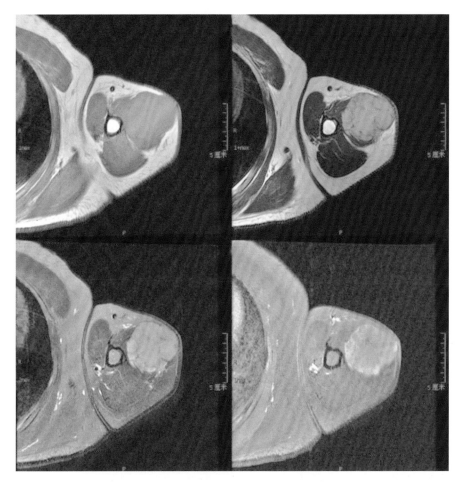

图 2-2　横断 MRI 显示肿瘤范围及与周围结构关系，肱骨信号未见异常，上臂血管神经束未受侵

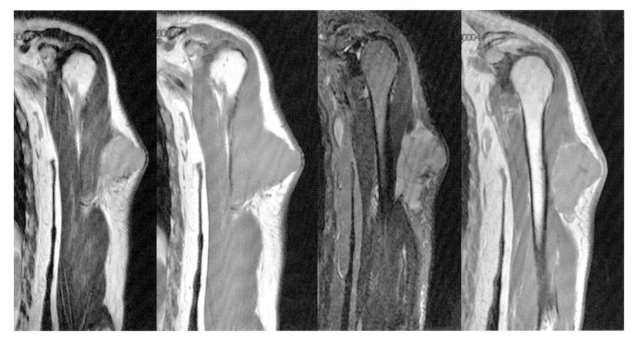

图 2-3　冠状位 MRI 显示三角肌及肱二头肌受压，病变侵及皮下组织

局部解剖

1. 上臂软组织在两侧发出内、外侧肌间隔，分隔前后群肌肉。臂外侧肌间隔下起肱骨外上髁，沿肱骨外侧缘上续三角肌抵止的后面。肌间隔前面上半有肱肌起始，下半有肱桡肌和桡侧腕长伸肌起始。在中下 1/3 交界处恰在三角肌止点下外方，桡神经穿臂外侧肌间隔至臂前区，桡神经在此处易受损伤。臂内侧肌间隔下起肱骨内上髁，沿肱骨内侧缘与喙肱肌腱交织，终于背阔肌平面的小结节嵴。

2. 头静脉沿肱二头肌外侧沟上行，是保持静脉回流的重要血管，也是该区域手术的重要解剖标志。臂血管神经束包括肱动静脉、正中神经、肌皮神经、桡神经、尺神经和前臂内侧皮神经等走行于肱二头肌内侧沟中。当肿瘤于内侧有较大软组织肿块时，常与臂血管束关系紧密。术前应判断好血管处能否取得可接受的外科边界，术中仔细分离，必要时将血管外膜连同肿块一并切除（图 2-4 ）。

3. 该部位软组织肉瘤切除时，为达到广泛的外科边界，应合理评估取舍术中上臂肌肉的去留量，不应为更多功能的保留而牺牲外科边界。

4. 肩关节腔有软骨面和滑膜及肩袖肌肉包裹，一般而言肿瘤很少突破这些包裹进入关节腔。但当有通关节病理骨折、不当的手术或活检等因素时，肿瘤有可能进入关节腔，手术时应酌情行关节外切除。

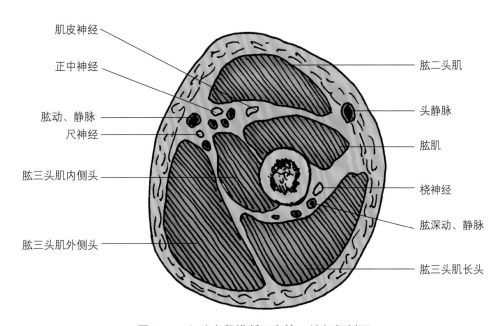

图 2-4　上臂中段横断及血管、神经解剖图

术前规划

此病例肿瘤位于上臂前侧肌间隔内，肿瘤未侵及肱骨及上臂血管神经束，根据 MRI 显示肿瘤深层压迫三角肌及肱二头肌，故切除应包括部分三角肌及肱二头肌。肿瘤浅层侵及皮下浅层组织，并由于切开活检造成活检周围皮肤发红，有肿瘤浸润可能，应于受侵皮肤外 5 cm 切除。长轴方向上应远离肿瘤 5 cm 以上正常肌肉内横断（图 2-5）。

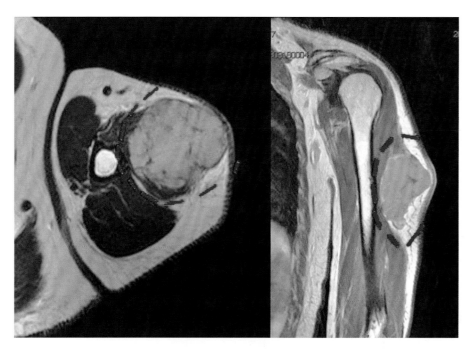

图 2-5 广泛切除范围

手术操作

1. 患者麻醉后取平卧位，因肿瘤位于上臂近端，未上止血带。

2. 因肿块偏于前外侧，故取上臂中上段前外侧梭形切口。切口经过原手术瘢痕，并梭形切除此瘢痕及皮肤软组织受侵区域（图 2-6）。

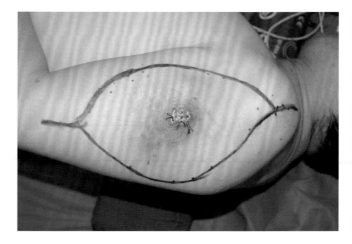

图 2-6 手术切口

3. 沿切口线逐层切开皮肤及皮下组织,将原手术瘢痕及周围与肿块邻近经过的皮肤及深层组织全层连同肿瘤一并切除。为防止脱落,将切除的皮肤、皮下组织与深层组织全层边缘缝合(图 2-7)。

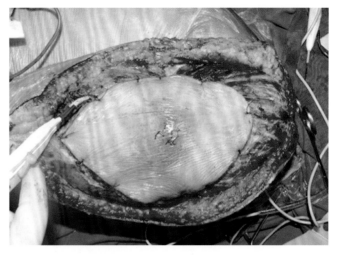

图 2-9　使用 LigaSure 切断深层受侵肌肉,避免由于肌肉收缩影响肿瘤切除边界

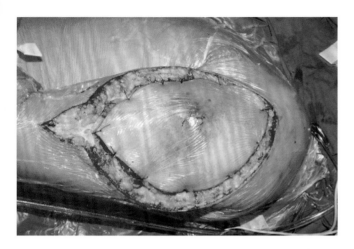

图 2-7　切开皮肤及皮下组织,缝合固定要切除的皮肤及深层组织

5. 游离、保护桡神经及其伴行的血管(图 2-10)。

4. 切开深筋膜,向四周游离,显露病变近端的三角肌及外后侧的肱三头肌及前内侧肱二头肌,并离断受侵的肌肉(图 2-8、图 2-9)。

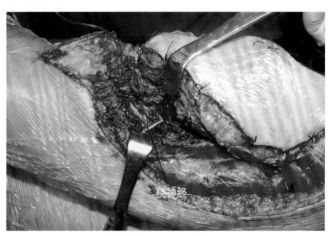

图 2-10　切断病变远端三角肌,游离、保护未受侵的桡神经及其伴行的肱深血管

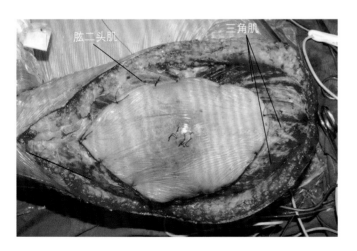

肱二头肌　　三角肌

图 2-8　显露、游离深层的肌肉组织

6.显露三角肌不同起点，离断三角肌起点。显露并离断支配三角肌的腋神经及其伴行血管（图 2-11、图 2-12）。

7.从肱骨骨膜下剥离，作为肿瘤切除的外科边界（图 2-13）。

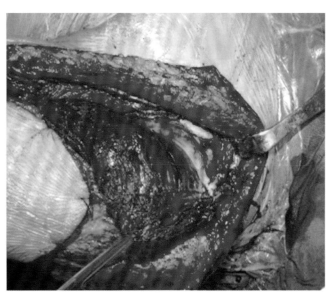

图 2-11　从前侧锁骨、肩峰及后侧肩胛冈离断三角肌起点

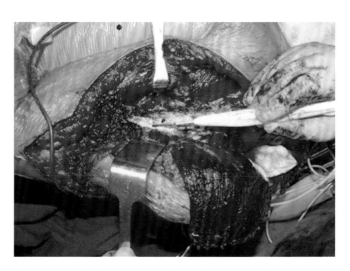

图 2-13　肱骨未受侵，从肱骨骨膜下剥离，作为肿瘤切除的外科边界

8.肿瘤切除后手术区域外观见图 2-14。

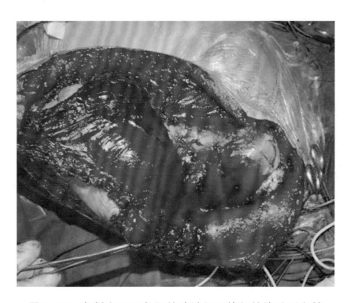

图 2-12　离断支配三角肌的腋神经及伴行的旋肱后血管

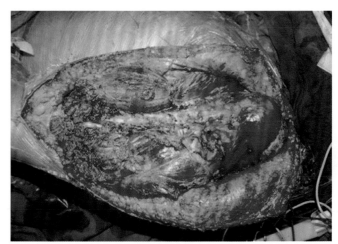

图 2-14　肿瘤切除后手术区域外观

9. 将内、外侧肌肉缝合固定，覆盖肱骨。缝合切口远、近端深筋膜及皮下组织（图 2-15、图 2-16）。

10. 游离取皮植皮覆盖切口中段皮肤软组织缺损区（图 2-17）。

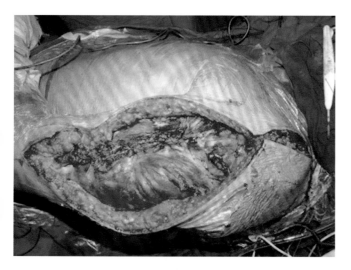

图 2-15　将前侧剩余肱二头肌与后侧肱三头肌缝合以覆盖肱骨显露区域

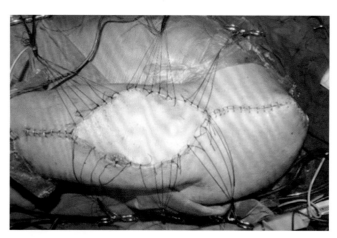

图 2-17　后背游离取皮植皮覆盖皮肤软组织缺损区，打包缝合固定

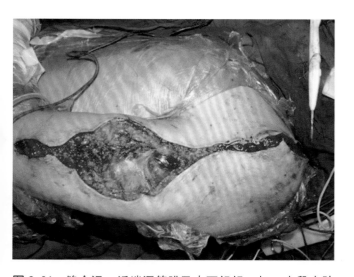

图 2-16　缝合远、近端深筋膜及皮下组织，切口中段皮肤软组织缺损

术后处理

术后放置负压引流管 1 ~ 2 根，待全天（24 小时）引流量少于 20 ml 时拔除。术中及术后应用抗生素。术后待软组织愈合后开始关节屈伸功能锻炼。

需要术后放化疗的患者，如化验检查无异常，可从术后 2 ~ 3 周（切口愈合拆线后）开始放化疗。如切口延迟愈合，一般应等到切口愈合后再开始放化疗，因为放化疗对切口愈合有一定影响。

如认为肿瘤切除范围不够广泛边界，术后可给予放疗。

术后评估

1. 影像学评估

见图 2-18。

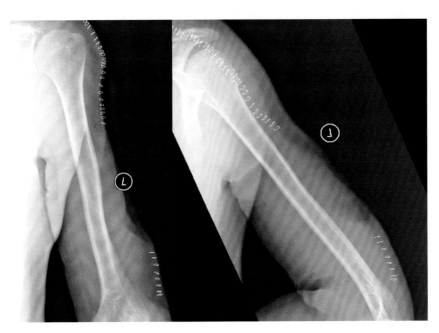

图 2-18　术后正、侧位 X 线片

2. 标本评估

术后切除标本经福尔马林固定后，从外观和各向剖面，确认是否达到术前计划的广泛外科边界（图 2-19 ）。

3. 病理评估

术后病理报告：横纹肌肉瘤。

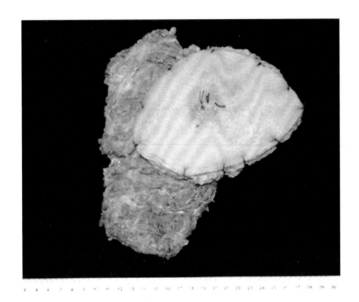

图 2-19A　标本前面

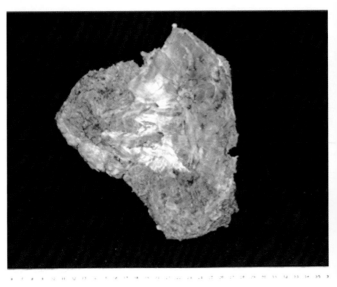

图 2-19B　标本后面

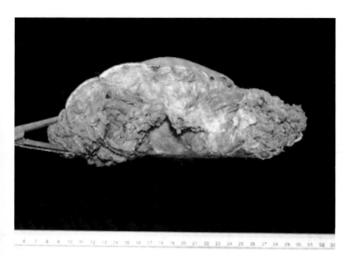

图 2-19C　标本内侧面

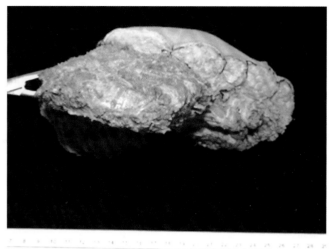

图 2-19F　标本近端

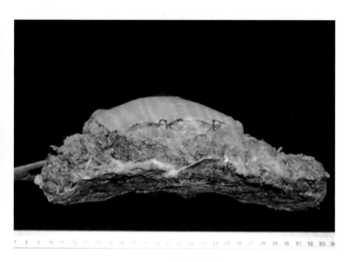

图 2-19D　标本外侧面

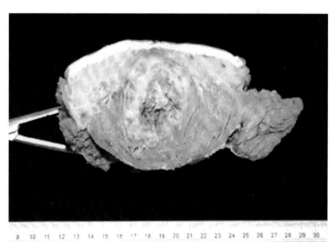

图 2-19G　标本横剖面

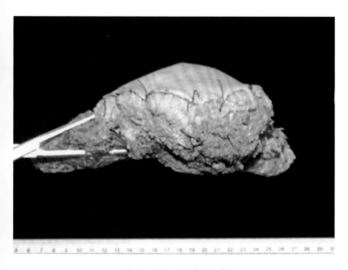

图 2-19E　标本远端

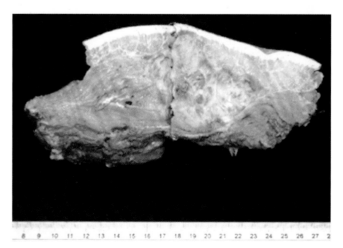

图 2-19H　标本纵剖面

专家点评

对于深筋膜深层软组织肿瘤，体积较大者（一般长径大于 5 cm），恶性较为多见。软组织肿瘤影像学特征多不典型，虽然近年来 MRI 的进展对软组织肿瘤的诊断帮助越来越大，但术前活检仍是诊断常规，首选穿刺活检。

横纹肌肉瘤是肢体常见的软组织肉瘤之一，常发生于深筋膜深层的肌肉组织内。根据分型不同，分别可见于儿童和成年人。横纹肌肉瘤属高度恶性软组织肉瘤，多发生血行转移，但也可出现淋巴结转移。

外科手术切除仍然是横纹肌肉瘤最有效的治疗手段，能够达到广泛的外科边界，是减少肿瘤复发的重要因素。放疗一般应用于因解剖或其他原因无法达到广泛切除边界要求者。因大部分的软组织肉瘤对化疗不很敏感，所以术后是否化疗，意见不统一。但多数学者认为高度恶性软组织肉瘤术后应行化疗。化疗方案并未统一，常用的药物包括异环磷酰胺、多柔比星等化疗药。

（赵海涛）

第3章 上臂软组织肉瘤切除 + 背阔肌肌皮瓣转移术

手术指征

1. 上臂直至肘关节周围的软组织肉瘤；恶性骨肿瘤侵犯邻近皮肤和皮下组织，需要一同切除；部分转移性软组织肿瘤；鳞癌以及病变比较深的恶性黑色素瘤。

2. 肿瘤水平肱动、静脉血管未受侵，上肢神经未被侵犯。

3. 软组织肉瘤邻近骨未受侵；或虽有侵犯但可通过切除部分骨质仍可获得可接受的外科边界。

4. 广泛切除肿瘤后，残留软组织不能完全覆盖切口，且无法通过游离植皮覆盖切口，只能通过肌皮瓣获得软组织覆盖。

病例资料

患者男性，49 岁。左上臂软组织脂肪肉瘤外院非计划切除术后 3 周。3 周前，左上臂中上段出现约鸡蛋大小肿物，在没有完善影像学检查和病理活检的情况下，考虑良性软组织肿瘤，行肿物切除。术后病理考虑脂肪肉瘤（混合型），为进一步诊治，来我院就诊，门诊以软组织肉瘤非计划切除术后为扩大切除收入院。

入院查体：患者肩关节和肘关节功能正常，左上臂前外侧可见纵向手术瘢痕，长约 6 cm，局部未触及明显软组织肿块，表面皮肤颜色正常。

影像学表现：左肱骨正、侧位 X 线片未见异常。MRI T_1 加权像显示左上臂前外侧中上段肱三头肌止点区域肌肉内可见异常中 - 高信号，肿物内信号不均匀，T_2 加权像和 T_2 抑脂像显示为中 - 高信号，T_1 增强抑脂像显示异常信号部位有散在强化病灶（图 3-1 至图 3-3）。

入院诊断：软组织肉瘤非计划切除术后。

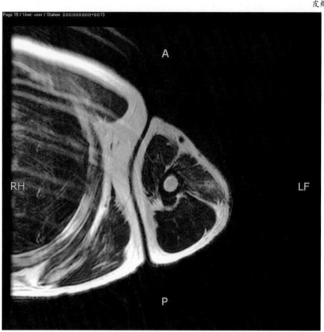

图 3-1 MRI T_1 加权像显示异常中 - 高信号

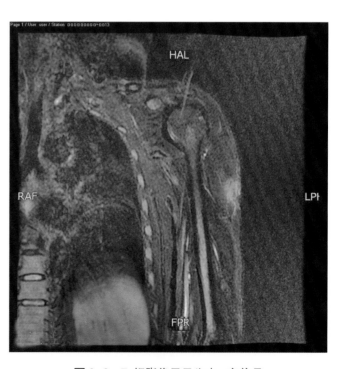

图 3-2 T_2 抑脂像显示为中 - 高信号

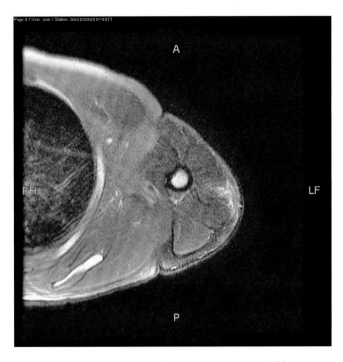

图 3-3　T₁ 增强抑脂像显示有散在强化病灶

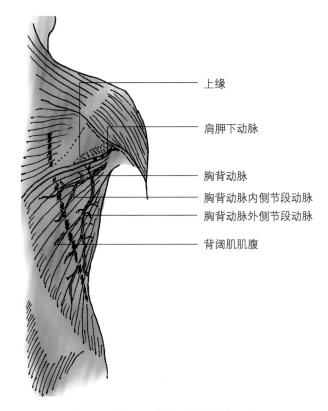

图 3-4　背阔肌形状及血管供应示意图

局部解剖

1. 背阔肌是身体上可供游离移植或带蒂移植范围最广、功能最多的皮瓣之一，皮瓣的供养血管为胸背动、静脉。运动神经是与血管伴行的胸背神经。

2. 胸背动、静脉及神经的起始部分，构成了移植背阔肌的血管神经蒂。通常情况下，其蒂长 5～8 cm（图 3-4）。

3. 对于患有血管或全身疾病影响局部血管的病例，应慎用转移皮瓣，因为易出现血管蒂栓塞导致皮瓣坏死。

4. 背阔肌肌皮瓣移植后供区功能障碍虽然不明显，但背阔肌是脊柱稳定平衡、上臂内收和内旋，以及呼吸的辅助肌肉，对于先天性双侧肌力不平衡患者，该手术应当慎重。对于儿童，采用该皮瓣更应慎重。

5. 与所有软组织肉瘤切除原则相同。为达到广泛的外科边界，应合理评估取舍软组织的去留量，不应为肩关节及肘关节功能的保留而牺牲外科边界。一般建议至少在肿瘤边缘 2 cm 外切除病灶。

术前规划

此病例为软组织肉瘤非计划切除术后，肿瘤部位处于上臂中上区域前外侧，需要注意的是肿瘤部位涉及三角肌止点、肱肌起点及部分肱二头肌和肱三头肌肌肉。上臂横断面 MRI 显示（见图 3-3）前次手术污染区域位于皮下至肌肉，横径约 4 cm。考虑到手术污染的区域，同样遵循在病变（包括污染区域）周围 2 cm 以上切除肿物，横向切除宽度应达到 8 cm。本例纵向方向应切除三角肌止点和部分肌腹、部分肱肌起点、部分肱二头肌和肱三头肌肌腹（图 3-5）。原切口瘢痕连同周围正常皮肤 2 cm，应与残余病变一同完整切除，原切口长度约 8 cm，故纵向切除长度为 12 cm。

肿瘤切除后的局部缺损因缺损大，而且都是滑动肌肉，无法通过局部植皮来进行缺损重建，应选用局部转移皮瓣或肌皮瓣进行重建。本例采用背阔肌肌皮瓣重建。

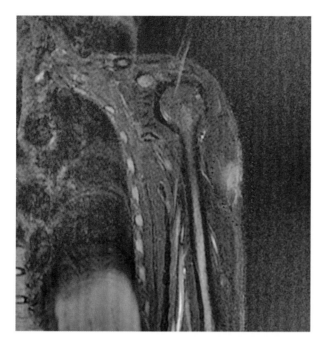

图 3-5　广泛切除范围示意图

2. 注意应逐层切开皮肤、皮下组织、肌肉，将原手术瘢痕与周围正常组织一并切除，可将皮肤、皮下组织和深筋膜用线进行缝合，以避免因组织回缩导致切除范围的迷失（图 3-7）。

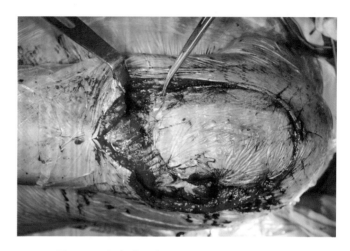

图 3-7　在皮肤和皮下组织水平切断肌肉纤维

手术操作

1. 为便于手术切除和背阔肌肌皮瓣的获取和转移，患者麻醉后取侧卧位，患侧在上。根据术前设计切除范围确定切口。切口应至少在原手术切口周围以外 2 cm 处（图 3-6）。

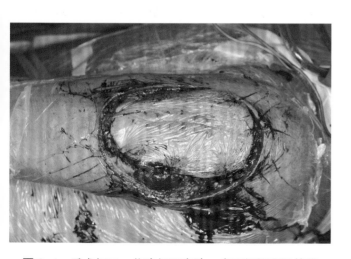

图 3-6　手术切口，依次切开皮肤、皮下组织和深筋膜

3. 组织深面应包括 2 cm 正常肌肉组织，即用正常肌肉组织做边界，保证病变的完整切除（图 3-8）。

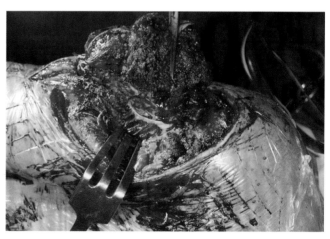

图 3-8　肿瘤深面在各个方向上均包含正常肌肉

4. 按照术前设计，应切除部分三角肌止点、肱肌部分起点、部分肱三头肌和肱二头肌肌腹。所有前次手术经过的区域都应被正常肌肉组织包裹下切除（图3-9）。

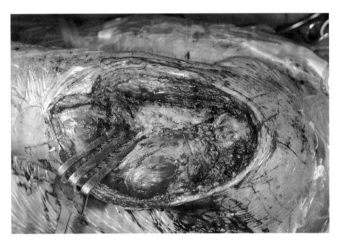

图3-9 完整切除后的局部情况，可见到肱骨部分，切除了部分肌肉的起止点

5. 根据缺损大小和部位，标记获取背阔肌肌皮瓣的手术切口。于腋窝后壁下方，可扪及背阔肌前缘，在背阔肌前缘后2.5 cm处画一平行于背阔肌前缘的垂线，该线即为胸背动静脉、神经及外侧支的相对体表投影（图3-10）。

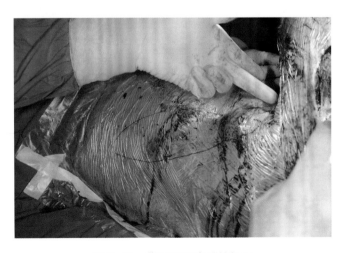

图3-10 背阔肌肌皮瓣的切口

6. 背阔肌肌皮瓣设计完成后，在肌皮瓣设计线的前上部，即背阔肌前缘，做10 cm长的切口，依次切开皮肤、皮下组织和深筋膜，直达胸壁肌肉胸膜表面，显露背阔肌前缘，可用手在背阔肌前缘下方疏松结缔组织内做钝性分离（图3-11）。

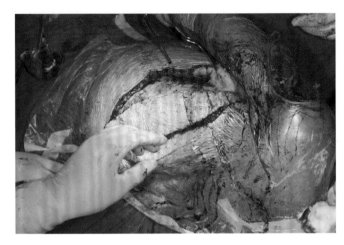

图3-11 依次切开皮肤、皮下组织和深筋膜

7. 在探明胸背动脉后，全层切开肌皮瓣设计线的前缘，用电刀由前向后进行分离（图3-12）。

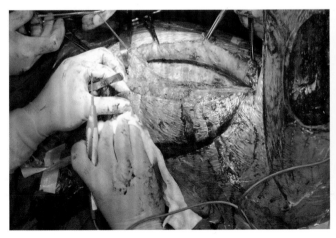

图3-12 用电刀分离背阔肌的前缘

8. 在季肋下方及腰筋膜区，背阔肌移行到腱膜，并与腹外斜肌起点交错在一起，此处宜用电刀边切边止血（图 3-13、图 3-14）。

9. 对于带血管蒂肌皮瓣移植，因为不是游离肌皮瓣移植，对神经血管蒂可不做精细解剖，但必须确保血管神经蒂没有被意外切断（图 3-15）。

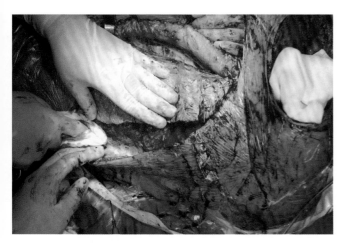

图 3-13　钝性分离，找到背阔肌的后缘

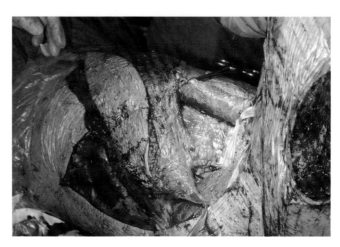

图 3-15　获取的背阔肌肌皮瓣

10. 将带蒂背阔肌肌皮瓣先经大圆肌下缘转向前段，再经三角胸大肌间沟移到缺损部位（图 3-16、图 3-17）。

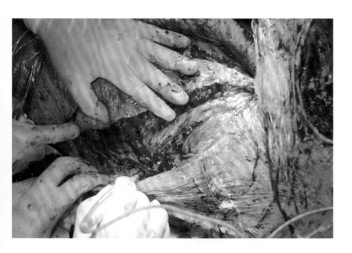

图 3-14　采用电刀切取背阔肌的后缘

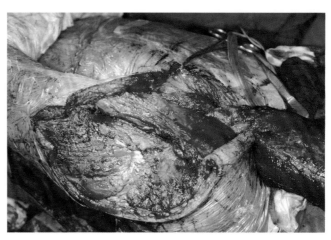

图 3-16　肌皮瓣从腋前部穿出

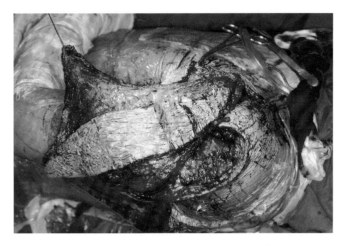

图 3-17　肌皮瓣转至上臂缺损处

12.背阔肌肌皮瓣受区先放置引流管1根，再将带血管蒂背阔肌肌皮瓣移位到上臂缺损处开始缝合，应注意血管神经蒂的张力。将背阔肌肌肉边缘与缺损部分紧邻的肱二头肌、肱三头肌及肱肌进行缝合，皮下组织及皮肤同样进行对位缝合（图 3-19、图 3-20）。

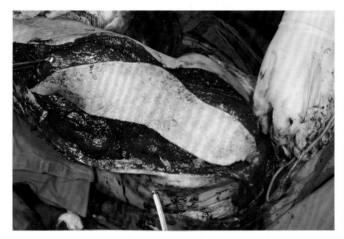

图 3-19　将背阔肌与周围肌肉进行缝合

11.局部皮瓣转移后，背阔肌肌皮瓣供区可进行直接缝合（图 3-18），放置引流管2根。

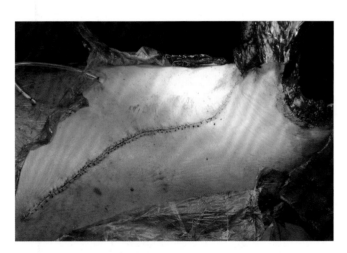

图 3-18　背阔肌肌皮瓣供区进行直接缝合

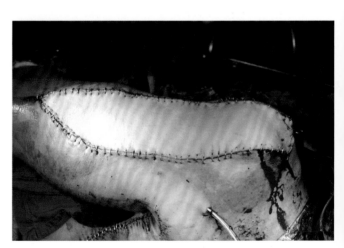

图 3-20　缝合后的整体情况

术后处理

1. 术后放置负压引流管 2 根，待全天（24 小时）引流量少于 20 ml 时拔除。术后应在敷料上开窗，用于观察皮瓣的血运情况。

2. 术中及术后应用抗生素。术后第二天即可开始腕关节屈伸功能锻炼，肘关节功能锻炼可至术后 2 周开始，肩关节功能锻炼可在术后 4～6 周开始。

3. 对于某些病例，如认为肿瘤切除范围不够广泛边界，根据肿瘤对放疗的敏感程度，术后可给予放疗。放疗需要在皮瓣完全愈合后进行。

术后评估

1. 影像学评估

患者术后定期复查，进行影像学检查。术后 8 年复查，患肢功能良好，局部肿瘤无复发（图 3-21、图 3-22）。

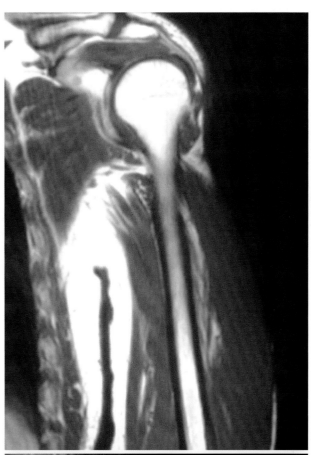

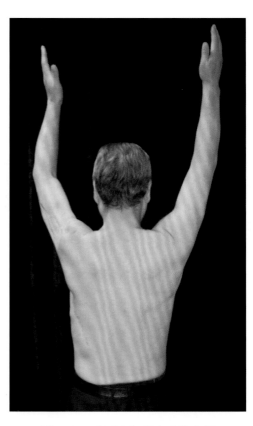

图 3-21　术后 8 年复查功能良好

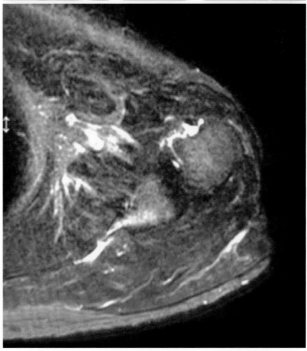

图 3-22　术后 8 年复查 MRI，无肿瘤复发

2. 标本评估

术后切除标本经福尔马林固定后，从外观和各向剖面，确认是否达到术前计划的外科边界（图3-23至图3-26）。

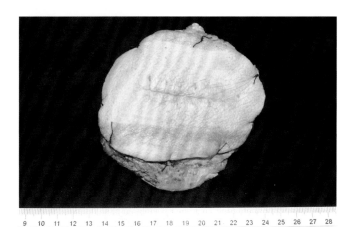

图3-23 标本表面，可见各个方向均在肿瘤周围正常组织2cm以上

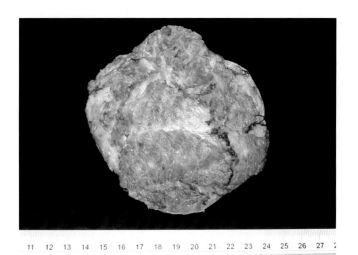

图3-24 标本深面，可见有约2cm长的肌肉覆盖

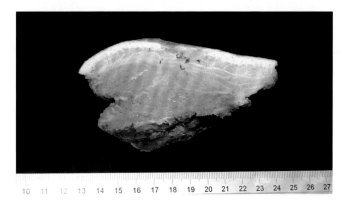

图3-25 标本矢状面

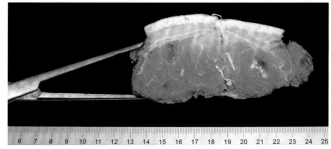

图3-26 标本横断面

3. 病理评估

术后病理报告：脂肪肉瘤（混合型）。结合病史考虑肿瘤残留。

专家点评

混合型脂肪肉瘤占所有脂肪肉瘤的5%。所谓混合，是指组织形态上，脂肪肉瘤表现为几种类型的混合。如黏液样脂肪肉瘤有时表现为有些区域是高分化脂肪肉瘤，或去分化脂肪肉瘤，或横纹肌肉瘤。有些脂肪肉瘤，尽管呈高度黏液样，但表现为高度的核异型性，从而类似于黏液样恶性纤维组织细胞瘤。因此，WHO建议将这些不太常见的病例诊断为混合型脂肪肉瘤。其治疗基本原则同软组织肉瘤。混合型脂肪肉瘤的主要治疗方法是手术。手术对于肿瘤的局部控制最为关键，非计划切除和非充分外科边界的手术后，都应考虑再次手术获得安全边界。术后随诊的重点也应放在局部是否复发上。

背阔肌在靠近腋窝处肌肉比较肥厚，所以界线清楚，但在下方，肌肉比较薄，界线不清，故在获取背阔肌肌皮瓣时，建议先在腋后皱襞寻找肌肉外侧缘，然后自上而下钝性分离。背阔肌在通过皮下隧道时，隧道要足够大，防止因为肌肉肿胀而导致血管蒂受压，造成肌肉坏死。

如果背阔肌肌皮瓣用于重建肌肉功能，必须保护胸背神经，但在修复创面，尤其是头、颈部创面时，需要切断胸背神经，避免因肩部活动而引起受区不自主的活动。

（李　远　牛晓辉）

第4章 前臂软组织肉瘤切除＋游离背阔肌肌皮瓣移植术

手术指征

1. 前臂背侧或掌侧原发（复发）软组织肉瘤，部分转移性软组织肿瘤。

2. 前臂主要血管束未受侵，手术切除后仍能保障远端血运供应正常。

3. 前臂主要神经包括桡神经、尺神经及正中神经，肿瘤累及其中之一需要切除者，术后仍能够保留其余重要神经功能。

病例资料

患者女性，53岁。8年前发现右前臂肿物，逐渐增大。5年前于外院行肿物切除术，术后病理报告：脂肪肉瘤。3个月前发现肿物复发。

入院查体：右前臂背侧隆起软组织肿块，表面皮肤颜色正常，可见约15 cm长纵行陈旧手术瘢痕。触诊肿物，无明显活动，无压痛。腕关节活动未见明显受限。

影像学表现：右前臂正、侧位X线片未见异常。CT、MRI显示前臂背侧肌群内较大软组织肿物，肿物内信号不均匀，小部分突破骨间膜（图4-1）。肿物主要位于背侧肌群，桡动静脉、尺动静脉、尺神经及正中神经并未受侵。

会诊前次手术病理切片，诊断为：黏液样脂肪肉瘤。

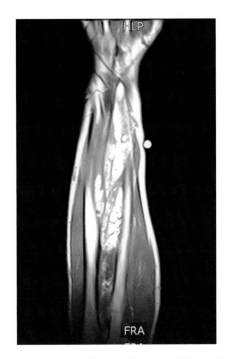

图4-1A　MRI冠状位可见软组织肿瘤累及范围广

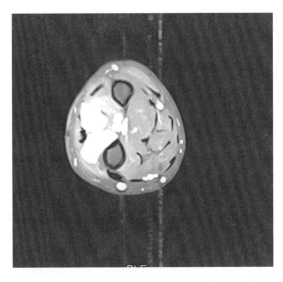

图4-1B　MRI轴位显示肿瘤位于前臂背侧间室，部分突破骨间膜累及部分掌侧肌肉组织

局部解剖

1. 前臂软组织可分为掌侧和背侧两个大的间室，背侧间室为背伸肌群，掌侧间室为屈曲肌群，两者被肌间隔与骨间膜分开。前臂软组织肉瘤发病率在肢体软组织肉瘤中较低，原发肿瘤多数仅累及掌侧或背侧单一间室，复发肿瘤因自然屏障破坏可累及两侧间室。

2. 前臂软组织较肢体其他部位软组织容量小，发生恶性肿瘤后可被用以扩大切除的范围有限。该部位软组织肉瘤切除时，为达到广泛的外科边界常需行一侧间室的肌群切除，不应为更多功能的保留而牺牲外科边界。

3. 前臂及远端手部血运供应来自包括桡动静脉及尺动静脉，如肿瘤累及其中之一，可连同肿瘤一并彻底切除，保留另外一组仍可满足前臂及远端手部正常血运。

4. 前臂内走行神经包括尺神经、正中神经及桡神经，前两者位于掌侧间室，后者位于背侧间室。因解剖结构所限软组织肿瘤生长多累及间室内神经，切除后会造成该神经支配区感觉运动功能障碍，造成腕关节及手术部分功能丧失。

5. 软组织肿瘤邻近尺桡骨骨膜时，需将相邻骨膜一同切除。如术前评估有突破骨膜、侵及骨表面的可能，则应对相应骨表面进行部分去除或有效灭活。

6. 前臂软组织肿瘤切除后的缺损重建，有多种方法可供选择，复合组织游离移植可同时修复血管、神经、肌腱及软组织缺损。游离背阔肌肌皮瓣，因背阔肌血管、神经解剖恒定，切取面积大，覆盖范围广，既可以覆盖较大面积的软组织缺损，又可重建部分前臂屈伸功能（图 4-2）。

术前规划

此病例肿瘤处于前臂背侧软组织，部分突破骨间膜累及掌侧，前臂近端背侧桡神经途经区域受肿瘤侵及，前臂掌侧桡动静脉、尺动静脉、尺神经及正中神经并未受侵。故切除应包括前臂背侧肌群及位于其中的桡神经，切除骨间膜及其前方部分肌肉组织。根据术前 MRI 显示肿瘤在长轴方向范围，切除范围应包括前臂背侧肌群全长。肿瘤紧贴骨膜，所以应将骨膜一并切除并对骨表面进行灭活处理。原切口瘢痕及周围皮肤紧邻肿瘤，应将连同皮肤在内的全层切除。

前臂背侧软组织切除后缺损面积大，没有合适的带血管蒂皮瓣转位覆盖，考虑用游离肌皮瓣移植。背阔肌肌皮瓣血供主要来自于胸背动脉，由于胸背动脉肌内走行恒定，血供丰富，可切取范围大，故选择应用游离

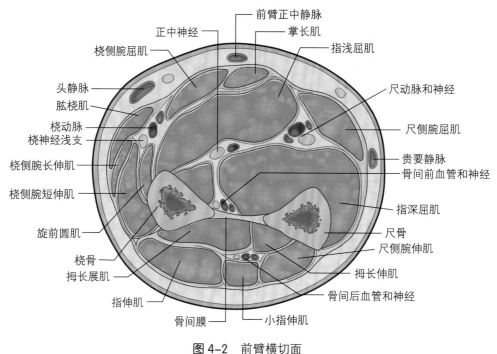

正中神经
前臂正中静脉
掌长肌
桡侧腕屈肌
指浅屈肌
头静脉
肱桡肌
尺动脉和神经
桡动脉
尺侧腕屈肌
桡神经浅支
贵要静脉
桡侧腕长伸肌
骨间前血管和神经
桡侧腕短伸肌
指深屈肌
旋前圆肌
尺骨
尺侧腕伸肌
桡骨
拇长伸肌
拇长展肌
骨间后血管和神经
指伸肌
骨间膜
小指伸肌

图 4-2 前臂横切面

背阔肌肌皮瓣移植覆盖前臂肿瘤切除后软组织缺损，同时吻合肌腱及神经，重建腕关节及手部背伸功能。

手术操作

1. 患者麻醉后取侧卧位，前臂肿瘤切除手术在止血带下进行以减少出血。

2. 前臂背侧切口。黏液性脂肪肉瘤为高度恶性软组织肉瘤，针对复发肿瘤，术前设计皮肤、皮下组织及深筋膜切除。安全的外科切除边界为距离原手术切口 5 cm（图 4-3）。

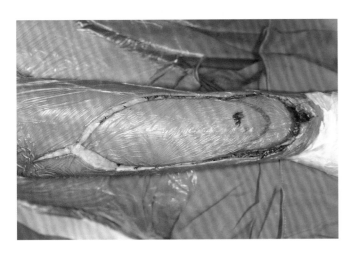

图 4-3　手术切口

3. 沿切口线逐层切开皮肤、皮下组织及深筋膜，分别从两侧切开各层组织，直至桡骨及尺骨，切开骨膜，于骨膜下剥离（图 4-4）。

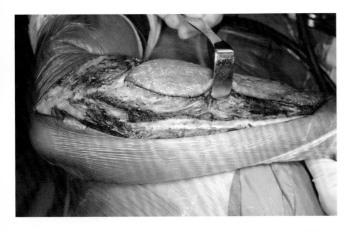

图 4-4A　尺侧切口起自肱骨外侧髁，深层于尺侧伸腕肌与前臂屈肌之间间隙分离，显露尺骨干，于骨膜下剥离

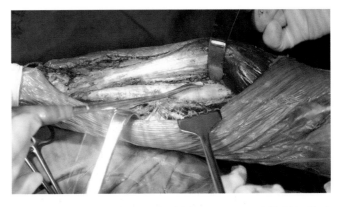

图 4-4B　桡侧切口起自肱骨外侧髁，深层于肱桡肌与前臂屈肌之间间隙分离，显露桡骨干，于骨膜下剥离

4. 在近端切断所有的伸肌起点，显露出桡神经及伴行血管。切断桡神经和伴行血管，在远端切断所有的伸肌腱。切开骨间膜，切断软组织包块凸向掌侧肿瘤包块周围的正常肌肉，完整切除整个前臂背侧肌群（图 4-5）。

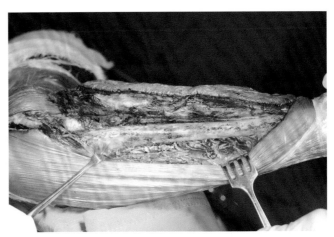

图 4-5　切开骨间膜后游离前臂切除组织块可获得一定活动度，将其向上牵拉，显露凸向骨间膜掌侧的软组织包块，于其周围正常肌肉组织内用电刀切断，完整切除前臂背侧肌群

5. 完整切除软组织肿物，用氩气刀烧灼肿瘤邻近的尺桡骨表面（图4-6）。

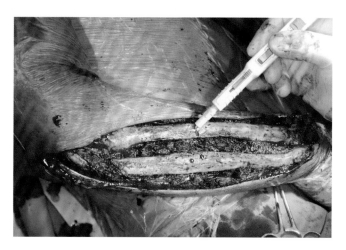

图4-6 图示前臂背侧肌群切除后软组织缺损范围，用氩气刀烧灼灭活原肿瘤邻近骨表面

6. 用样布量取前臂软组织缺损面积，于同侧背阔肌表面设计切取适当大小背阔肌肌皮瓣（图4-7）。

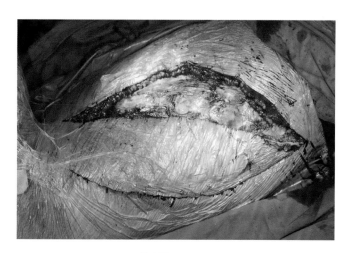

图4-7 量取适当大小背阔肌肌皮瓣，设计切取肌皮瓣范围

7. 游离背阔肌肌皮瓣，沿背阔肌前缘切开皮肤、皮下组织及深筋膜，将皮瓣向两侧翻开，显露背阔肌前缘，辨清背阔肌与前锯肌间隙，钝性分离并向内侧翻起背阔肌。在肩胛下角水平背阔肌前缘深面、前锯肌表面寻找辨认胸背动静脉和胸背神经，在此水平血管、神经组成血管神经束紧贴背阔肌深面行向下内，注意保护近端血管蒂及神经（图4-8）。

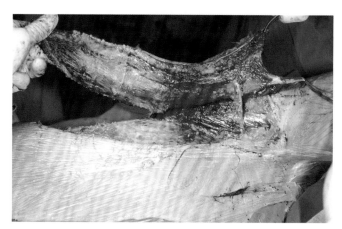

图4-8 获取的背阔肌肌皮瓣，注意分离胸背动静脉及胸背神经

8. 于前臂分离显露桡动静脉（图4-9）。

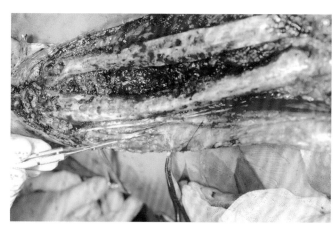

图4-9 分离显露桡动静脉

9. 游离背阔肌肌皮瓣，显微镜下将胸背动静脉与桡动静脉吻合（图4-10）。

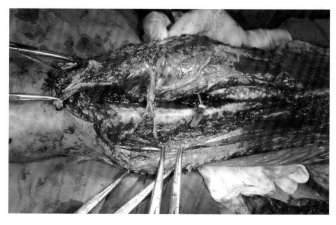

图4-10 胸背动静脉与桡动静脉吻合

10. 将近端伸肌总腱及远端切断的前臂背伸肌腱与背阔肌缝合（图 4-11）。

12. 吻合后背阔肌肌皮瓣血运良好，切口留置负压引流管，缝合切口（图 4-13）。

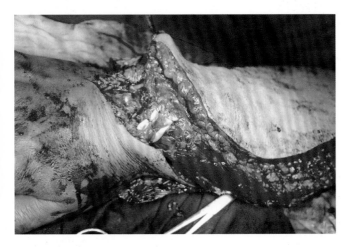

图 4-11　切断后前臂背伸肌腱与背阔肌缝合

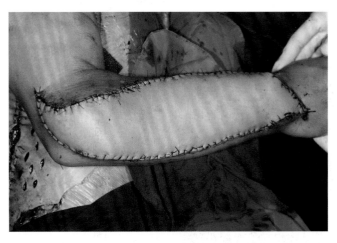

图 4-13A　背阔肌肌皮瓣血运良好

11. 切取约 5 cm 长的桡神经浅支，行桡神经深支与胸背神经端端吻合（图 4-12）。

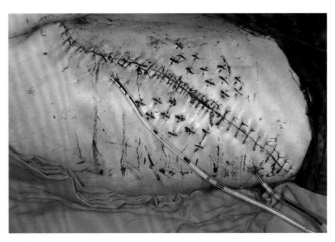

图 4-13B　供区皮肤直接拉拢缝合，中部张力区可多点切开皮肤减张

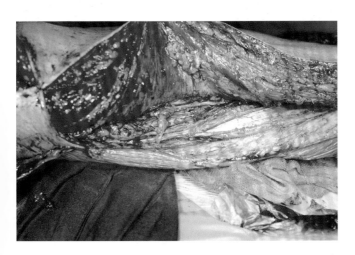

图 4-12　切取桡神经浅支游离移植重建桡神经深支与胸背神经的连续性

术后处理

术后放置负压引流管，待全天（24 小时）引流量少于 20 ml 时拔除。术中及术后应用抗生素，扩张微循环对症支持治疗，每天烤灯局部照射保持皮瓣局部温度，共 7 天。术后患肢屈肘位支具固定制动 6 周，去除支具后锻炼肘部屈伸功能。

术后评估

1. 术后 2 周，皮瓣血运良好（图 4-14 ）。

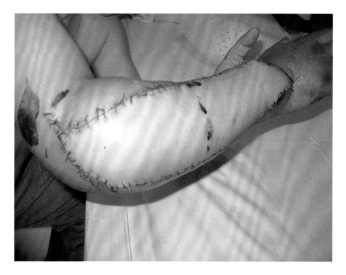

图 4-14 术后 2 周，皮瓣血运良好

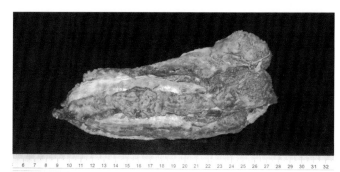

图 4-15B 标本掌侧面，可见切除的骨膜

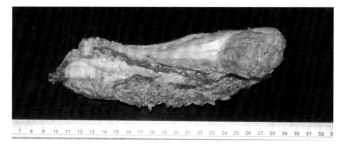

图 4-15C 标本侧面

2. 标本评估

术后切除标本经福尔马林固定后，从外观和各向剖面，确认是否达到术前计划的外科边界（图 4-15 ）。

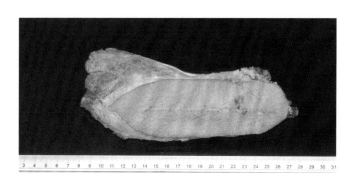

图 4-15A 标本背侧面

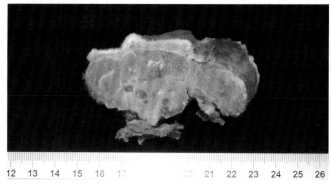

图 4-15D 标本横断面

3. 病理评估

术后病理报告：黏液样脂肪肉瘤。

专家点评

脂肪肉瘤是肢体常见的软组织肉瘤之一，常发生于深筋膜深层的肌肉组织内，黏液性肉瘤属高度恶性软组织肉瘤。安全边界下的外科手术切除是软组织肉瘤最有效的治疗手段。

前臂软组织肉瘤发病率在肢体软组织肉瘤中较低，且前臂软组织较肢体其他部位软组织容量小，发生恶性肿瘤后可被用以扩大切除的范围有限。为达到广泛的外科边界常需行一侧间室的肌群切除，不应为保留更多功能而牺牲外科边界。

背阔肌主要由胸背动脉供血，其内侧和下半部分由胸廓内和脊柱旁血管供血，它的功能主要由胸背神经支配。胸背动脉走行恒定，变异少，口径大，血管蒂长，可切取范围大，且供区相对隐蔽，故背阔肌游离皮瓣、肌皮瓣被广泛用于创伤后创面覆盖、大范围组织缺损或较深的创面充填、营养不良性创面的覆盖供养、肌腱及关节损伤后动力重建等。

背阔肌肌皮瓣是全身应用最为广泛的皮瓣之一，可作为带蒂或游离肌皮瓣或肌瓣等用于修复头颈部、面部、四肢、躯干等几乎全身各部位的外伤或肿瘤根治术后大面积皮肤软组织缺损，以及重建部分或全部功能。肢体软组织肉瘤切除后大面积的软组织缺损，可应用背阔肌肌皮瓣覆盖，可同时吻合胸背神经与受区神经，可部分恢复运动功能。

（单华超　李　远）

第5章 上臂软组织肉瘤切除 + 肱骨部分切除灭活再植术

手术指征

1. 上臂中部的软组织肉瘤。

2. 原发肿瘤位于深筋膜深方，邻近肱骨或肿瘤已经侵犯肱骨中段，单纯切除肿瘤无法达到广泛切除的外科边界，需要将部分肱骨一同切除，才能达到良好外科边界。

3. 上臂软组织肉瘤，未侵犯肱动静脉、正中神经、尺神经、桡神经等重要结构；或虽有侵犯但可通过部分切除仍可获得安全的外科边界，并可通过重建使重要结构恢复功能（如：血管切除后行血管移植）。

4. 广泛切除肿瘤后，存留可接受的软组织覆盖；或通过软组织转移获得可接受的软组织覆盖。

病例资料

患者男性，38岁。发现左上臂软组织肿物3个月，局部无压痛，无发热，无肿胀，皮肤颜色无改变。患者自觉肿物逐渐增大至核桃大小就诊于我院。影像学检查结果提示：左上臂软组织内实性肿物。患者为明确诊断及进一步手术治疗入院。

入院查体：患者上肢各关节活动正常，左上臂后方可触及深在肿物，大小约 4 cm×4 cm，肿物质韧，无活动，无压痛，局部皮肤颜色正常，未见静脉曲张及破溃，皮温不高。

影像学表现：X 线片显示左肱骨中远端后侧稍高密度软组织影，紧贴肱骨，肱骨无明显骨破坏。CT 显示左上臂下段、肱三头肌内梭形软组织影，边界清。平扫 CT 值约 45 Hu，增强后 CT 值约 77 Hu，邻近肱骨皮质可见少许侵及。MRI 显示左上臂肱三头肌下端内椭圆形团块，大小约 4.9 cm×3.0 cm×4.0 cm，呈稍高 T_1、高 T_2 异常信号，病灶内信号不均匀，病灶周边见迂曲血管影像。增强后病灶明显强化。PET-CT 显示左上臂远端肌肉内可见类椭圆形稍低密度肿块，范围 4.0 cm×3.0 cm×3.5 cm，FDG 代谢增高，SUVmax 5.5，邻近肱骨骨皮质外缘欠规整，考虑为间叶性软组织肉瘤累及肱骨（图5-1、图5-2）。

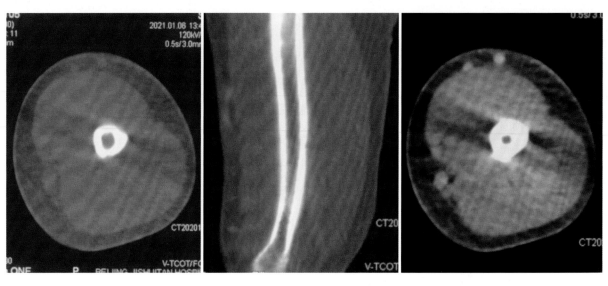

图 5-1 CT 显示肱骨后侧软组织肿物，肱骨皮质受累。增强 CT 显示肿物可强化

患者入院后完善常规检查后行穿刺活检，病理报告:(穿刺组织)上皮样分化瘤细胞，嗜酸性，与血管形成器官样结构。免疫组化：Ki67+(10%)，Vim 血管 +，SMA 血管 +，CD68+，CD31 血管壁 +，CD34 血管壁 +，

CD99 弱 +，TFE-3 核 +，CK-，EMA-，CK8/18-，S-100-，HMB45-。病理诊断为：腺泡状软组织肉瘤。

结合临床表现，影像学表现及穿刺病理诊断，患者最终诊断为：左上臂腺泡状软组织肉瘤。

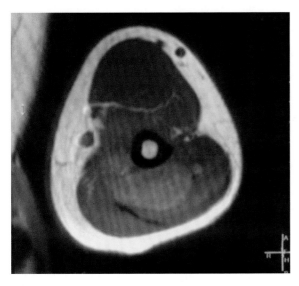

图 5-2A　横断面 MRI T$_1$ 加权像显示左上臂肱三头肌深层椭圆形肿块，稍高异常信号，病灶内信号不均匀

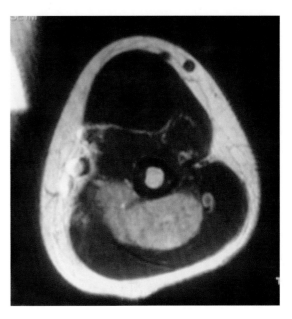

图 5-2C　横断面 MRI T$_2$ 加权像显示为高信号

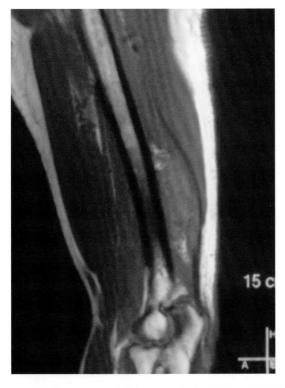

图 5-2B　矢状面 MRI T$_1$ 加权像显示左上臂肱三头肌深层椭圆形肿块，稍高异常信号，病灶内信号不均匀

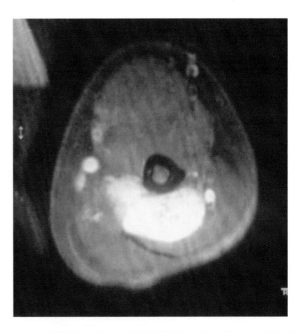

图 5-2D　横断面 MRI T$_1$ 增强抑脂像显示异常信号部位强化明显，病灶周边见迂曲血管影像

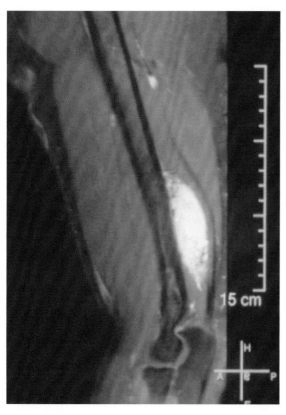

图 5-2E 矢状面 MRI T₁ 增强抑脂像显示异常信号部位强化明显，病灶周边见迂曲血管影像

局部解剖

1.上臂中部解剖较简单，包括骨、肌肉、血管、神经。肱骨是唯一的骨，近端通过肩关节和肩胛骨相连，远端通过肘关节和尺桡骨相连。上臂中部肌肉包括肱二头肌、肱肌、肱三头肌。肱二头肌起自肩关节肱骨头和肩胛骨喙突，止于肘关节远端。肱三头肌起自肱骨头内外侧和肩胛盂下方粗隆，止于尺骨鹰嘴。肱肌起自肱骨中部前方，止于尺骨冠突下部。上臂中部内侧，前后侧肌肉肌间隔之间，有血管神经束走行，肱骨动静脉、正中神经、尺神经走行在此神经血管束内。上臂稍远尺神经穿内侧肌间隔至上臂后方，沿臂后侧骨筋膜鞘尺神经沟走行。桡神经伴肱深动脉至肱三头肌长头、内侧头间，经桡神经沟至中远段，穿外侧肌间隔，经过肱肌、肱桡肌间，止于肱二头肌腱桡侧（图 5-3）。

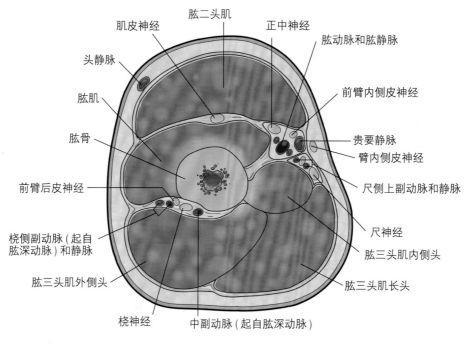

图 5-3 肱骨中部横断面

2. 由于肌间隔存在，上臂中段可以分为前后两个间室，前侧间室内包括肱二头肌、肱肌；后侧间室内为肱三头肌。而肱动静脉、正中神经、尺神经位于上臂内侧两间室之间。桡神经走行在桡神经沟内，也就是紧贴肱骨，走行在肱三头肌内外侧头起点之间。

3. 如果上臂肿瘤发生在前侧间室内，因为有肌间隔存在，内侧血管神经束往往不会受累，使患者获得保肢可能。

4. 如果肿瘤生长在后侧间室，较容易累及桡神经。此时，不能因为要保留桡神经，而减小手术外科边界，可以在切除肿瘤同时切除桡神经，术中可重建或不重建桡神经。是否保留桡神经，需要在术前根据 MRI 检查制订相应手术规划。

5. 上臂软组织肉瘤生长位置如靠近或包绕肱骨，需要术前根据 MRI 及 ECT 等检查明确肱骨是否受累。肿瘤邻近股骨骨膜时，需将相邻骨膜一同切除。如术前评估有突破骨膜、侵及股骨表面的可能，则应对相应骨表面进行部分去除或有效灭活。为防止股骨因部分去除或灭活后强度下降，或为避免将来的放疗后强度下降，可行预防性内固定。

术前规划

此病例肿瘤位于上臂中段后侧，肱三头肌深方，根据 MRI 显示，肿瘤内侧未累及内侧肌间隔，外侧未累及桡神经及肌间隔，从后侧切除肿瘤同时切除部分肱三头肌可以获得安全外科边界。肿瘤深方紧贴肱骨干，CT 及 PET-CT 显示肿瘤邻近肱骨骨皮质外缘欠规整，因此前方要获得良好外科边界需要切除受累肱骨。MRI 显示肿瘤纵向长度约 6 cm，与肱骨接触部分长度 5 cm，设计上下正常肌肉各切除 3 cm，截骨部分长度 6 cm（图 5-4）。

肿瘤切除后的骨缺损可以使用异体骨或自体灭活骨重建。本例患者，肿瘤虽然累及肱骨，但对肱骨骨质破坏不明显，骨强度影响小，使用自体灭活骨重建可以获得良好解剖外形匹配，同时并不明显降低重建骨强度，故最终选择自体灭活骨重建。

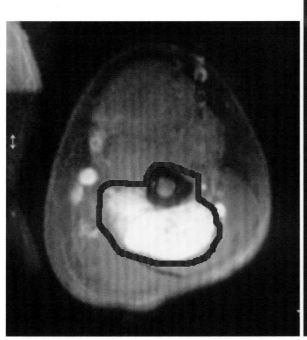
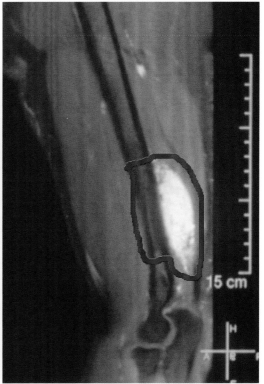

图 5-4　术前设计的切除范围

手术操作

1. 患者麻醉后取侧卧位，患侧在上，上臂后侧正中纵行切口，切口近端自三角肌止点处至肘关节以远。同时梭形切除穿刺入路（图 5-5）。

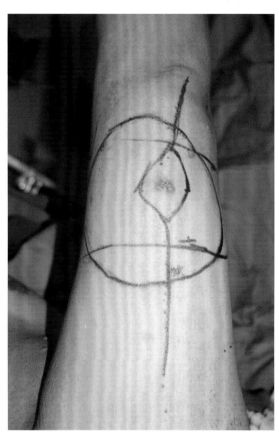

图 5-5　手术切口

2. 沿切口线逐层切开皮肤、皮下组织，深筋膜，从深筋膜深层向两侧分离，显露肱三头肌。分离时注意将梭形切除穿刺入路的皮肤与周围深筋膜进行缝合，防止脱落（图 5-6）。

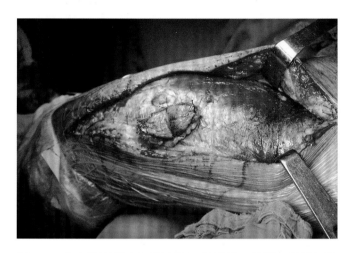

图 5-6　切开深筋膜向两侧牵开，显露肱三头肌，梭形切除穿刺入路，并用缝线固定在肱三头肌上

3. 在肱三头肌外侧头与长头之间进入，切开肱三头肌肌膜，在正常肌肉组织内向两侧分离，分别达到两侧的肌间隔。内侧，切开内侧肌间隔，显露内侧血管神经束，拉开保护，从肌间隔前侧向肱骨方向分离，至肱骨，从骨膜表面向前侧分离至肱骨前方。向外侧分离时，当切开肱三头肌内侧头起点时注意紧贴起点和肱骨走行的桡神经，游离、牵开桡神经后从肱骨骨膜外分离至肱骨前方，完全游离受累部分肱骨（图 5-7）。

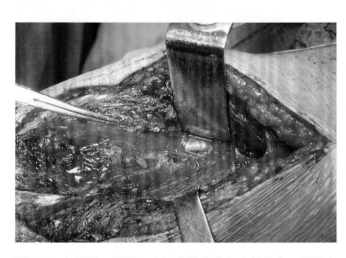

图 5-7　切开肱三头肌，在正常肌肉内向内侧分离，显露内侧神经血管束

4. 切除肌肉组织远端至尺骨鹰嘴上方，近端至肿物近端 3 cm，整体切除软组织约 13 cm。将要切除的软组织两端从肱骨骨膜下游离，并向上翻开，至术前设计的截骨部位，保持肿瘤与受累肱骨为一整体。按照术前设计的截骨部位，用线锯截骨，将肿瘤和受累肱骨一同完整切除（图 5-8 至图 5-11）。

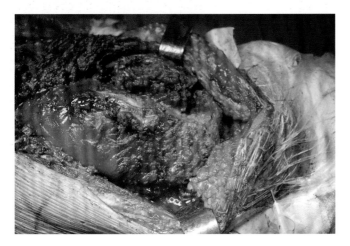

图 5-8　远端切除到尺骨鹰嘴上方，横向切断肱三头肌

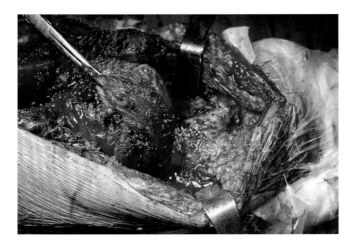

图 5-9　尺骨鹰嘴上方翻开肱三头肌断端，显露深层肱骨

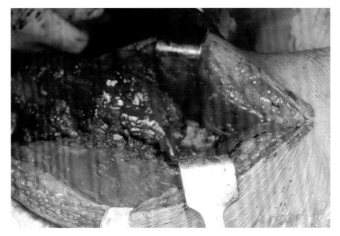

图 5-10　切口近端，在肿瘤近端 3 cm 处横向切断肱三头肌，翻开，显露深层肱骨

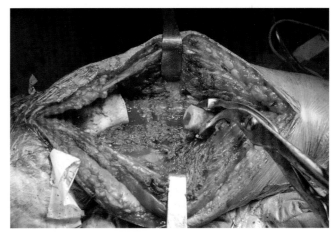

图 5-11　切除肿瘤和肱骨后骨缺损情况

5. 切除后，另外铺设手术台，将肿瘤与肱骨分离，见肱骨结构基本完整。准备灭活肱骨（图 5-12、图 5-13）。

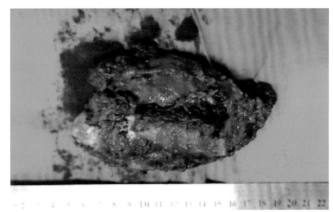

图 5-12　切除肿瘤和肱骨

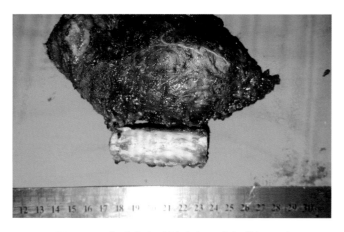

图 5-13 将肿瘤和肱骨分离，准备进行灭活

6. 将切除肱骨表面及髓腔内组织清除干净，然后置入液氮进行灭活（图 5-14）。灭活 20 分钟后取出肱骨，在室温下复温 15 分钟，然后在蒸馏水中复温 15 分钟。在肱骨髓腔内填充骨水泥增加强度，待骨水泥凝固后备用。

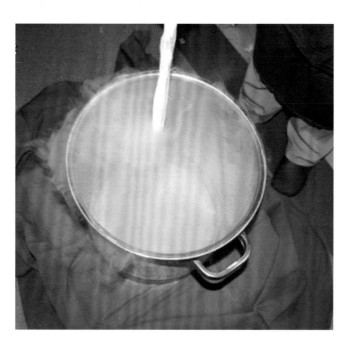

图 5-14 将切除肱骨置入液氮灭活，灭活时间 20 分钟

7. 将灭活后肱骨重新植入切除后缺损部位，使用钢板固定。进行固定时，可使用解剖钢板，先将肱骨远端与切除肱骨固定，再将远端整体与近端肱骨固定（图 5-15、图 5-16）。因为缺损部位是原位回植的自体灭活骨，故复位固定都很容易。

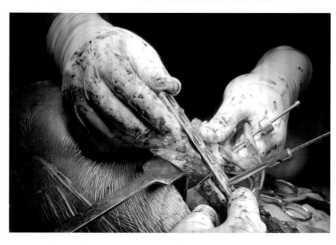

图 5-15 复温后，复位固定灭活骨。先用解剖钢板固定肱骨远端与灭活骨

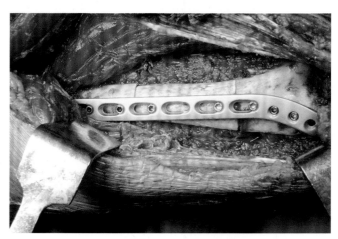

图 5-16 远端固定后，整体与近端肱骨固定

8. 术中透视，复位固定满意后冲洗，关闭切口（图 5-17）。

10. 缝合深筋膜（图 5-19）。

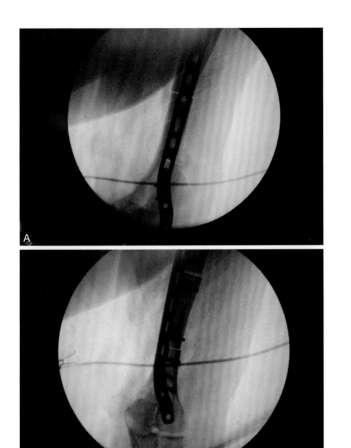

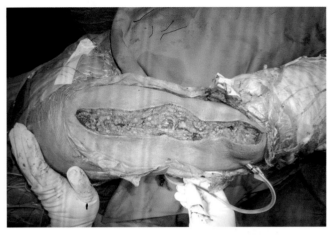

图 5-19　缝合深筋膜

11. 缝合皮下组织、皮肤（图 5-20）。

图 5-17　术中透视，显示灭活骨复位固定满意

9. 反复冲洗后，放置负压引流管 1 根，深层放置在肱骨旁。缝合残留肱三头肌肌膜（图 5-18）。

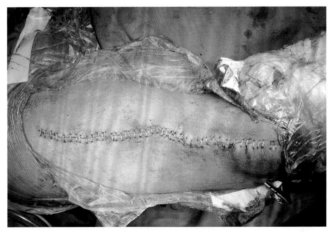

图 5-20　缝合皮下组织、皮肤

术后处理

术后放置负压引流管 1 根，待全天（24 小时）引流量少于 20 ml 时拔除。术中及术后应用抗生素。术后 1 日可开始上臂屈肌等长收缩训练，术后 3 日可开始肘关节屈伸锻炼（无负重），术后颈腕吊带保护 4 周。术后每 3 个月复查一次，至 X 线片显示骨愈合后患肢可以负重。

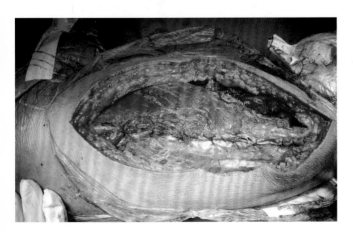

图 5-18　在深层放置负压引流管 1 根，缝合残余肱三头肌肌膜

需要术后化疗的患者，如化验检查无异常，可从术后2周（切口愈合拆线后）开始化疗。如切口延迟愈合，一般应等到切口愈合后再开始化疗，因为化疗对于切口愈合有一定影响。

如认为肿瘤切除范围不够广泛边界，术后可给予放疗。

术后评估

1.影像学评估

术后 X 线片显示灭活骨复位固定良好（图5-21）。

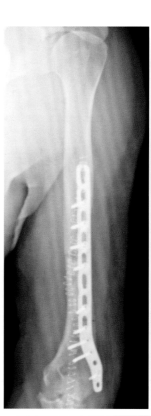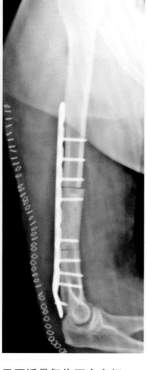

图 5-21　术后 X 线片显示灭活骨复位固定良好

2.标本评估

术中切除肿瘤后，灭活肱骨前从各个方向照相，以便术后评估手术切除外科边界（图5-22）。

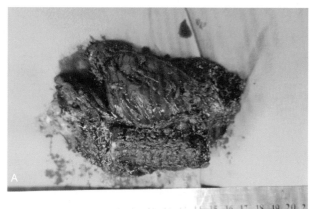

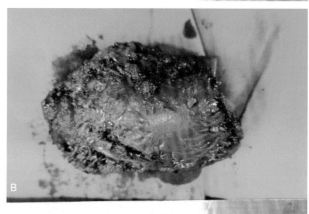

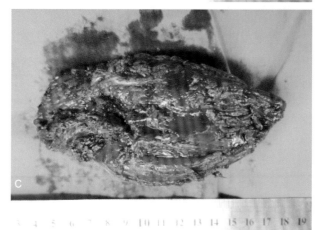

图 5-22　标本表面，可见各个方向均有正常组织覆盖

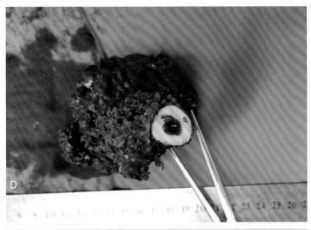

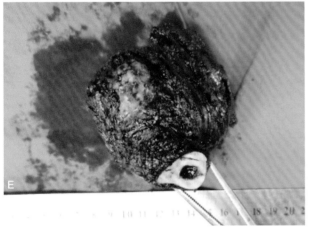

图 5-22 （续）

术后横向切开肿瘤组织，观察肿瘤剖面及肿瘤外正常组织，评估外科边界（图 5-23）。

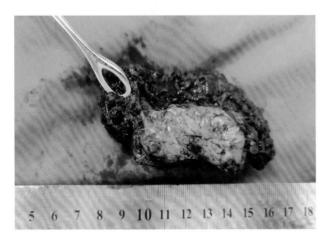

图 5-23　标本横断面，深层为与肱骨接触部分，肱骨已去除。其他各个方向有均有正常组织覆盖肿瘤

此患者切除标本经过术后评估，达到术前计划的外科边界。

3. 病理评估

术后病理报告：腺泡状软组织肉瘤。

专家点评

腺泡状软组织肉瘤是一种组织来源不明、细胞呈腺泡样或器官样排列的软组织恶性肿瘤。此病好发于年轻女性患者，以四肢深部肌肉或筋膜多见。肿瘤的预后与肿瘤位置、大小、手术是否可以完全切除相关。据报道，边缘切除时此病极易复发，复发率高达 70%。因此，达到广泛切除的外科边界是防止复发转移的最重要因素。因此，术前设计切除范围时要按照广泛切除边缘设计，即要在影像学显示的肿瘤反应区外进行切除。

此病例中，肿瘤位于上臂中远端后侧肱三头肌深层，肿瘤后侧有肱三头肌覆盖，后侧切除时保留有正常肱三头肌即可保证安全外科边界。靠近桡神经侧可通过切除肱三头肌此方向的肌膜保证安全外科边界。肿瘤深层紧贴肱骨，CT 及 PET-CT 报告肱骨表面有骨破坏，此方向切除时需要将受累肱骨同时切除。

肱骨中段部分切除后的骨缺损可以使用人工假体、异体骨或自体灭活骨重建。目前使用的重建骨干缺损的间置型假体松动率极高、异体骨在骨干部分愈合率也不尽满意，此病例选择了自体骨灭活重建方式。此例患者，肿瘤虽然累及肱骨，但对肱骨骨质破坏不明显，骨强度影响小，适合自体骨重建；而且使用自体灭活骨重建可以获得良好解剖外形匹配。

自体瘤骨灭活有多种方式，如：高温高压灭活、巴氏灭活、射线外照射、无水乙醇灭活、液氮灭活等。我院自 2015 年开始使用液氮冷冻灭活方式，显示出并发症少、愈合率高的优势。故此患者也采用液氮冷冻灭活方式。

（李　远）

肘关节前侧软
组织肿瘤切除
术

手术指征

1. 位于肘关节前方的软组织肿瘤，病变未累及关节囊及骨。

2. 肿瘤未累及肘部血管神经束。

3. 良性肿瘤或类肿瘤疾病，可以保留肘部血管、神经。

4. 肿瘤与血管神经束距离近，穿刺活检造成血管、神经损伤风险大。

病例资料

患者男性，26岁。发现左肘关节前侧包块2月余。肿物约蚕豆大小，质韧，无压痛。肘关节活动正常。B超检查报告：肌层内可见杂乱回声肿物，大小约 2.1 cm×1.5 cm×1.5 cm，边界不清，回声不均，内可见较多迂曲扩张管状结构及结节状强回声，挤压周围组织内见较多血流信号。考虑血管瘤伴静脉石形成。MRI 报告：左肘关节前方软组织内不规则异常信号，T_1WI 呈稍高信号，T_2WI 呈高信号，考虑血管瘤（图6-1）。

入院后临床诊断为：左肘关节前方软组织肿瘤。

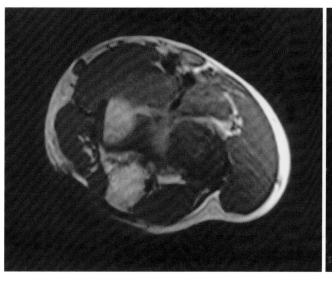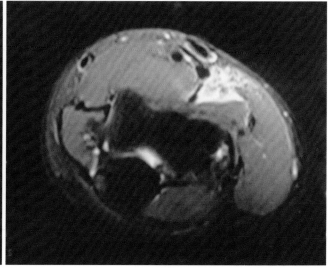

图6-1 术前 MRI 片

局部解剖

1. 肘关节前侧的肌肉从内向外包括：旋前圆肌、肱肌、肱二头肌腱、肱桡肌、桡侧腕长伸肌（图 6-2）。

2. 肘关节前方是肘部血管神经束走行集中部位，浅层有头静脉，深层在肱二头肌内侧有肱动静脉、正中神经，外侧有桡神经。

3. 肘关节前方浅层有较多皮静脉。头静脉走行于外侧，贵要静脉走行于内侧，肘正中静脉连接两者。

4. 肘关节前侧浅层伴行头静脉有桡神经浅支。

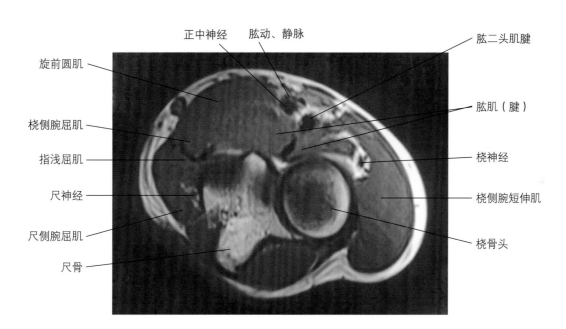

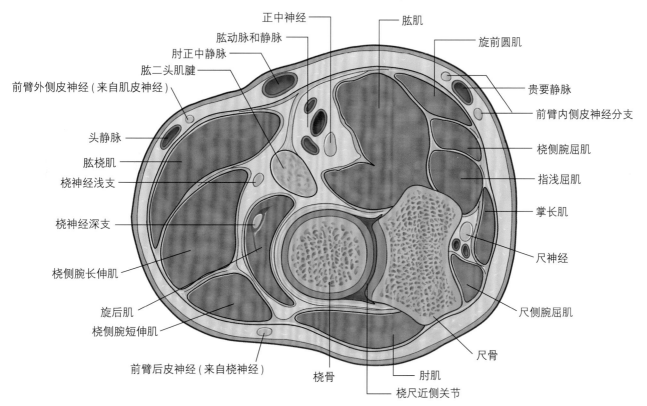

图 6-2　肘关节水平解剖结构

术前规划

此患者病变位于肘关节前方，根据 MRI 显示，肿瘤位于肱二头肌腱外侧，紧贴肱二头肌腱，病变范围小，此部位穿刺活检难以取材，容易损伤周围血管、神经。术前影像学检查考虑良性肿瘤，故决定行切除活检手术。手术设计从肘前方入路，自肱二头肌外侧切除肿瘤，手术范围只包括肿瘤，保留周围正常组织（图 6-3）。

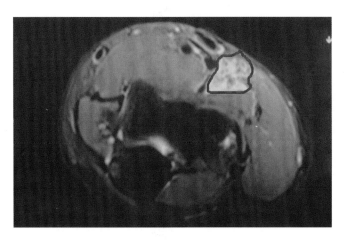

图 6-3 术前设计切除范围

手术操作

1. 术前进行 B 超定位，在患肢标记肿瘤范围。
2. 患者平卧位，患肢外展，上臂根部止血带控制下手术。手术切口位于肘关节前方，以术前标记肿瘤为中心，沿着肱桡肌内侧缘切开（图 6-4）。

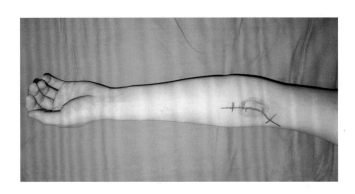

图 6-4 术前肿瘤定位及手术切口

3. 切开皮肤、皮下组织，可见头静脉，牵开头静脉可见伴行的桡神经浅支（图 6-5）。

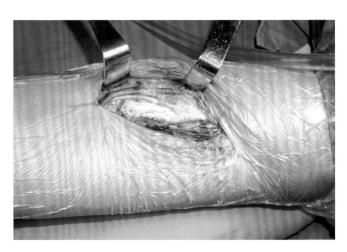

图 6-5 术前肿瘤定位及手术切口

4. 将头静脉和桡神经浅支牵向内侧，可见切口内下方（外侧）的肱桡肌和上方的肱二头肌腱，肿物位于肱二头肌内（图 6-6）。

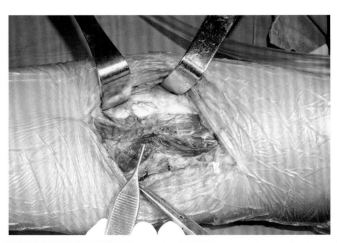

图 6-6 显露肱桡肌和肱二头肌

5. 肿物主要位于肱二头肌内，与肱桡肌有粘连。距离肿物 5 mm 切断与之相连的肱桡肌，游离肱桡肌其余部分内侧缘，将肱桡肌向下方牵开，显露肿瘤外侧（图 6-7）。

7. 切断肿瘤远端与近端，切除肿瘤。可见残留部分肱二头肌腱（图 6-9）。

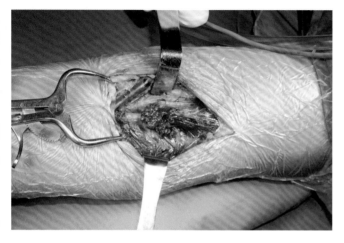

图 6-7　牵开肱桡肌，显露肿瘤外侧

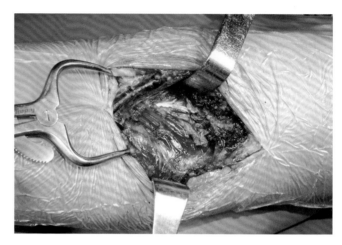

图 6-9　切除肿瘤后

6. 肿瘤位于肱二头肌内，故内侧从肱二头肌腱中心切开，保留部分不受累肱二头肌腱（图 6-8）。向远端分离，肿瘤远端延续到肌腱止点。

8. 充分止血后冲洗，放置负压引流管 1 根。缝合深筋膜、皮下组织及皮肤（图 6-10）。

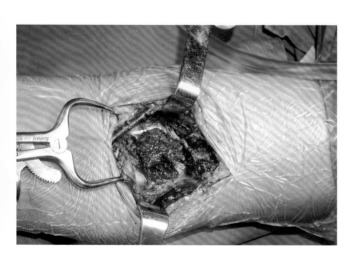

图 6-8　分离肿瘤外侧壁

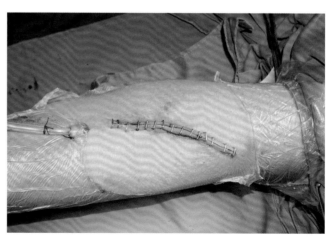

图 6-10　关闭切口

术后处理

1. 术后放置负压引流管 1 根，待全天引流量少于 20 ml 时拔除。

2. 术后 3 日开始肘关节屈伸功能锻炼，术后 2 周拆线。

术后评估

1. 标本评估

术后切除标本，从外观和各向剖面照相（图 6-11）。

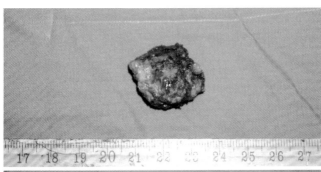
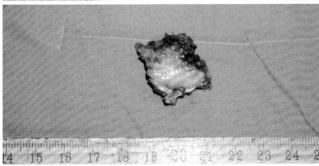

图 6-11 术后标本外观像及剖面

2. 病理评估

术后病理报告：单一形态梭形细胞弥漫增生，细胞形态温和，于横纹肌内穿插生长；边界不清；局灶结节状骨化。最终诊断：韧带样纤维瘤伴反应性改变。

专家点评

肿瘤范围较小，术前影像学检查考虑为良性肿瘤，穿刺活检困难的病例，可以选择切除活检。如最终病理结果为恶性，可能需要进一步化疗、放疗或扩大切除。

肘关节前方手术入路，浅层有粗大的皮静脉。其中头静脉偏外侧，贵要静脉偏内侧，肘正中静脉横向连接于这两条静脉。这些静脉有交通支与深静脉相连。如肘正中静脉影响切口，术中可以切断，以方便显露深层组织。

此部位肱动静脉和正中神经位于肱二头肌内侧，较容易分离保护，而桡神经位于肱桡肌和桡侧腕屈肌、旋前圆肌之间，手术中应注意分离保护。

（李 远）

第 7 章　腕管内肿物切除活检术

手术指征

1. 肿瘤位于腕管内。
2. 诊断为良性肿瘤或需要进行切除活检。
3. 未累及主要血管及骨。

病例资料

患者女性，33 岁。主因"发现右腕部肿物 8 个月"就诊。患者 8 个月前无明显诱因发现右腕部前侧肿物，当时肿物约黄豆大小，不伴疼痛，远端无放射痛，手指感觉、活动正常。至当地医院就诊，行 B 超检查，未明确诊断，建议观察。之后肿物逐渐增大，2 个月前再次就诊，B 超示皮下低回声团块，大小约 2.9 cm×0.9 cm×1.6 cm，边界清，内回声不均，可及小片状无回声区，周边可及血流信号，与屈肌腱关系密切。建议手术治疗，即来我院就诊。

术前影像：MRI 示右侧腕关节水平腕管内可见类椭圆形占位性病变，大小约 3.1 cm×1.3 cm×1.0 cm，推挤周围肌腱及正中神经，骨质未见受累（图 7-1）。

影像学检查未提供可靠诊断，拟行切除活检术。

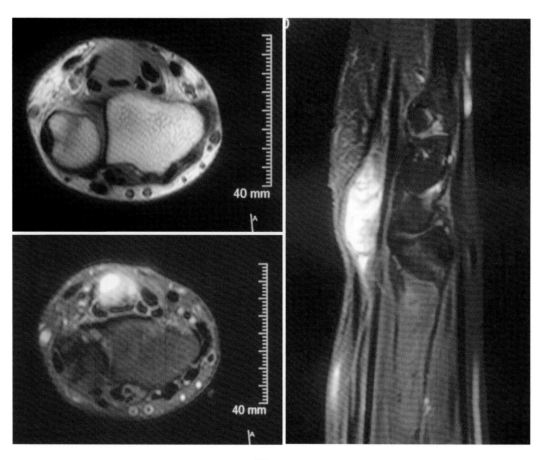

图 7-1

局部解剖

1. 腕前方主要结构为腕管。腕管是由骨和纤维束围成的隧道性结构，底部呈凹槽形，由坚硬的腕骨及上覆的桡腕掌侧韧带、腕辐状韧带等构成；顶部由坚韧的屈肌支持带构成。腕管断面呈椭圆形，可容纳一个手指，有指浅、指深屈肌腱和拇长屈肌腱等 9 条肌腱和正中神经及其滋养动脉通过。正中神经位于屈肌支持带桡侧半的下方，位于外侧的拇长屈肌腱和内侧的指浅屈肌示指、中指腱中间（图 7-2）。

2. 尺神经和尺动脉位于屈肌支持带尺侧。

3. 掌长肌和尺侧腕屈肌腱有部分纤维止于支持带浅面。

术前规划

患者术前影像学显示腕部软组织肿物，但未提示诊断，为明确诊断需要获取肿瘤组织进行病理检查。但肿物位于腕管内，直径约 1 cm，推挤周围肌腱和神经，此肿瘤如采用穿刺活检，容易造成正中神经或周围肌腱损伤，因此决定采用切除活检方式。

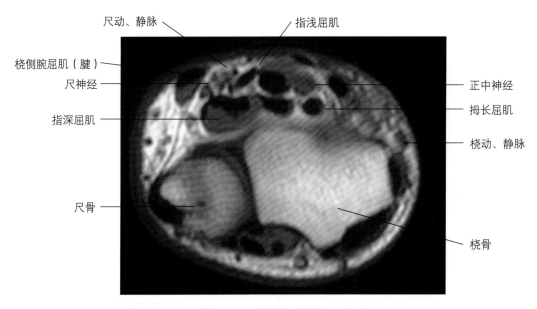

图 7-2　腕部断面结构

手术操作

1.麻醉满意后，患者仰卧位，前臂旋后，上臂止血带控制下手术。右腕关节掌侧入路，自鱼际纹尺侧向近端弧形跨过腕横纹，切开皮肤及皮下组织（图7-3）。

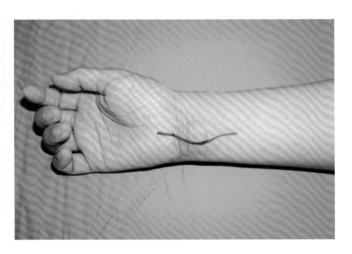

图 7-3　手术切口

2.切开浅层掌腱膜，远端切开部分屈肌支持带，即进入腕管。将屈肌支持带向两侧牵开，见肿物位于指浅屈肌腱及指深屈肌腱之间，掌长肌腱及正中神经被推挤向桡侧，与术前影像学所示一致（图7-4）。

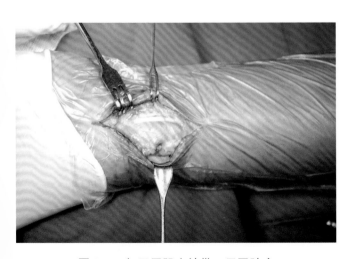

图 7-4　切开屈肌支持带，显露肿瘤

3.注意牵开并保护正中神经，于包膜外肿物周边仔细分离，充分游离肿物（图7-5）。见肿物深面与指深屈肌腱周组织关系密切，仔细分离并保护各个指深屈肌腱，将肿物与部分腱周组织一并切除。

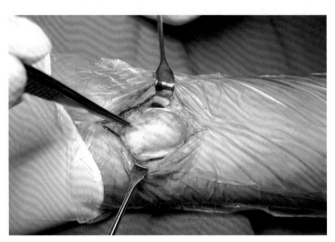

图 7-5　在肿瘤包膜外分离

4.将腕管内肌腱逐一分离，将肌腱腱膜作为肿瘤屏障的一部分留在肿瘤侧（图7-6）。

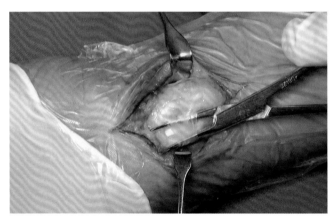

图 7-6　将肌腱腱膜作为肿瘤屏障的一部分保留在肿瘤侧

5. 从各个方向分离，确保肿瘤各方向包膜完整（图 7-7）。

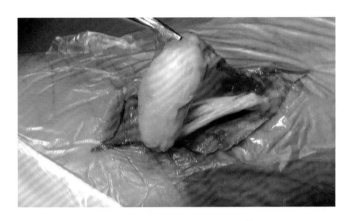

图 7-7　肿瘤各方向包膜完整

6. 肿物切除后，再次确认正中神经及各个肌腱的完整性（图 7-8）。

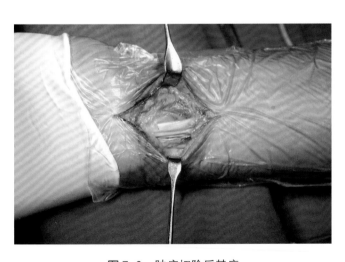

图 7-8　肿瘤切除后基底

7. 松止血带，止血。缝合屈肌支持带，缝合皮下组织及皮肤，置入引流条数枚（图 7-9）。

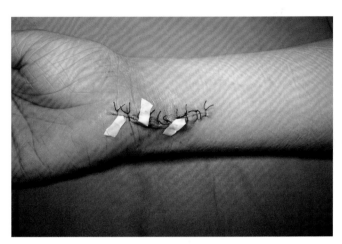

图 7-9　关闭切口

术后处理

1. 术后 24 小时拔除引流条。
2. 术后第 3 日开始腕关节屈伸功能锻炼。
3. 术后 2 周拆线。

术后评估

1. 标本评估

术后切除标本，从外观和纵剖面照相（图 7-10）。

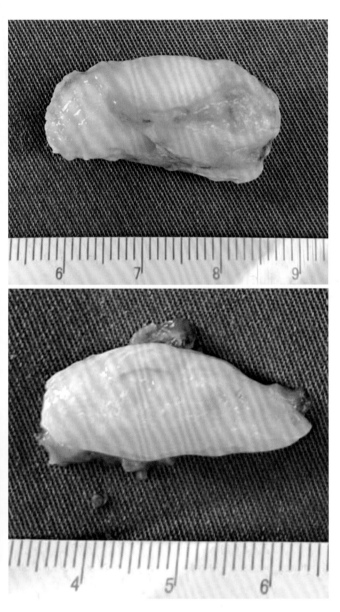

图 7-10　术后标本外观像及剖面

2. 病理评估

术后病理报告：低度恶性纤维黏液样肉瘤，肿瘤周边包膜完整。

专家点评

　　肿瘤术前必须完善影像学检查，明确肿物位置、大小及与周围组织的关系，提供诊断信息。当影像学无法提供有效诊断信息时，病理检查非常必要。首选穿刺活检，本例患者肿瘤生长位置特殊，与周围肌腱、神经关系密切，穿刺活检损伤周围组织风险大，可采用切除活检，并根据活检结果确定进一步治疗方案。

　　本例患者切开活检后获得明确诊断，病理报告为低度恶性肿瘤，因手术切除时有肿瘤包膜及肌腱腱膜作为肿瘤屏障，术后病理也报告肿瘤包膜完整，故可采取密切随访方式，暂时不进行放疗与化疗。

（马　珂）

第二篇

下肢肿瘤

第8章 腹股沟区硬纤维瘤切除 + 腹壁修补术

手术指征

1. 腹壁硬纤维瘤逐渐增大者。
2. 切除术后遗留腹壁缺损，需行腹壁修补者。
3. 其他腹壁原发或继发的肿瘤需手术切除者。
4. 切除术后遗留较大的腹壁缺损，不行修补，可能发生切口疝者。

病例资料

患者女性，24岁。2年余前无意中出现左腹股沟区疼痛不适，之后逐渐发现有肿物隆起，当时有栗子大小，平卧后偶感疼痛。当时未予重视，之后肿物逐渐缓慢增大。1年前就诊于外院，B超检查提示：左侧下腹壁腹直肌处有一5.0 cm×2.9 cm肿物，边界尚清，形态不规则，内可见较丰富的血流信号。穿刺活检，病理诊断为：硬纤维瘤。近半年来，自觉肿物无明显增长，但有疼痛症状。行MRI检查，肿物大小约7.4 cm×4.6 cm×3.3 cm，较前增大。

入院查体：下腹部可触及一质硬、边界清的肿物，无压痛。腹肌紧张时，肿物触摸不清。

影像学表现：MRI示下腹壁肌肉内有一长T_1、长T_2异常信号影，边界尚清，与髂外血管毗邻。

局部解剖

1. 腹股沟韧带是连接髂前上棘与耻骨结节之间的腹外斜肌的增厚部分，是下腹壁与大腿前面的分界。

下腹壁由外侧的三层扁肌和中间的两个直肌组成。直肌为起于耻骨结节的腹直肌。三层扁肌由浅至深分别为腹外斜肌、腹内斜肌、腹横肌。三层腹肌的深层为腹膜外脂肪层，有腰大肌、髂肌等肌肉组织，更有髂外血管、股神经等重要结构。

2. 腹股沟韧带与耻骨之间为腹部通向股部的重要通道。由髂耻弓将此间隙分为血管腔隙和肌腔隙。肌腔隙内有股外侧皮神经、髂腰肌、股神经。血管腔隙内有股动脉、股静脉和股管，股管内的淋巴结为Cloquet淋巴结。

术前规划

腹壁硬纤维瘤应达到广泛的切除边界。本例患者应切除连同肿瘤在内的部分腹外斜肌、部分腹内斜肌、部分腹横肌。在修复腹壁的肌肉缺损时，用腹面光滑的补片来修补腹壁的缺损。MRI横断面示手术范围见图8-1。

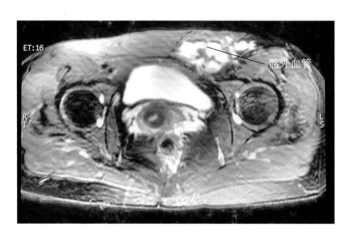

图8-1 手术范围示意图

手术操作

1. 患者麻醉后取仰卧位，常规消毒铺单。
2. 手术切口如图 8-2 所示。

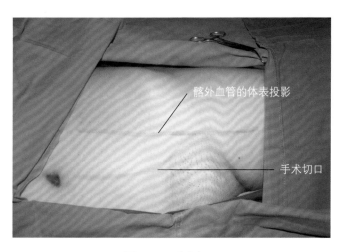

图 8-2　手术切口

3. 沿切口线逐层切开皮肤、皮下组织，显露腹外斜肌腱膜（图 8-3）。

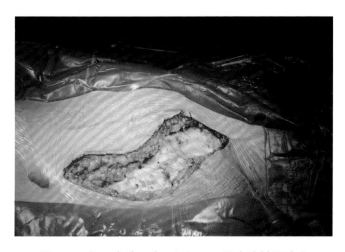

图 8-3　切开皮肤、皮下组织，显露腹外斜肌腱膜

4. 向两侧掀起皮瓣（图 8-4）。

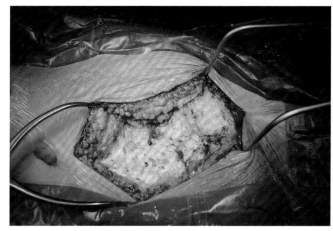

图 8-4　向两侧掀起皮瓣

5. 切开腹壁的三层肌肉，显露腹膜外间隙（图 8-5）。

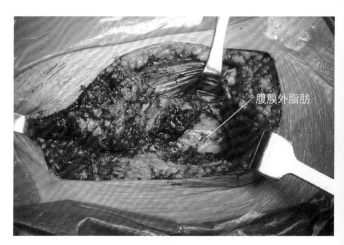

图 8-5　显露腹膜外间隙

6. 在腹膜外间隙内显露腹膜和髂外血管（图 8-6 ）。

8. 显露髂外血管，分离出髂外静脉（图 8-8 ）。

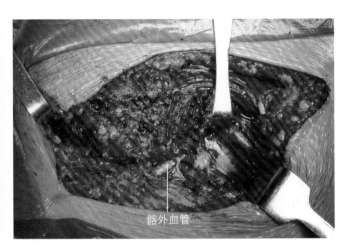

图 8-6　显露髂外血管

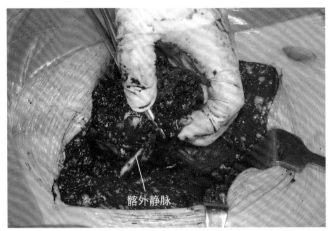

图 8-8　显露髂外静脉

7. 在腹膜外脂肪浅层切开腹肌（图 8-7 ）。

9. 显露髂外血管与肿物的关系（图 8-9 ）。

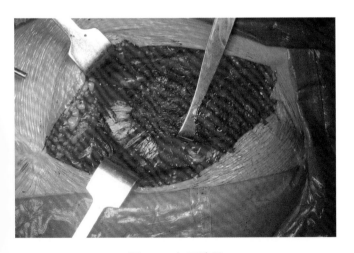

图 8-7　切开腹肌

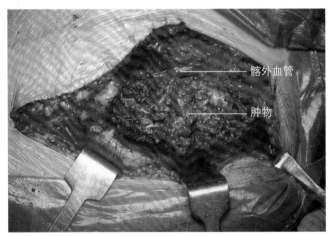

图 8-9　髂外血管与肿物的关系

10. 完整地切除肿物（图 8-10）。

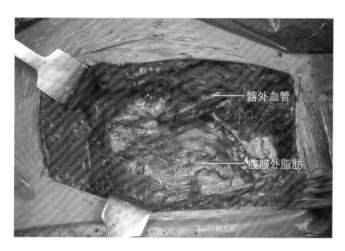

图 8-10　完整地切除肿物

11. 用腹面光滑的人工补片（MESH）修补腹壁缺损（图 8-11）。

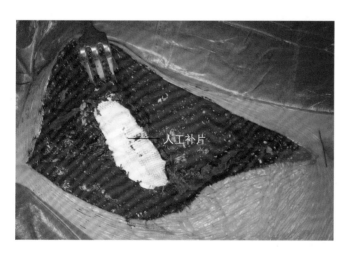

图 8-11　用人工补片修补腹壁缺损

12. 放置引流管 1 根，逐层关闭切口（图 8-12）。

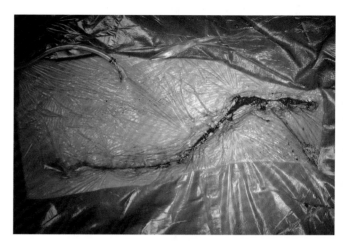

图 8-12　逐层关闭切口

13. 缝合皮肤（图 8-13）。

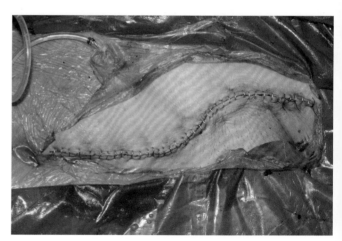

图 8-13　术后切口

术后处理

术后应禁饮食，避免腹胀。待排气、胃肠功能恢复后，再进饮食。观察引流量的变化，当全天（24 小时）引流量小于 20 ml 时，可拔出引流管。

由于患者卧床，需给予低分子量肝素抗凝以预防下肢静脉血栓形成。

术后评估

1. 标本评估

术后切除标本经福尔马林固定后，从外观和各向剖面，确认是否达到术前计划的外科边界（图 8-14 至图 8-20 ）。

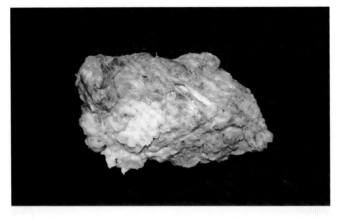

图 8-15　标本腹面

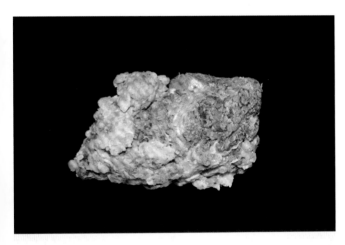

图 8-14　标本前面

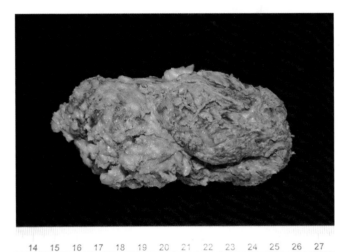

图 8-16　标本的一侧面

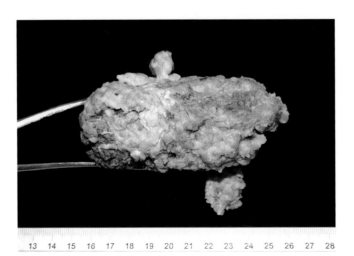

图 8-17　标本的另一侧面

61

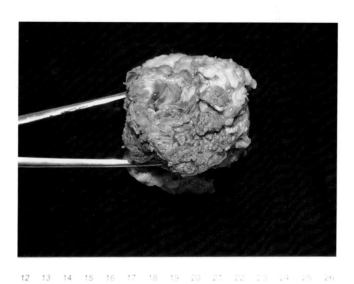

图 8-18 标本的上面

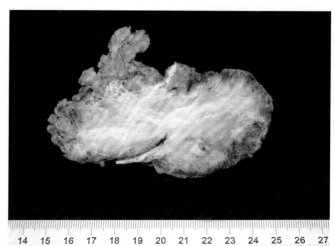

图 8-20 标本的剖面

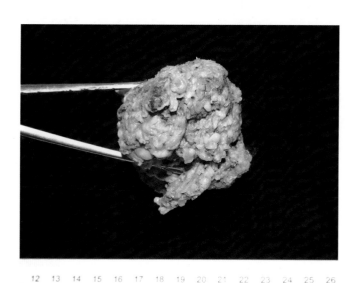

图 8-19 标本的下面

2.病理评估

术后病理报告：硬纤维瘤。

专家点评

硬纤维瘤是发生于软组织的中间性肿瘤，其临床特点为：局部易复发，不会发生远处转移。硬纤维瘤的临床治疗策略，有专家推荐：如果观察肿瘤，临床无进展，可行观察；如果肿瘤增大，应行手术治疗，切缘应广泛。如达不到广泛的切缘，可试行放疗等治疗。

腹壁的软组织肿瘤切除后，会遗留腹壁缺损，如不修补，会发生切口疝。在疝修补手术中经常会用到补片。有一种补片，其中的一面光滑，可避免粘连。因此，可用这种补片来修补腹壁缺损。

（杨发军）

第9章　腹股沟肿物切除 + 股前外侧皮瓣移位 + 游离植皮术

手术指征

1. 腹股沟区域软组织肿瘤切除后缺损，可用局部转移皮瓣覆盖。腹股沟部位软组织肉瘤，特别是复发后的肉瘤，瘤体较大，侵及周围广泛软组织，手术彻底切除肿瘤后，造成局部广泛软组织缺损，血管神经束及骨关节暴露，因此常常需要采取局部转移皮瓣来覆盖创面，关闭切口。

2. 腹股沟区域软组织感染、破溃，清创手术后软组织缺损。

病例资料

患者男性，17 岁。右腹股沟区滑膜肉瘤外院先后两次手术复发，第二次手术后曾行放疗。

查体：右腹股沟原手术瘢痕远端邻近会阴区可见皮下软组织肿块，约 3 cm×3 cm，表面皮肤无发红，肿块质硬，无疼痛，位置固定不活动。

影像学表现：入院后 MRI 显示：右腹股沟术区可见一分叶状软组织团块，大小约 3.2 cm×3.4 cm×3.5 cm，呈等 T_1、稍高 T_2、高 T_2 压脂信号；注入造影剂后观察，病变呈轻到中度不均匀强化（图 9-1）。PET-CT 显示：右腹股沟区可见一不规则肿块，大小约 3.7 cm×3.5 cm×3.8 cm，放射性摄取不均匀增强，SUVmax 9.7，其内呈不均匀低密度（图 9-2），全身其他部位未见放射性异常。

入院后诊断为右腹股沟区域滑膜肉瘤术后复发，准备行手术切除。

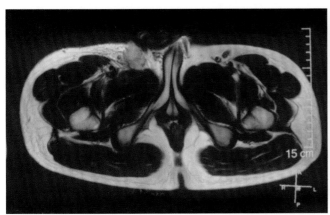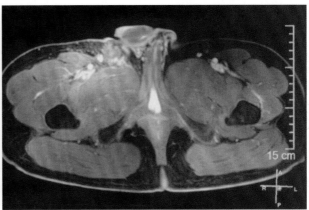

图 9-1　MRI 显示右腹股沟肿物

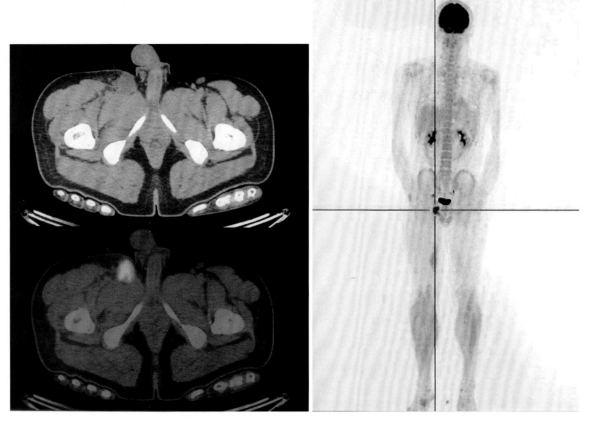

图 9-2　PET-CT 显示腹股沟肿物 SUVmax 9.7，全身其他部位无放射性摄取异常

局部解剖

1. 腹股沟区为下腹部两侧的三角形区域，其内侧界为腹直肌外缘，上界为髂前上棘至腹直肌外缘的水平线，下界为腹股沟韧带。

2. 该区域皮肤较薄，皮下脂肪层有大隐静脉及其5条属支：旋髂浅静脉、腹壁浅静脉、阴部外静脉、股内侧静脉及股外侧静脉。皮下脂肪层内还有腹股沟浅淋巴结及淋巴管，该区域手术淋巴管多细小且不易分辨，需注意结扎，可以减少术后淋巴液渗出、切口积液等切口并发症的发生。

3. 腹股沟区域深层有腹股沟韧带，股动静脉及股神经由该韧带深方自盆腔向下进入大腿前方。

4. 该区域发生的肿瘤容易与股动静脉粘连，尤其是复发性肿瘤及其周围瘢痕组织，与股动静脉粘连严重，分离困难且容易造成肿瘤残留。

5. 该区域肿瘤切除术后切口并发症发生率高，清创或一期肿瘤连同皮肤一并切除的手术，皮肤软组织缺损通常需要行皮瓣移植手术。可用的局部皮瓣包括股前外侧皮瓣、腹壁浅血管带蒂皮瓣、腹直肌肌皮瓣等。

6. 股前外侧皮瓣的穿支血管起自旋股外侧动脉的降支，穿过股外侧肌到达皮肤后而形成皮瓣。

术前规划

1. 距离原手术切口边缘间距 3 ~ 5 cm 扩大切除（肿物邻近阴囊一侧距离为 3 cm）。

2. 根据术前影像可见软组织肿块与股动静脉关系紧密，但未形成包裹，预计术中能够分离。

3. 腹股沟区肿物切除后的软组织缺损面积预计约 21 cm × 15 cm，设计采用股前外侧皮瓣覆盖切口。

手术操作

1. 麻醉满意后，患者取仰卧位，常规消毒铺单。行距离原手术切口边缘间距 3 ~ 5 cm 椭圆形手术切口（图 9-3）。

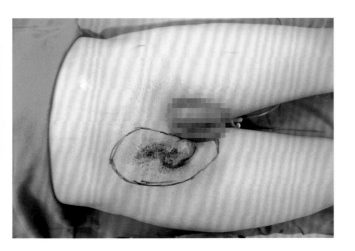

图 9-3　手术切口

2. 切开皮肤及皮下组织（图 9-4）。

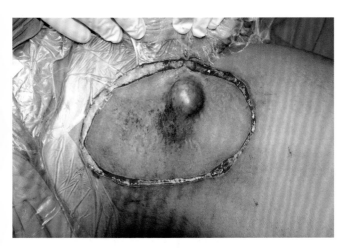

图 9-4　切开皮肤及皮下组织

3. 切开深筋膜，沿筋膜深方肌肉表面分离，由边缘向中心逐步分离（图 9-5）。

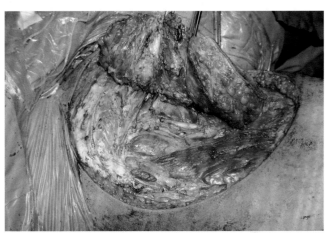

图 9-5　切开深筋膜

4. 分离至肿物深方，可见其与股动静脉粘连，其中静脉严重粘连（图 9-6）。

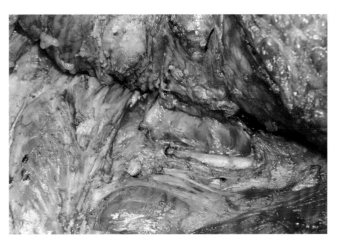

图 9-6　分离血管

5. 仔细分离，将肿物深方与股动脉分离开，无肿瘤残留；股静脉粘连严重，无法分离，为避免肿瘤残留，达到安全切除的外科边界，将粘连部的静脉壁钳夹后与肿瘤一起切除（图 9-7 ）。

7. 根据腹股沟区软组织缺损面积，设计股前外侧皮瓣切取范围（图 9-9 ）。

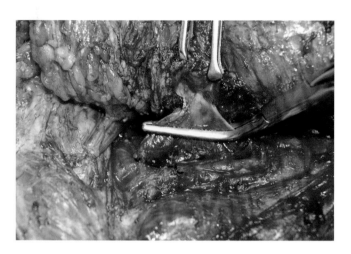

图 9-7　将粘连部的静脉壁钳夹后与肿瘤一起切除

6. 切除后血管壁修补缝合（图 9-8 ）。

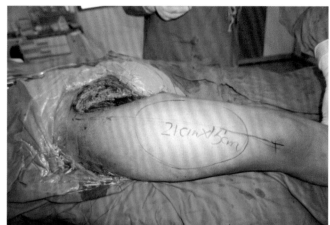

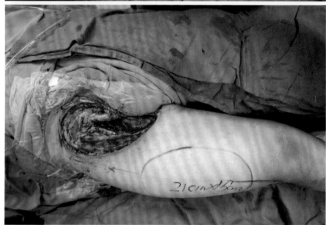

图 9-9　不同角度显示预计股前外侧皮瓣切取范围

8. 按照设计范围切取皮瓣，切取深度包括皮肤、皮下组织及深筋膜全层（图 9-10 ）。

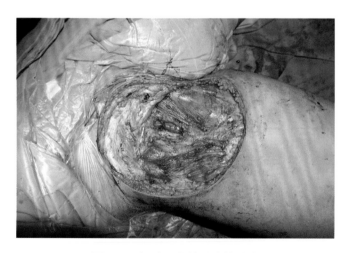

图 9-8　切除后血管壁修补缝合

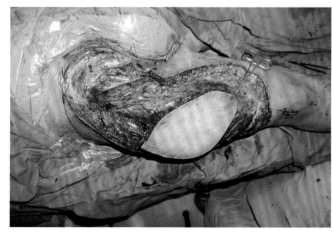

图 9-10　切取全层皮瓣

9. 分离过程中注意保护皮瓣近端血管穿支（图 9-11 ）。

11. 以蒂部为轴将皮瓣旋转覆盖于腹股沟软组织缺损区（图 9-13 ）。

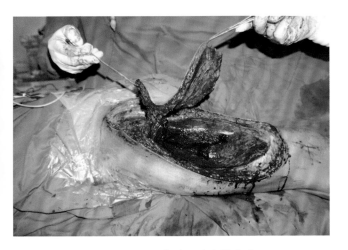

图 9-11　显示皮瓣近端血管穿支

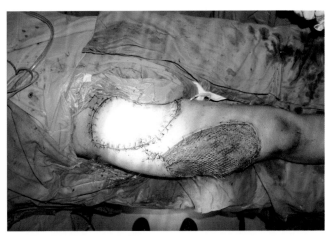

图 9-13　皮瓣覆盖于腹股沟软组织缺损区

10. 从对侧大腿取游离皮，用拉网机打孔，植皮于左大腿皮瓣供区（图 9-12 ）。

术后处理

1. 皮瓣切口放置引流管和（或）橡胶引流条，根据切口情况 24 ~ 48 小时后拔除切口边缘引流条。

2. 切口定期换药。观察皮瓣血运情况。

3. 术后 3 周切口拆线。

4. 术后卧床 4 ~ 6 周，待皮瓣完全愈合后再逐渐恢复肢体活动。

5. 术后定期门诊复查。

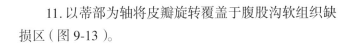

图 9-12　从对侧大腿取皮，用拉网机打孔

术后评估

1. 标本评估（图9-14）

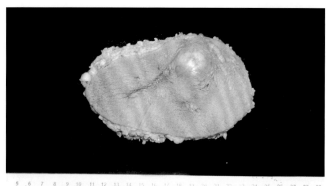

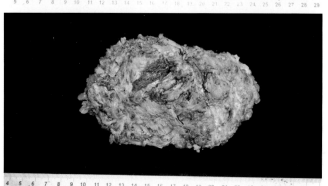

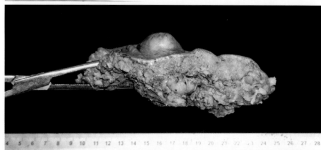

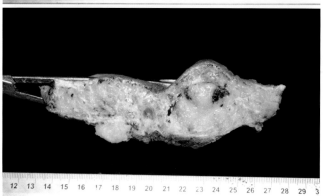

图9-14 术后标本

2. 病理评估

术后病理报告：滑膜肉瘤（单相梭形细胞型）。

专家点评

软组织肉瘤如手术外科边界受限于邻近血管、神经等因素不能达到广泛切除的外科边界，术后建议辅助放疗。滑膜肉瘤为高度恶性肿瘤，位于深筋膜深层、直径大于5 cm，或已经发生远隔转移的患者，需行术后化疗。

腹股沟区皮下组织深部紧邻股动静脉，该区域发生的肿瘤容易与股动静脉粘连，尤其是复发性肿瘤及其周围瘢痕组织，与股动静脉粘连严重，分离困难且容易造成肿瘤残留。

腹股沟区无肌肉覆盖，该区域肿瘤切除术后切口并发症发生率高，清创或一期肿瘤连同皮肤一并切除的手术，皮肤软组织缺损通常需要行皮瓣移植手术。可用的局部皮瓣包括股前外侧皮瓣、腹壁浅血管带蒂皮瓣、腹直肌肌皮瓣等。

股前外侧皮瓣的优点是血管蒂较长、血管口径粗、可携带股前侧皮神经、可切除面积大、不牺牲肢体主要血管等，皮瓣可携带股外侧肌、阔筋膜张肌等，形成复合组织瓣以适应不同的需要。

（单华超 刘文生）

第 10 章　髋关节外侧皮下软组织肉瘤切除游离植皮术

手术指征

1. 皮肤或皮下软组织肉瘤。

2. 广泛切除肿瘤后，巨大皮肤缺损，深层保留部分肌肉，有植皮条件。

病例资料

患者女性，58 岁。右髋外侧软组织未分化多形性肉瘤 2 次手术后，再次发现包块 3 个月。

4 年前发现右髋外侧肿物，在当地医院手术切除，术后病理为未分化多形性肉瘤。

2 年前肿物复发，在当地医院再次手术，术后病理依然为未分化多形性肉瘤，术后未做放化疗。

3 个月前又发现肿物，做彩超和 MRI 发现多发肿物，边界不清，考虑复发，来我院就诊。门诊以未分化多形性肉瘤术后复发收入院。

入院查体：患者右髋外侧手术瘢痕，长约 7 cm，愈合好。局部皮肤颜色正常，瘢痕下方皮下、近端和中段可触及 2 个直径约 3 cm 的肿物，中等硬度，活动，边界不清，轻压痛。髋关节活动未见明显受限（图 10-1）。

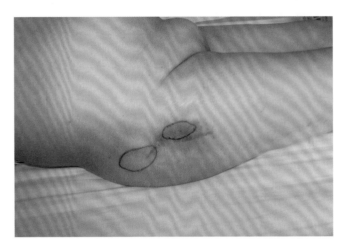

图 10-1　右髋外侧切口瘢痕，长约 7 cm，愈合好。皮下可触及 2 个肿物

影像学表现：右髋正侧位 X 线片未见骨质异常。彩超提示：髋外侧切口处有多个低回声区，切口上方者大小为 2.9 cm × 0.8 cm × 1.6 cm，切口下方者大小为 4.3 cm × 0.7 cm × 2.4 cm，边界不清，回声不均，周边可见少许血流信号。CT、MRI 显示髋部外侧皮下组织内有多发软组织肿物，最大者直径约 4 cm，边界不清。增强后肿物有强化（图 10-2、图 10-3、图 10-4）。

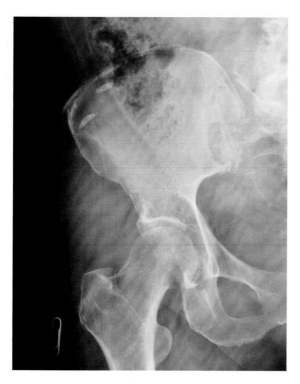

图 10-2　髋关节 X 线片未见骨质破坏

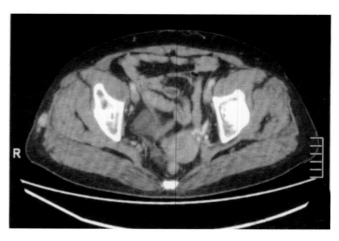

图 10-3　CT 示右髋外侧皮下多发肿物，边界不清，有强化

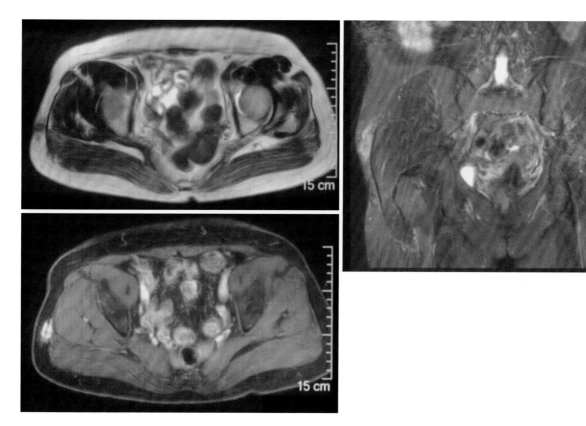

图 10-4　MRI 示右髋部外侧皮下组织内肿物

入院后会诊前两次手术病理，结果为未分化多形性肉瘤。本次入院诊断：右髋部外侧软组织未分化多形性肉瘤术后复发。行腹股沟淋巴结 B 超、全身骨扫描和胸部 CT 检查，未见转移。

术前规划

此病例肿瘤处于深筋膜浅层，皮下组织内。未分化多形性肉瘤为高度恶性肿瘤，切除须达到广泛的外科边界。深筋膜浅层的恶性肿瘤，皮肤和皮下组织的切除范围一般是 5 cm。肿瘤深层为深筋膜，尚未侵犯肌肉，所以深层切除 1 cm 肌肉即可达到广泛的外科边界。

肿瘤切除后将造成很大的皮肤缺损，深层肌肉良好，有良好的植皮条件，可以游离皮片植皮（图 10-5、图 10-6）。

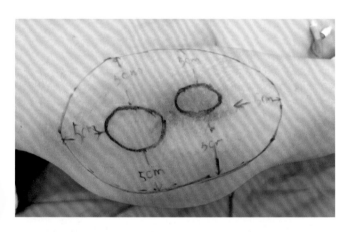

图 10-5　广泛切除皮肤切口图。距肿瘤边缘 5 cm

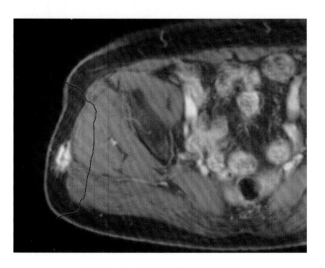

图 10-6　手术设计切除范围

手术操作

1. 患者麻醉后取左侧卧位。常规碘伏、乙醇消毒，铺无菌巾。
2. 根据手术计划画手术切口（图 10-5）。
3. 沿切口线逐层切开皮肤、皮下、深筋膜、肌肉。将皮缘和深筋膜间断缝合（图 10-7），防止皮肤、皮下组织分离，肿瘤外露。

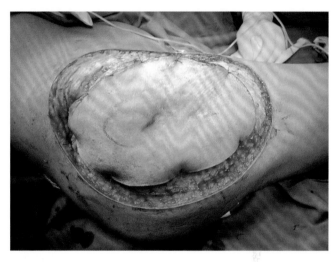

图 10-7　切开皮肤、皮下组织、深筋膜，间断缝合固定要切除的皮肤及深筋膜

4. 切除深层大于 1 cm 厚度的阔筋膜张肌和臀大肌（图 10-8），完整按计划切除肿瘤，彻底止血。

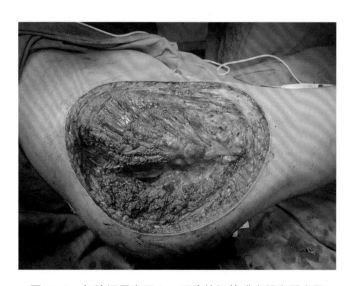

图 10-8　切除深层大于 1cm 厚度的阔筋膜张肌和臀大肌

5. 修整基底，紧缩皮肤，尽量减小皮肤缺损面积（图10-9、图10-10）。

6. 同侧大腿取皮植皮、负压封闭引流（vacuum sealing drainage，VSD）固定包扎，取皮区加压包扎（图10-11、图10-12）。

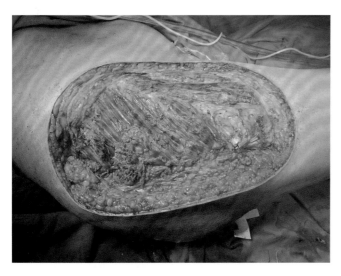

图10-9 修整基底平整，以利植皮成活

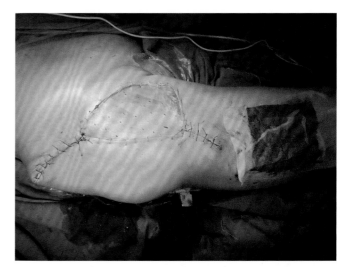

图10-11 同侧大腿取皮植皮

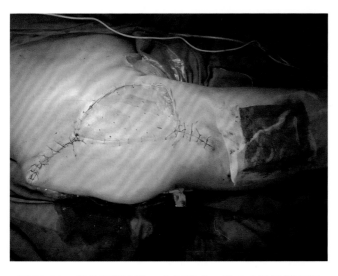

图10-10 紧缩两侧皮肤，全层缝合，缩小皮肤缺损面积

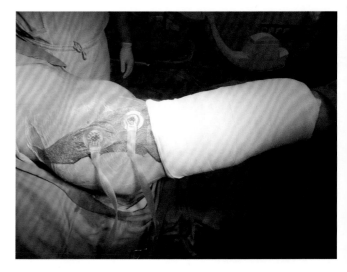

图10-12 VSD固定包扎，取皮区加压包扎

术后处理

1. 术后取皮区有渗出，保留最内层辅料，更换外层辅料。

2. 每日观察 VSD 区域是否保持负压及引流量，如负压消失需要相应处理。

3. 术后 1 周去除 VSD。术后 2 周，切口拆线。

术后评估

1. 标本评估

术后切除标本从外观和各向剖面，确认是否达到术前计划的外科边界（图 10-13 至图 10-15 ）。

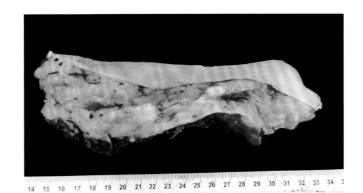

图 10-15　标本纵断面，可见肿瘤位于皮下脂肪层，深筋膜未受侵

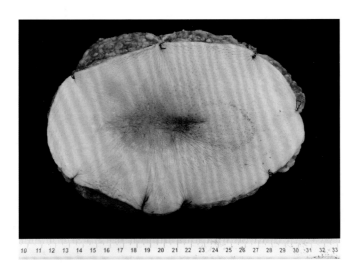

图 10-13　标本外侧面，可见切除的原手术瘢痕

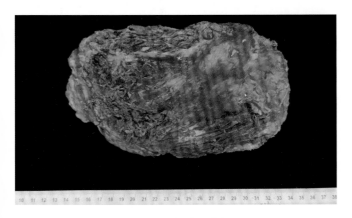

图 10-14　标本内侧面

2. 病理评估

术后病理报告：未分化多形性肉瘤。

专家点评

未分化多形性肉瘤常发生于深筋膜深层，深筋膜浅层肉瘤少见。

对于深筋膜浅层软组织肿瘤，生长较快的，要警惕恶性可能。此患者病史诊断明确，已经两次手术，但前两次手术都是边缘切除，没有达到广泛的外科边界。两次手术后均复发。

皮下软组织肉瘤首选外科治疗，切除应达到广泛的外科边界。皮肤切缘应该距肿瘤边界 3 ~ 5 cm。

皮肤缺损要根据基底情况选择直接植皮或者皮瓣转移。此病例肿瘤未侵犯肌肉，深层切除 1 cm 厚度肌肉后，剩余肌肉可以直接植皮。

未分化多形性肉瘤肿瘤直径大于 5 cm，可以行考虑辅助化疗。

未分化多形性肉瘤远隔转移途径主要为血行转移和淋巴转移，所以术后随诊重点为肺和区域淋巴结。

（鱼　锋）

第11章　大腿内收肌群软组织肉瘤切除术

手术指征

1. 软组织肉瘤直接侵及邻近骨膜或骨骼，邻近骨位于软组织肉瘤的反应区内。

2. 肿瘤水平主要血管束和神经未受侵，位于肿瘤间室外或反应区外，手术中可疏松分离。

3. 广泛切除软组织肿瘤及邻近骨骼后，存留足够的软组织覆盖；或通过皮瓣及肌瓣转移获得可接受的软组织覆盖。

病例资料

患者男性，62岁。发现右大腿近端内侧肿物3个月。入院前3个月无意中触及右大腿近端肿物，无明显疼痛，无放射性疼痛，自觉3个月来肿物逐渐增大。

入院查体：患者可正常行走。右大腿近端内侧隆起软组织肿块，表面皮肤颜色正常，触及肿物为中等硬度，活动度差，压痛明显。右大腿肌肉较左侧轻度萎缩，髋关节及膝关节活动未见明显受限。

影像学表现：右股骨近端正、侧位X线片，可见软组织肿物影（图11-1）。MRI显示肿瘤位于大腿近端，邻近的坐骨及耻骨信号异常（图11-2）。增强CT显示肿物内部血运丰富，呈不均匀强化，右侧坐骨及耻骨受侵（图11-3）。

入院诊断为软组织恶性肿瘤，经穿刺活检病理诊断为：纤维肉瘤。

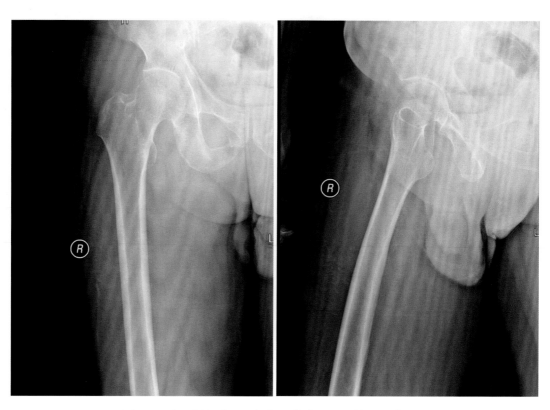

图11-1　右股骨近端正、侧位X线片，可见软组织肿物影

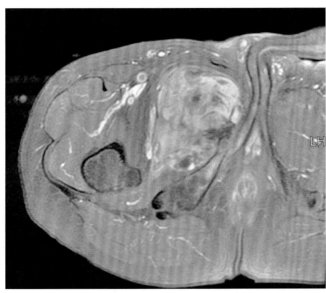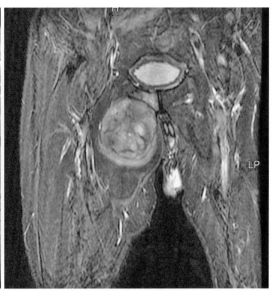

图 11-2　MRI 显示肿瘤范围及与周围结构关系，可见右侧坐骨及耻骨信号异常

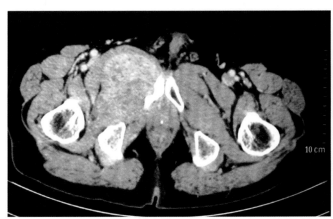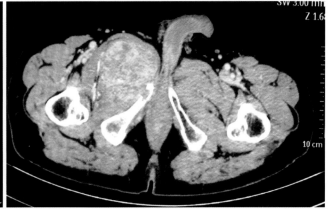

图 11-3　增强 CT 显示肿物血运丰富，不均匀强化，右侧坐骨及耻骨受侵

局部解剖

1. 大腿近端内收肌群包括耻骨肌、股薄肌、长收肌、短收肌及大收肌，均起于耻骨及坐骨。大腿近端内收肌群的软组织肉瘤可向近端蔓延，累及收肌群的起点甚至耻骨及坐骨。

2. 股三角的上缘为腹股沟韧带，外侧界为缝匠肌内缘，内侧界为长收肌内缘。股动静脉经腹股沟内侧的血管腔隙进入股三角。股动脉为下肢主要的供血动脉，在软组织肉瘤手术时应加以保护，如果肿瘤包绕股动脉需切除动脉进行血管移植。股神经走行于股三角内的外侧，支配股四头肌运动及大腿前面、小腿前内侧面的感觉（图 11-4）。

3. 软组织肉瘤侵及邻近骨膜或骨骼时，需将相邻骨膜或骨骼一同切除。如果单纯切除骨膜可进行预防性内固定，如果骨骼切除则根据解剖部位决定是否进行重建。

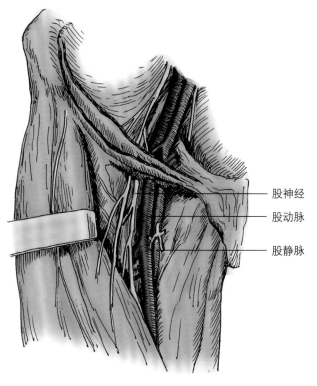

图 11-4　大腿近端血管、神经解剖图

股神经
股动脉
股静脉

术前规划

此病例肿瘤位于右大腿近端，内收肌群起点处，故切除范围应包括大收肌、长收肌、短收肌、耻骨肌等。肿瘤外侧紧邻股动静脉，内侧肿瘤侵犯耻骨及坐骨，故手术时应将耻骨及坐骨受侵部分一并切除。长轴方向上应远离肿瘤 5 cm 以上自正常肌肉横断。如图 11-5 所示。

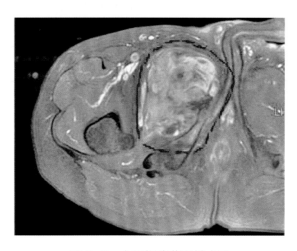

图 11-5　广泛切除范围模式图

手术操作

1. 患者麻醉后取平卧位。

2. 因肿块位于大腿内侧近端，故以肿块为中心取大腿近端前内侧纵行切口。切口经过穿刺活检道并将其梭形切除（图 11-6）。

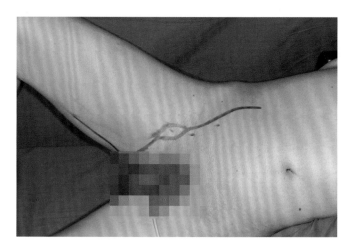

图 11-6　手术切口

3. 沿计划切口逐层切开皮肤及皮下组织，显露至肌层（图 11-7）。

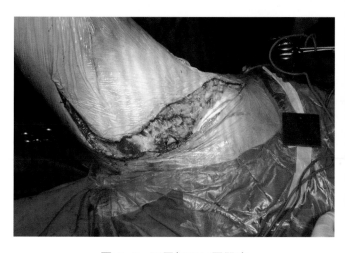

图 11-7　逐层切开显露肌肉

4. 继续显露分离深层组织，显露拟切除的外侧边界；向远端分离，显露出拟切除的远端边界（图11-8）。

6. 将拟切除的远端边界各肌肉逐层切断，分离肿瘤的远端外侧边界。此时肿瘤的内侧及近端仍未分离，内侧与耻骨、坐骨相邻（图 11-10）。

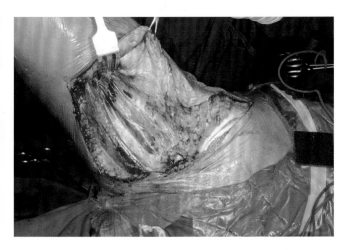

图 11-8　继续分离显露拟切除的外侧及远端边界

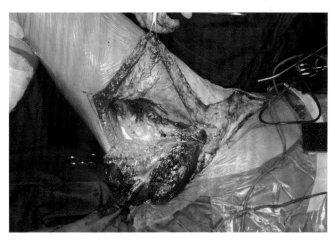

图 11-10　肿瘤的远端及外侧边界切断，近端和内侧仍未分离

5. 使用 LigaSure（血管闭合系统）在设计的边界逐层切断内收肌群的远端，让肌肉处于自然切断状态而不发生回缩（图 11-9）。

7. 切口近端分离深层肌肉，显露近端外侧的血管神经束（图 11-11）。

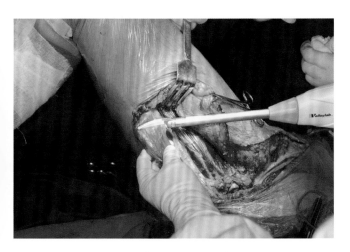

图 11-9　使用 LigaSure 切断肌肉

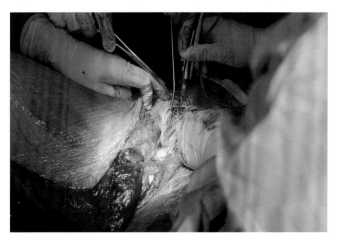

图 11-11　分离近端深层，显露血管神经束

8. 显露股动静脉，可见血管位于肿瘤的近端外侧，血管与肿瘤之间仍有疏松的组织，可沿此界面进行分离，注意保护血管（图 11-12）。

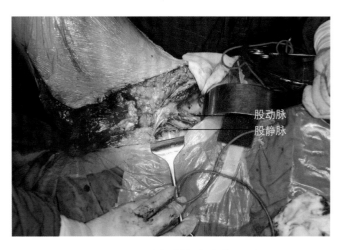

图 11-12 显露股动静脉并进行保护

9. 保护股动静脉后分离出肿瘤近端外侧边界，确保在正常肌肉组织中进行切除，在肿瘤外保留正常的软组织袖（图 11-13）。

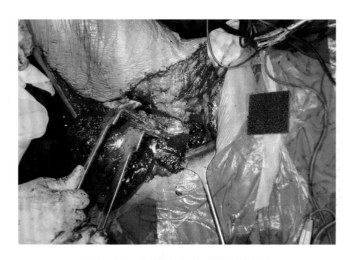

图 11-13 分离肿瘤的近端外侧边界

10. 分离显露耻骨联合，肿瘤的内侧切除边界为耻骨联合，使用骨刀分离耻骨联合（图 11-14）。

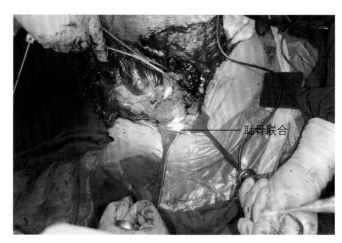

图 11-14 显露并分离耻骨联合

11. 显露耻骨在髋臼侧的截骨端，使用骨刀进行耻骨截骨，注意保护周围的血管、神经（图 11-15）。

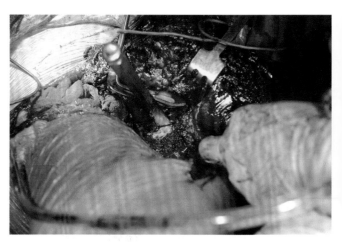

图 11-15 显露耻骨在髋臼侧的截骨端并用骨刀截骨

12. 耻骨截骨后牵向前方，此时仍有坐骨相连，显露坐骨后在靠近坐骨结节处使用骨刀进行坐骨截骨（图 11-16）。

14. 逐层缝合切口（图 11-18），并留置负压引流管 2 条。

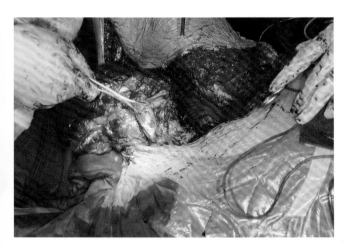

图 11-16　显露并进行坐骨截骨

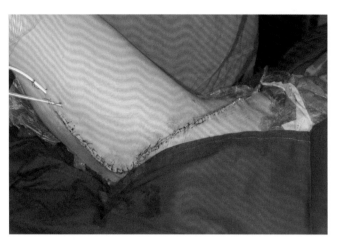

图 11-18　逐层缝合切口

13. 肿瘤切除后可见耻骨断端，无肿瘤组织残留（图 11-17）。

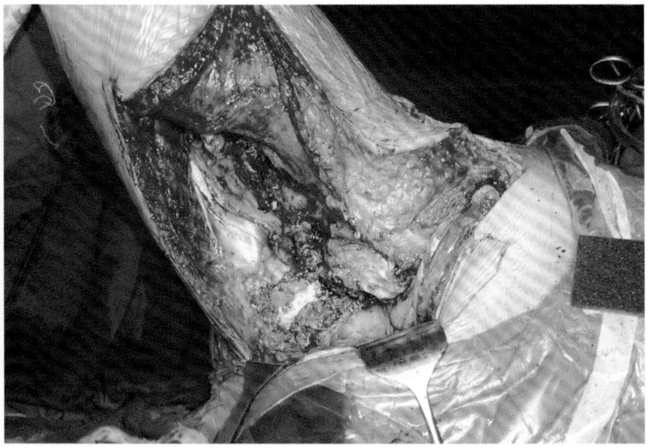

术后处理

术后放置抗压负压引流管 1 ~ 2 根，待全天（24 小时）引流量少于 20 ml 时可拔除。术前 30 分钟预防性使用抗生素。术后卧床 4 ~ 6 周，待软组织愈合后开始髋关节屈伸功能锻炼和下地行走训练。卧床期间即可开始大腿及小腿肌肉等长收缩的训练。

需要术后化疗的软组织肉瘤患者，如化验检查无明显异常，可从术后 2 周（切口愈合拆线后）开始化疗。如切口延迟愈合，一般应等到切口愈合后再开始化疗，因为化疗药物会影响切口愈合。

如肿瘤切除范围未达到广泛边界，可对危险的部位追加术后放疗以减少复发的风险。

图 11-17　肿瘤切除后的空腔

术后评估

1. 术后影像

将标本拍摄 X 线片，可见部分耻骨及坐骨随肿瘤一并切除（图 11-19、图 11-20）。

2. 标本评估

术后切除标本经福尔马林固定后，从外观和各向剖面，确认是否达到术前计划的外科边界（图 11-21 至图 11-24）。

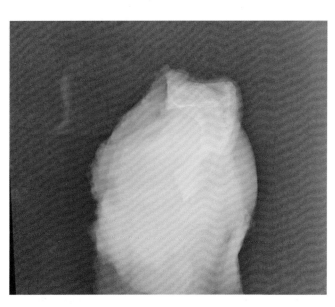

图 11-19　切除标本拍摄 X 线片

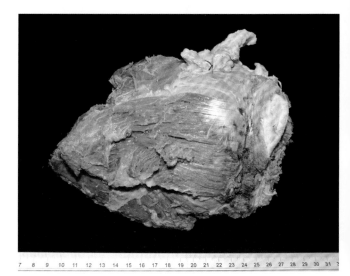

图 11-21　标本前面

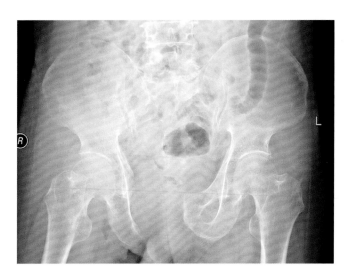

图 11-20　术后正位 X 线片

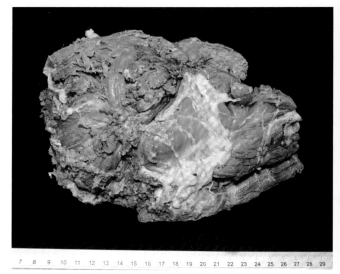

图 11-22　标本后面

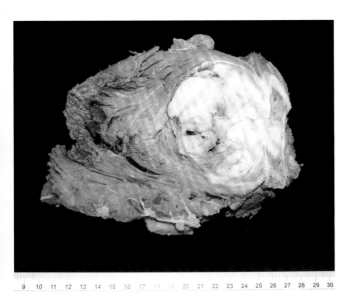

图 11-23　标本纵剖面，可见软组织肉瘤侵犯邻近骨骼

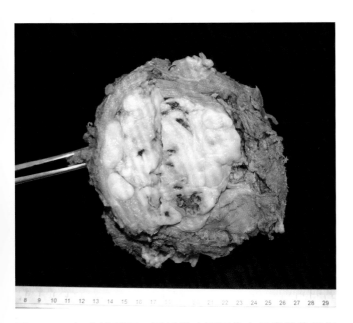

图 11-24　标本横断面，可见肿瘤周围均有正常的软组织覆盖

3. 病理评估

术后病理报告：纤维肉瘤。

专家点评

纤维肉瘤是肢体常见的软组织肉瘤之一，多位于深筋膜深层，可位于肌肉组织内或肌肉间隙内。MRI 上表现为长 T_1、长 T_2 信号，为典型的软组织肉瘤表现，但纤维肉瘤本身影像学上并无特异性。

位于深筋膜深层的软组织肿瘤如果直径大于 5 cm，则恶性可能性大。软组织肿瘤在影像学上往往缺乏特异性，因此对于组织学诊断需要进行穿刺活检，由病理医生来报告肿瘤类型及恶性程度的高低。

纤维肉瘤对放化疗不很敏感，所以手术切除达到广泛的外科边界至关重要。放疗一般应用于因解剖或其他原因无法达到边界要求者。也有学者进行术前放疗以缩小肿瘤的反应区，然后进行手术切除。对软组织肉瘤，化疗给患者的受益并不明显。

软组织肉瘤最常见的转移仍然是肺转移，术后随访时应完善胸部 CT 检查；此外区域淋巴结转移也较为常见，可用 B 超进行随访，必要时行 MRI 检查。

（张　清　邓志平）

第12章 大腿内收肌群及股动静脉切除＋人工血管重建术

手术指征

1. 大腿中段收肌管区域内原发（复发）软组织肉瘤，良性侵袭性软组织肿瘤（如：韧带样纤维瘤）；部分转移性软组织肿瘤。

2. 肿瘤水平股血管束受侵，为达到广泛的切除边界，需切除股动脉和股静脉。

3. 股血管切除后，为避免整个肢体坏死，需用人工血管重建股动脉及股静脉。

4. 广泛切除肿瘤后，存留可接受的软组织覆盖；或通过软组织转移获得可接受的软组织覆盖。

病例资料

患者男性，55岁。5年前无明显诱因出现右侧大腿内侧胀痛、麻木，后自觉大腿内侧出现硬性包块，大小约 1.5 cm × 1.0 cm。于当地医院就诊行 B 超及 CT 检查，提示：软组织肿物。行肿物切除术，术后病理回报为：神经鞘膜瘤。术后临床症状消失。1 年余前患者自觉右大腿内侧再次出现胀痛，伴小腿麻木、发凉，于当地医院就诊，考虑为肿瘤复发，再次行肿物切除术，术后病理回报同前。术后症状缓解。2 个月前上述症状再次出现，来我院就诊，病理会诊结果为：滑膜肉瘤。为进一步治疗而收入院。

入院查体：双下肢等长，右大腿较对侧萎缩，可见长约 12 cm 的手术瘢痕（图 12-1），局部有压痛，未触及明显的包块，足背动脉可触及。

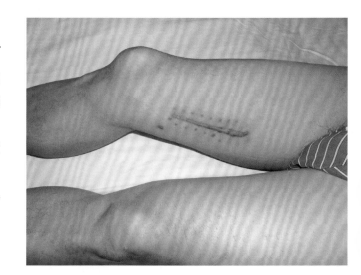

图 12-1 大腿中下段前内侧可见手术瘢痕

影像学检查：右大腿正、侧位 X 线片股骨未见异常，未见明显的软组织肿块影。MRI 显示：右股骨中下段软组织肿瘤术后改变，收肌管内可见不规则等 T_1、略高 T_2 信号区；股骨中段水平股动静脉血管间隙内见团块状等 T_1、高 T_2 信号灶，大小约 1.2 cm × 0.9 cm × 1.4 cm，邻近股动静脉受压，病灶轻度强化（图 12-2 至图 12-4）。

入院后会诊原病理切片，报告为：滑膜肉瘤。入院后诊断为：右大腿滑膜肉瘤术后复发。

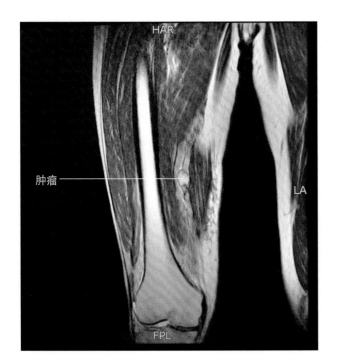

图 12-2　右大腿冠状位 MRI，可见软组织肿物影，与股血管关系密切

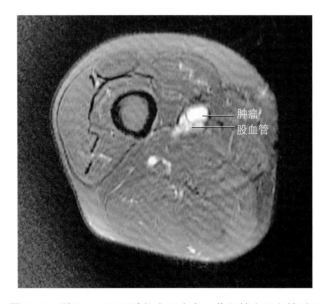

图 12-4　增强 MRI 显示肿物血运丰富，收肌管内股血管受压

局部解剖

1. 收肌管位于大腿中部前内侧，为缝匠肌深面肌肉之间的三棱形间隙。前壁为紧张于股内侧肌与大收肌之间的股收肌腱板，由上述二肌分出的腱纤维组成；内侧壁为大收肌；外侧壁为股内侧肌。收肌管有上、下两口：上口位于股骨前内侧，由腱板、股内侧肌、长收肌组成，向上与股三角相通；下口为大收肌与股骨形成的收肌腱裂孔，股血管由此进入腘窝。收肌管内有股动脉、股静脉和隐神经（图 12-5）。

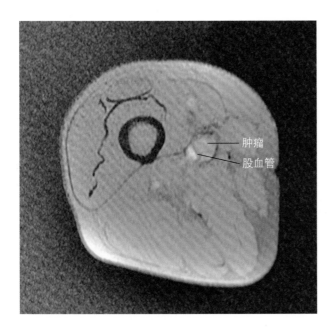

图 12-3　MRI 显示肿瘤范围及与周围股血管紧密相邻

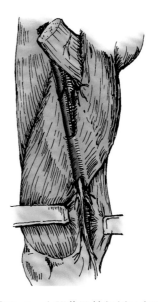

图 12-5　大腿收肌管解剖示意图

2. 收肌管部的软组织肉瘤常常侵及股血管，为达到广泛的切除边界，需切除股血管。在临床上经常见到为保留股血管而牺牲肿瘤切除的边界，最终导致肿瘤复发。

3. 在收肌管水平，与股血管伴行的是隐神经，坐骨神经与股血管之间隔有大收肌，当股血管穿过收肌腱裂孔到达腘窝时，才与坐骨神经相伴行。因此，收肌管部的软组织肉瘤切除时，坐骨神经往往能完整地保留。

术前规划

此病例肿瘤处于大腿前内侧的收肌管内，股血管受压变形，为达到广泛切除的边界，在横断面上，应切除原手术瘢痕、缝匠肌、部分股内侧肌、部分股中间肌，直至骨膜，另一侧应切除部分长收肌、大收肌直至骨膜，同时切除收肌管中的股动脉、股静脉和隐神经。为保证整个下肢的血液供应，需用人工血管重建股动脉及股静脉。在纵轴上切缘需距反应区 5 cm 以上。如图 12-6 所示。

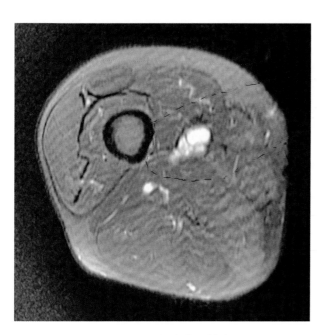

图 12-6　广泛切除范围模式图

手术操作

1. 患者麻醉后取平卧位，手术在止血带下进行，以减少出血。根据术前 B 超定位和 MRI 规划手术切口，范围包括原手术瘢痕及引流管位置（图 12-7）。

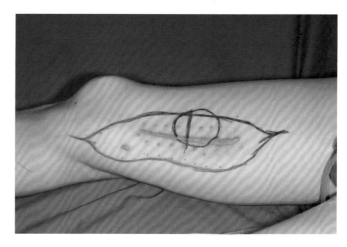

图 12-7　手术切口

2. 沿切口线逐层切开皮肤及皮下组织，将原手术瘢痕及周围与肿块较邻近的经过的皮肤及深层组织全层连同肿瘤一并切除。为防止脱落，将切除的皮肤及皮下组织与深层组织全层边缘缝合（图 12-8）。

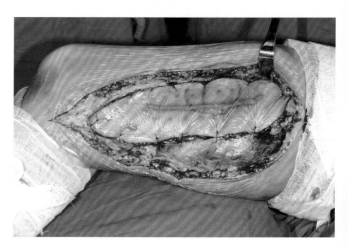

图 12-8　切开皮肤及皮下组织，缝合固定要切除的皮肤及深层组织

3. 按照术前设计切开股内侧肌和股中间肌（图 12-9）。

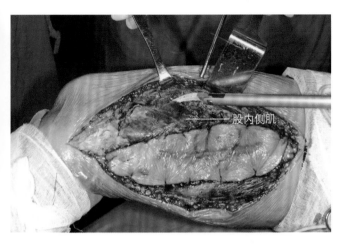

图 12-9　切开股内侧肌、股中间肌

4. 切开股内侧肌、股中间肌和骨膜，显露出股骨（图 12-10）。

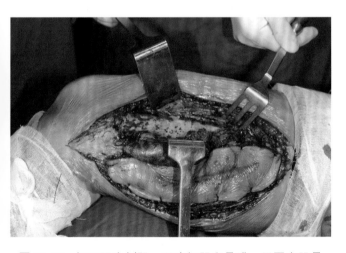

图 12-10　切开股内侧肌、股中间肌和骨膜，显露出股骨

5. 按术前计划，从大收肌后缘向股骨方向分离，直至股骨，与前侧分离切口相联通（图 12-11）。

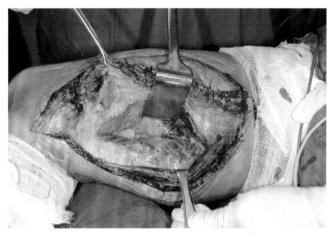

图 12-11　向前掀起大收肌

6. 切断股内侧肌和大收肌在股骨远端的止点（图 12-12）。在切除范围以远，分离保护股动静脉。

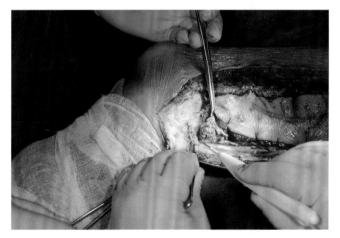

图 12-12　切断股内侧肌、大收肌在股骨远端的止点

7. 在近端切除范围外分离显露股动静脉，并游离保护。按术前设计切断肿物近端的缝匠肌、股内侧肌、大收肌（图 12-13）。

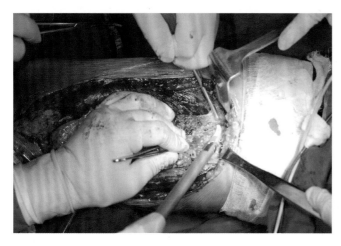

图 12-13　在近端切断缝匠肌、股内侧肌、大收肌

9. 分别显露出肿物近端的股动脉和股静脉（图 12-15），用血管夹夹住，切断。

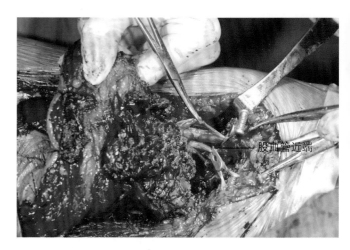

图 12-15　肿物近端的股动脉及股静脉

8. 肿物周围的肌肉切断后，仅由远、近端的股血管相连，股骨被显露（图 12-14）。

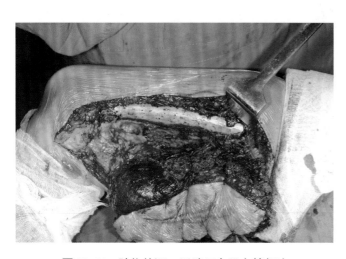

图 12-14　肿物的远、近端只有股血管相连

10. 显露出肿物远端的股动脉和股静脉，用血管夹钳夹（图 12-16）。

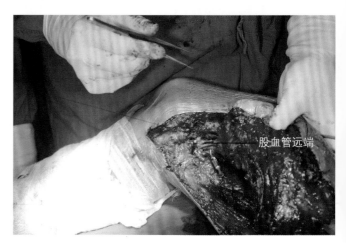

图 12-16　肿物远端的股动脉和股静脉

11. 分别切断肿物远、近端的股动脉和股静脉，断端用血管夹钳夹止血（图 12-17）。

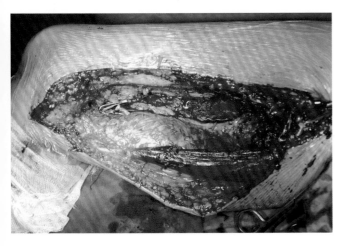

图 12-17　肿物被完整地切除，股血管的断端用血管夹钳夹止血

12. 在远端用人工血管分别行股动脉和股静脉的端端吻合（图 12-18）。

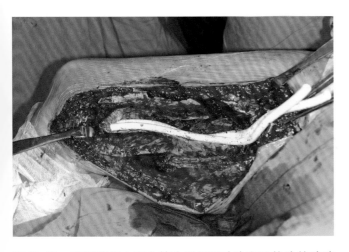

图 12-18　在远端用人工血管分别行股动脉和股静脉的端端吻合

13. 用同样的方法在近端用人工血管分别与股动脉和股静脉行端端吻合（图 12-19）。血管吻合后观察足部血运良好。

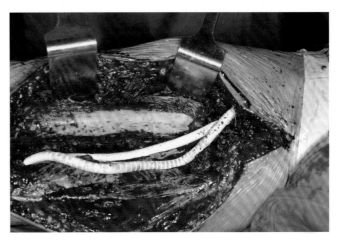

图 12-19　用人工血管分别与股动脉和股静脉的远、近端相吻合

14. 放置引流管 1 根，逐层关闭切口（图 12-20）。术后行长腿石膏后托外固定。

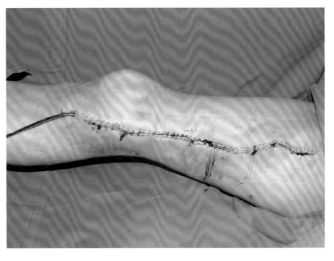

图 12-20　放置引流管，逐层关闭切口

87

术后处理

1. 术后密切观察患肢的血液循环情况，观察足趾末端有无缺血，有无淤血，从而判断人工血管的血流通畅情况。

2. 术后给予患肢制动，给予罂粟碱、前列地尔（凯时）、右旋糖苷等扩血管药物，及低分子量肝素以预防下肢静脉血栓形成。

3. 术后放置负压引流管 1 根，待全天（24 小时）引流量少于 20 ml 时拔除。

4. 术中及术后应用抗生素。

5. 术后卧床 4～6 周，待软组织愈合后开始关节屈伸功能锻炼和下地行走训练。

6. 卧床期间即可开始肌肉等长收缩的训练。

术后评估

1. 标本评估

术后切除标本经福尔马林固定后，从外观和各向剖面，确认是否达到术前计划的外科边界（图 12-21）。

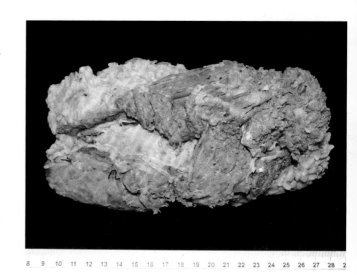

图 12-21B 标本后面，可见切除的骨膜

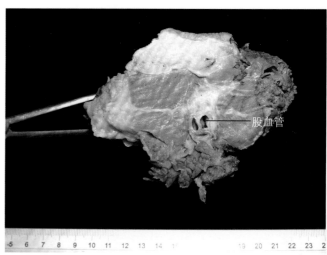

股血管

图 12-21C 标本横断面

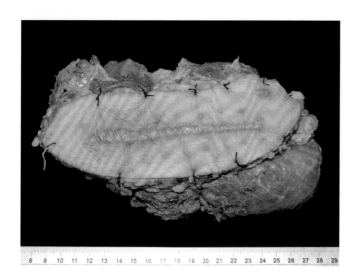

图 12-21A 标本前面

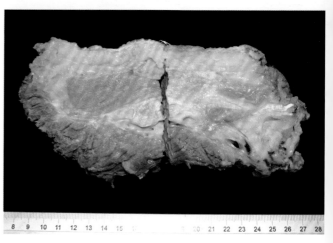

图 12-21D 标本纵剖面

2. 病理评估

术后病理报告：滑膜肉瘤，切缘阴性。

专家点评

滑膜肉瘤是一种软组织恶性间叶性梭形细胞肉瘤，具有不同程度的上皮分化。好发于 20 ~ 40 岁。滑膜肉瘤有一半患者可有疼痛症状。MRI 检查：可明确肿瘤的部位及与周围组织的关系，为手术计划的制订提供基础。手术是滑膜肉瘤最重要的治疗方式。因为滑膜肉瘤是高度恶性肿瘤，手术应达到广泛的手术切缘。软组织肉瘤通常通过血液转移到肺，也有少部分软组织肉瘤可通过淋巴转移，滑膜肉瘤便是其中之一，应行区域淋巴结检查，以除外淋巴结转移。

本例患者为肿瘤复发，前次手术病理会诊明确诊断为滑膜肉瘤。在入院检查期间，已明确病变只位于大腿收肌管部位，全身无转移，故以局部治疗为主，需要达到广泛切除外科边界。患者肿瘤本次复发于收肌管内，与股血管关系紧密，为达到广泛的外科边界，应把股血管一同切除。在临床上，常用人工血管来重建大血管的缺损，术后应密切观察患肢的血液循环情况，以及早发现血栓形成。

（杨发军）

第13章 大腿血管瘤切除术

手术指征

1. 血管瘤常伴有疼痛或明显触痛，需手术切除，以缓解患者病痛。

2. 切除活检病理明确诊断。

病例资料

患者男性，24岁。左大腿中段外侧触痛2年。进一步检查MRI显示左大腿中段外侧肌肉内异常信号灶，结合临床表现及影像学表现，诊断考虑血管瘤可能性大。

查体：左大腿中段外侧触痛，大小约2cm×2cm，未触及明显肿物。

B超：左大腿中段外侧扫查，浅肌层可见低回声肿物，大小约2.9cm×1.1cm×0.6cm，形态欠规则，边界欠清，内回声不均，周边及内部可见少许血流信号。

MRI：左大腿外侧肌间隔前方股外侧肌边缘可见异常信号灶，注入造影剂后病灶不均匀强化（图13-1）。

入院后行左大腿软组织肿物切除活检术。

局部解剖

1. MRI可见肿物位于外侧肌间隔前方的股外侧肌内，位置相对表浅。

2. 手术切除病变及周围部分股外侧肌肌肉组织。

术前规划

血管瘤为良性肿瘤，达到边缘切除即可。但血管瘤弥漫性生长，术中定位困难，故术前需要使用B超定位并标记肿物范围，术中结合术前B超标记和触诊定位，切除时尽量从肌膜外进行。此病例病变范围小，后侧可从肌膜外分离至正常肌肉，前侧根据触诊，在肿瘤外1~2cm切除肿瘤。术中避免进入肿瘤造成出血（图13-2）。

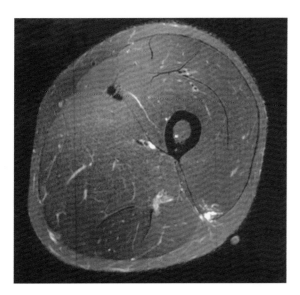

图13-1 MRI

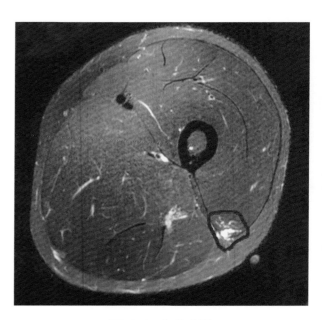

图13-2 切除范围

手术操作

1. 麻醉满意后，患者左侧卧位，常规消毒铺单。根据术前 B 超定位，在软组织肿物表面纵行切口切开皮肤（图 13-3 ）。

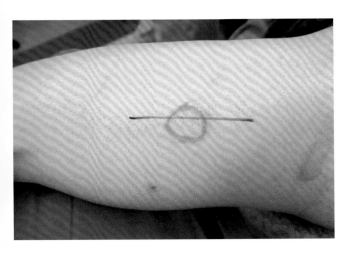

图 13-3　切口

2. 切开皮肤、皮下组织及阔筋膜，显露其下股外侧肌（图 13-4 ）。

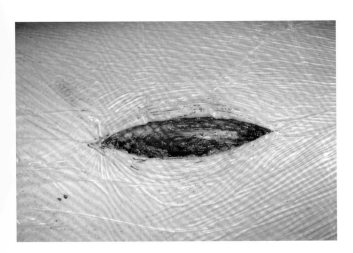

图 13-4　切开阔筋膜，显露其下股外侧肌

3. 肿物位于肌肉组织内，体积较小，需先行触诊探查，确定肿物位置。肿物下方沿肌间隔向深层分离，超过肿瘤水平约 2 cm（图 13-5 ）。

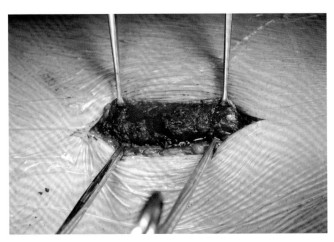

图 13-5　触诊探查，确定肿物位置

4. 肿物上方于肿瘤外 2cm 在正常肌肉内向深层分离（图 13-6 ）。超过肿瘤范围后与后侧分离部位贯通。在远、近端正常肌肉部位切断，切除肿瘤。

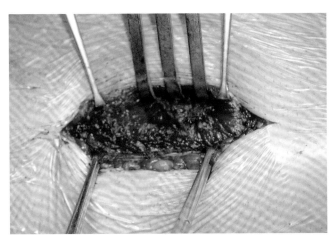

图 13-6　游离肿物周边

5. 切除肿物及周围肌肉组织后探查，切口内无异常血管，无出血（图 13-7）。

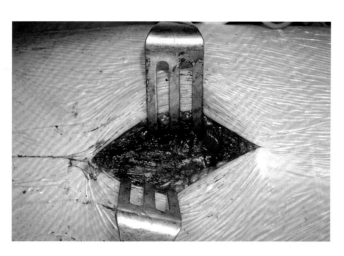

图 13-7 肿物切除后

6. 剖开切除组织探查，见正常肌肉中心有迂曲血管组织，周围为正常肌肉组织（图 13-8）。将标本送病理检查。

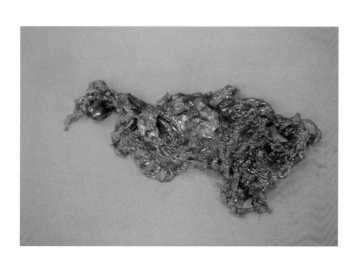

图 13-8 切除的组织剖开探查，确定彻底切除肿物

7. 留置引流管，缝合切口（图 13-9）。

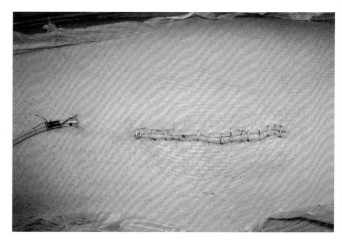

图 13-9 缝合切口

术后处理

1. 24 小时引流量少于 20 ml 可拔除引流管。
2. 术后 2 周拆线，术后 3 个月门诊复查。

术后评估

1. 标本评估
见图 13-8。
2. 病理评估
术后病理报告：肌间血管瘤。

专家点评

血管瘤典型的症状可以是明显的触痛。可见于身体各部位。如病灶小，术前需结合患者主诉的疼痛点体表定位后行 B 超及增强 MRI 检查，以发现及定位病灶。手术前也需 B 超定位结合 MRI，术中按照影像学提示的解剖位置仔细触诊探查。切除的标本术中即需要剖开探查，确定切除肿瘤完整，避免遗漏。

（单华超 李 远）

第 14 章　股直肌肿瘤切除术

股直肌肿瘤切
除术

手术指征

1. 股直肌内原发（复发）软组织肉瘤，良性侵袭性软组织肿瘤；部分转移性软组织肿瘤。

2. 肿瘤未突破股直肌本身的自然屏障。

3. 广泛切除肿瘤后，存留可接受的软组织覆盖；或通过软组织转移获得可接受的软组织覆盖。

病例资料

患者女性，56 岁。8 年前发现左大腿前侧肿物，自述近期肿物有增大，于当地医院就诊行 X 线、B 超及 MRI 检查。右大腿正、侧位 X 线片股骨未见异常，未见明显的软组织肿块影。MRI 显示：左大腿股直肌内可见低 T_1、高 T_2 信号；T_1 增强抑制提示不均匀强化（图 14-1、图 14-2、图 14-3）。B 超提示股四头肌肌层内可见实性低回声肿物，大小约

11.4 cm × 5.1 cm × 2.9 cm，边界尚清，回声不均，可及较多血流信号，并探及稍高阻力动脉血流频谱。行穿刺活检术，病理结果为：交界性或低级别的黏液性肿瘤。为进一步治疗而收入院。

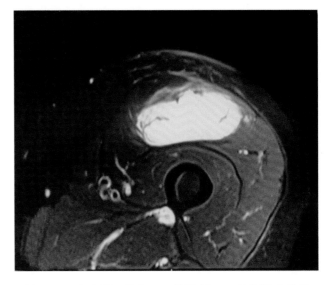

图 14-2　左大腿冠状位 MRI 片横断面 T_2 抑制呈高信号

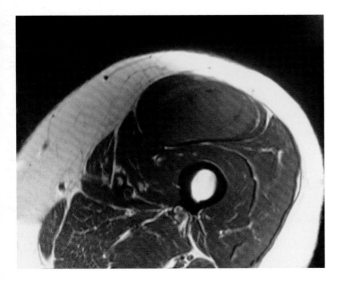

图 14-1　左大腿冠状位 MRI 横断面 T_1 像，可见软组织肿物完全位于股四头肌内，呈低信号

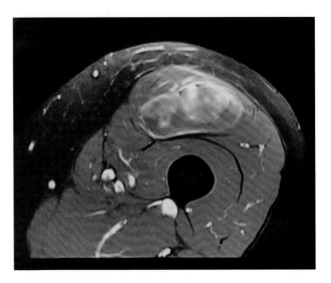

图 14-3　左大腿冠状位 MRI 横断面 T_1 增强抑制呈不均匀强化

局部解剖

1. 股直肌是股四头肌的一部分，起自髂前下棘和髋臼上方的浅沟中，下方包绕膝前方的髌骨以后，借髌韧带止于胫骨上端前面的胫骨粗隆。股直肌的主要营养血管为旋股外侧动脉降支的股直肌支。血管沿股直肌内侧缘下行，约在腹股沟韧带中点下方 8 cm 处，与股神经分支一起由深面进入该肌中上 1/3 处，肌外血管蒂长约 4 cm，是大腿前面中部较浅的一块肌肉。

2. 股直肌有伸膝关节及屈髋关节的作用。在近端固定时，股直肌可使髋关节屈曲，整体收缩伸膝关节。远端固定时，使膝关节伸直，维持人体直立姿势。

3. 与股内外侧肌、股中间肌结合疏松，易于切取，切取后对整体四头肌功能影响不大。

术前规划

此病例肿瘤完全处于大腿股直肌内，为达到广泛切除的边界，需完全离断股直肌，考虑到离断后的股直肌完全没有功能，故考虑股直肌切除术。在横断面上，应切除穿刺道及完整的股直肌。如图 14-4 所示。

手术操作

1. 患者麻醉后取平卧位，手术在止血带下进行，以减少出血。

2. 根据术前 B 超定位和 MRI 规划手术切口，范围包括穿刺活检道（图 14-5）。

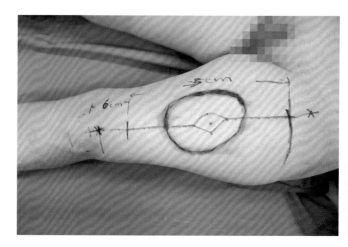

图 14-5　手术切口

3. 沿切口线逐层切开皮肤及皮下组织，为防止穿刺道脱落，将穿刺道周围 1cm 处的皮肤及皮下组织与深筋膜全层边缘缝合（图 14-6）。

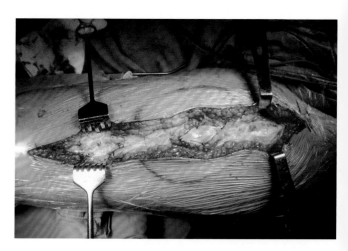

图 14-4　广泛切除范围模式图

图 14-6　切开皮肤及皮下组织，缝合固定要切除的皮肤及深层组织

4. 分离和暴露股直肌（图 14-7 ）。

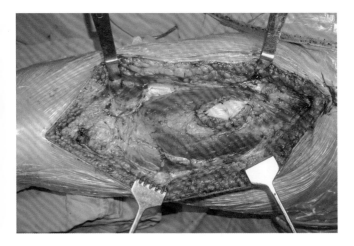

图 14-7　分离和暴露股直肌

5. 术中注意结扎供应股直肌的血管束（图 14-8 ）。

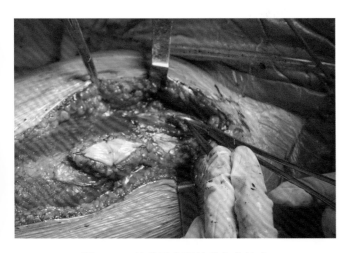

图 14-8　结扎股直肌的供应血管束

6. 按术前计划将股直肌的近端和远端分离到离断部位（图 14-9 至图 14-11 ）。

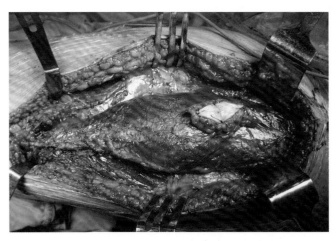

图 14-9　股直肌在前、后、左、右四个方向上呈游离状态

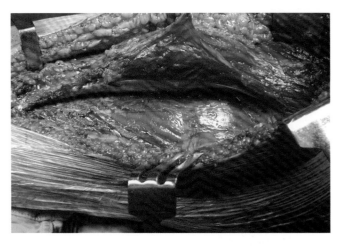

图 14-10　从外侧看，股直肌的后缘呈游离状态

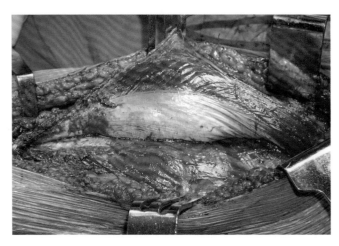

图 14-11　从内侧看，股直肌的后缘呈游离状态

7. 分离和切断股直肌的远端腱性部分（图 14-12、图 14-13 ）。

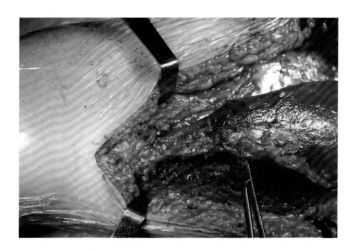

图 14-12 显露股直肌远端

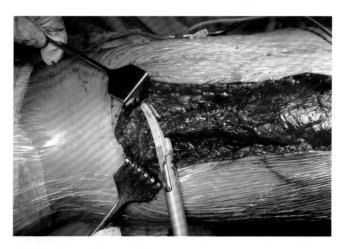

图 14-13 切断股直肌远端

8. 显露和切断股直肌近端（图 14-14、图 14-15 ）。

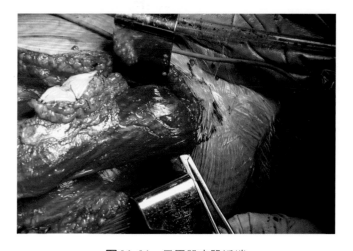

图 14-14 显露股直肌近端

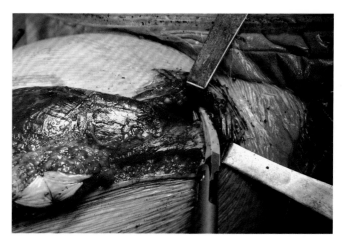

图 14-15 切断股直肌近端

9. 肿瘤完全切除后，注意彻底止血（图 14-16、图 14-17 ）。

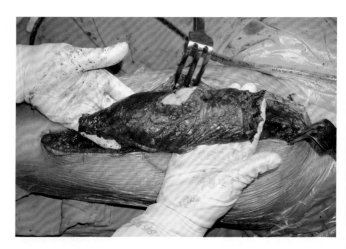

图 14-16 完整切除的肿瘤

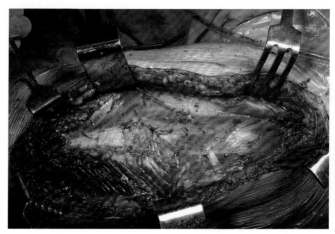

图 14-17 肿物切除后显示出深面的股中间肌

10. 放置引流，缝合深筋膜和皮肤（图 14-18、图 14-19）。

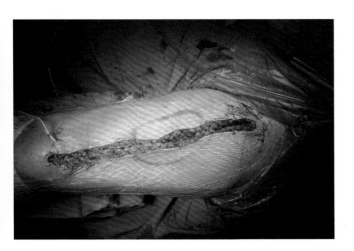

图 14-18 放置引流管于远端内侧并缝合深筋膜层

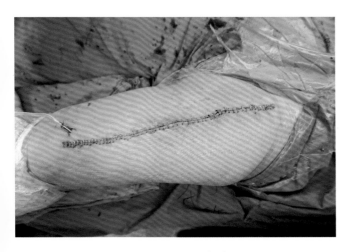

图 14-19 缝合皮肤

术后处理

术后放置负压引流管 1 根，待全天（24 小时）引流量少于 20 ml 时拔除。术中及术后应用抗生素。术后卧床 4~6 周，待软组织愈合后开始关节屈伸功能锻炼和下地行走训练。卧床期间即可开始肌肉等长收缩的训练。

术后评估

1. 标本评估

术后切除标本经福尔马林固定后，从外观和各向剖面，确认是否达到术前计划的外科边界（图 14-20 至图 14-25）。

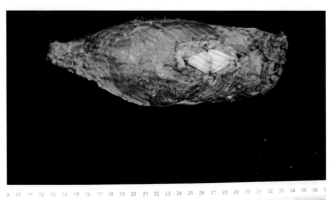

图 14-20 标本前面

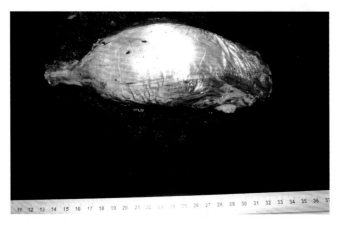

图 14-21 标本背面

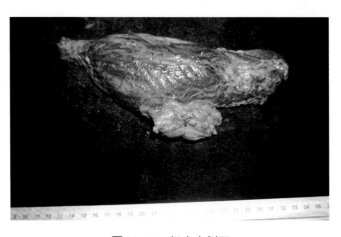

图 14-22 标本内侧面

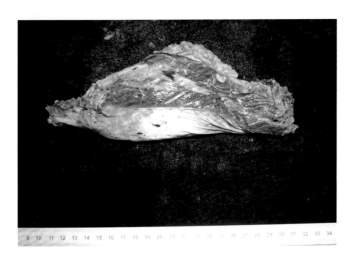

图 14-23 标本外侧面

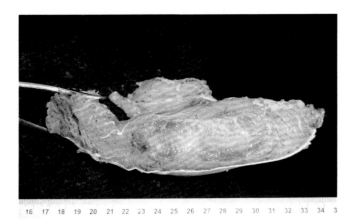

图 14-24 标本矢状位剖面图

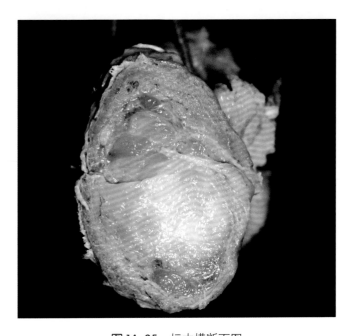

图 14-25 标本横断面图

2. 病理评估

术后病理报告：非典型梭形细胞脂肪瘤样肿瘤。

专家点评

完全位于某肌肉内的中间性或恶性肿瘤，在临床上比较常见。MRI 检查可明确肿瘤的部位及与周围组织的关系，为手术计划的制订提供基础。

手术是软组织中间性肿瘤和恶性肿瘤治疗的最重要的治疗方式。对于恶性肿瘤，手术应达到广泛的手术切缘。

本例患者发病于股直肌内，肌肉本身和肌肉外的肌膜可作为重要的自然屏障。对于未累及到联合腱的情况，并不需要额外进行软组织重建。

（徐海荣）

第 15 章　大腿股前群软组织肉瘤切除术

手术指征

1. 大腿下段前方股四头肌区域内原发（复发）软组织肉瘤，良性侵袭性软组织肿瘤（如韧带样纤维瘤）；部分转移性软组织肿瘤。肿瘤与股骨下端关系密切或部分侵及股骨下端骨膜。

2. 肿瘤水平股血管束和神经未受侵，位于肿瘤间室外或反应区外，手术中可疏松分离。

3. 关节内无裸露肿瘤，关节液未受侵；或虽有侵犯但可通过关节外切除获得可接受的外科边界。

4. 广泛切除肿瘤后，存留可接受的软组织覆盖；或通过软组织转移获得可接受的软组织覆盖。

病例资料

患者男性，57 岁。右膝前外侧软组织肿物外院切除术后 8 年。原病理诊断为"良性肿瘤"，具体不详。近 1 年余发现原手术部位再发无痛性软组织肿物，肿物逐渐增大，近半年增长迅速并伴有活动后不适和轻压痛。行 B 超和 MRI 检查发现右大腿下段前外侧原手术部位及周围较大软组织肿物，考虑肿瘤复发来我院就诊，门诊以软组织肿瘤收入院。

入院查体：患者可基本正常行走，右大腿下段前外侧隆起软组织肿块，表面皮肤颜色正常，可见约 10 cm 长纵向陈旧手术瘢痕。触诊肿物中等硬度，轻度活动，轻压痛。右大腿肌肉轻度萎缩，膝关节活动未见明显受限。

影像学表现：右大腿正、侧位 X 线片股骨未见异常，但可见下段前外侧较大软组织肿物影。CT、MRI 显示股四头肌内下段前外侧较大软组织肿物，肿物内信号不均匀。肿物包绕股骨下端内、前、外三面，股骨下端信号未见异常，股内侧肌受推挤但基本正常。CT 增强后肿物血运强化不明显。肿物虽较大但局限于大腿前间室，主要血管、神经并未受侵（图 15-1 至图 15-3）。

入院诊断为软组织恶性肿瘤，经穿刺活检病理诊断：脂肪肉瘤。

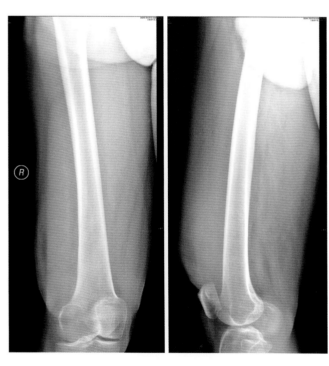

图 15-1　右股骨下段正、侧位 X 线片，可见软组织肿物影

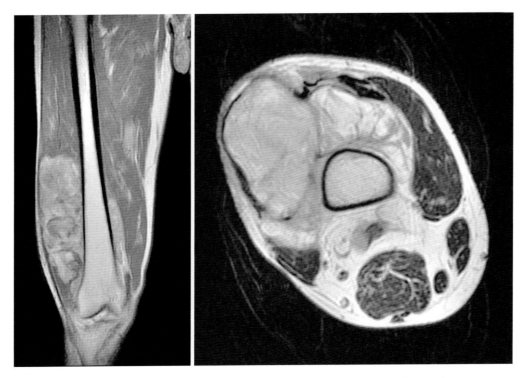

图 15-2　MRI 显示肿瘤范围及与周围结构的关系，股骨信号未见异常

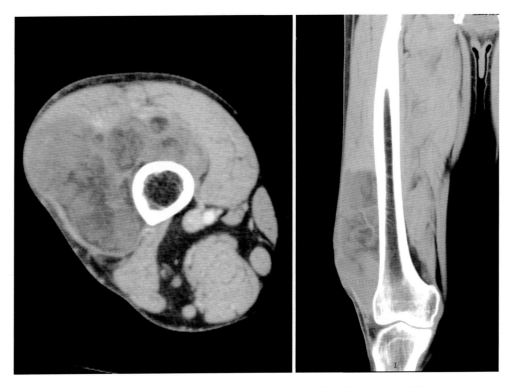

图 15-3　增强 CT 显示肿物血运不丰富，主要血管、神经未受侵

局部解剖

1. 大腿软组织可分为前、后两个大的间室，前方间室容纳股四头肌。股四头肌是软组织肉瘤的好发部位，该部位肿瘤广泛切除后股四头肌剩余量的多少，重建后肌力的强弱，影响患者的伸膝力量，进而影响患者站立行走的稳定性。

2. 股四头肌远端 4 块肌肉汇成一体构成髌腱。该部位软组织肉瘤切除时，为达到广泛的外科边界，应合理评估取舍术中股四头肌的去留量，不应为更多功能的保留而牺牲外科边界。

3. 股血管束在经过大收肌裂孔绕至股骨下端后方时，紧邻股骨内后侧。当肿瘤于内后侧有较大软组织肿块时，常与股血管束关系紧密。术前应判断好血管处能否取得可接受的外科边界，术中仔细分离，必要时将血管外膜连同肿块一并切除（图 15-4）。

4. 膝关节腔有软骨面和滑膜包裹，一般而言肿瘤很少突破这些包裹进入关节腔。但当有通关节病理骨折、不当的手术或活检等因素时，肿瘤有可能进入关节腔，手术时应酌情行关节外切除。

5. 软组织肿瘤邻近股骨骨膜时，需将相邻骨膜一同切除。如术前评估有突破骨膜，侵及股骨表面的可能，则应对相应骨表面进行部分去除或有效灭活。为防止股骨因部分去除或灭活后强度下降，或为避免将来的放疗后强度下降，可行预防性内固定。

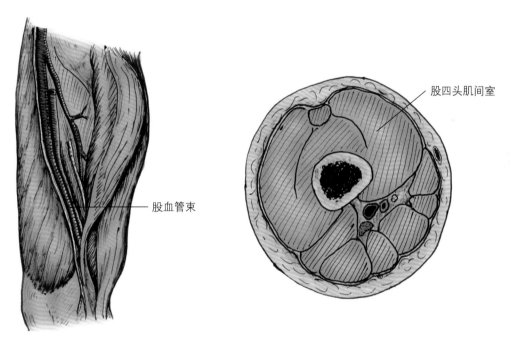

股血管束

股四头肌间室

图 15-4　大腿前侧间室及血管、神经解剖图

术前规划

此病例肿瘤处于大腿前方股四头肌间室内，除股内侧肌、股直肌未受侵外，股四头肌其他部分远侧均受肿瘤侵及，故切除应包括股外侧肌、股中间肌。长轴方向上应远离肿瘤 5 cm 以上正常肌肉内横断（图15-5）。肿瘤紧贴股骨骨膜，所以应将骨膜一并切除并对骨表面进行灭活处理。原切口瘢痕及周围皮肤紧邻肿瘤，应将连同皮肤在内的全层切除。为应对股骨表面因去除骨膜、灭活处理、肌力下降、术后可能放疗等因素造成的股骨强度下降及带来的骨折风险，应用带锁髓内钉进行预防性内固定。

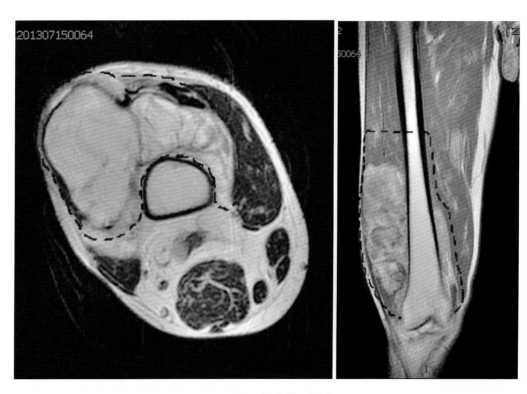

图 15-5 广泛切除范围模式图

手术操作

1. 患者麻醉后取平卧位，手术在止血带下进行，以减少出血。

2. 因肿块偏于前外侧，故取大腿下段前外侧切口。切口经过原手术瘢痕（及穿刺活检道）并梭形切除此瘢痕（图15-6）。

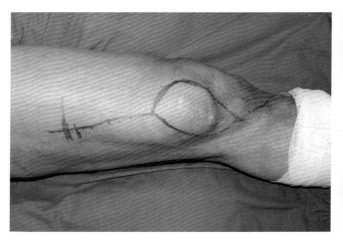

图 15-6 手术切口

3. 沿切口线逐层切开皮肤及皮下组织，将原手术瘢痕及周围与肿块较邻近的皮肤及深层组织全层连同肿瘤一并切除。为防止脱落，将切除的皮肤及皮下组织与深层组织全层边缘缝合（图 15-7）。

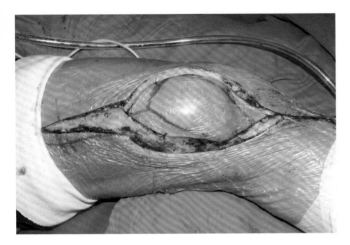

图 15-7　切开皮肤及皮下组织，缝合固定要切除的皮肤及深层组织

4. 因肿瘤并未侵及股内侧肌和股直肌，故从股外侧肌和股直肌间劈开，绕至髌骨外侧后，沿髌韧带外缘至髌韧带止点。将保留的肌肉、髌韧带及髌骨翻向内侧（图 15-8）。

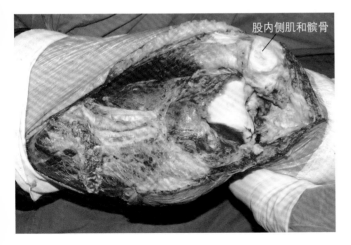

股内侧肌和髌骨

图 15-8A　将保留的肌肉、髌韧带和髌骨翻向内侧

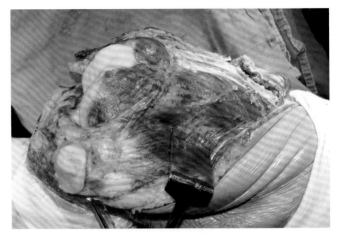

图 15-8B　内侧面观

5. 外侧掀开皮瓣显露股外侧肌，沿肌肉表面分离至股外侧肌后缘（图 15-9）。

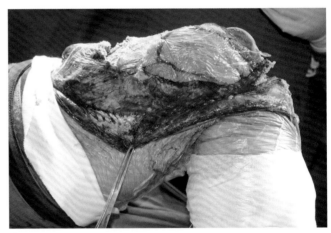

图 15-9　翻开外侧皮瓣，显露股外侧肌至后缘

6. 按术前计划量取将要截断肌肉的位置（图 15-10）。

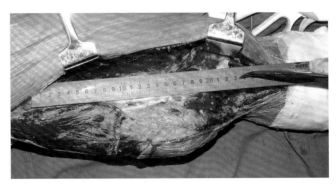

图 15-10　量取将要截断肌肉的位置

7. 按量取的位置横行截断肌肉。分别从股骨内侧、股外侧肌后缘分离至股骨后侧并联通，注意保护后方的血管神经束（图 15-11）。

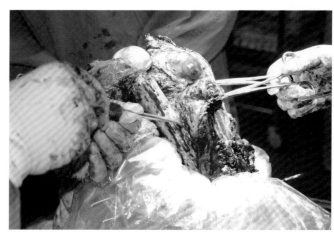

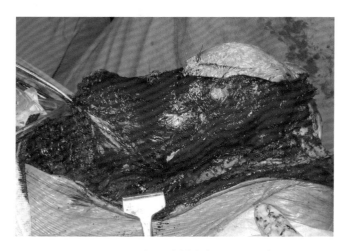

图 15-11　从内、外侧分离至股骨后方

图 15-12B　继续将肿瘤组织及相邻骨膜从股骨表面剥离

9. 骨膜下剥离后，在间隔物的隔离保护下去除肿瘤包块（图 15-13）。

8. 在股骨后方间隙内铺设间隔物，将股骨及将要切除的组织与保留的正常组织间隔开。在间隔物的隔离保护下，将肿瘤组织及相邻骨膜从股骨表面剥离（图 15-12）。

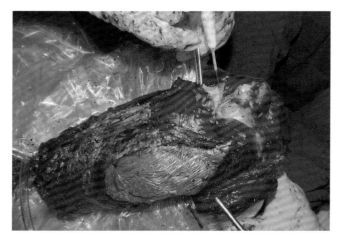

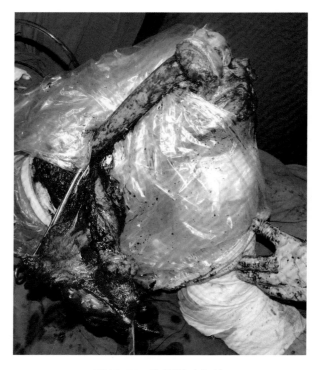

图 15-12A　铺设间隔物，并开始将肿瘤组织及相邻骨膜从股骨表面剥离

图 15-13　取下肿瘤包块

10. 将股骨表面与肿瘤关系紧密之处应用氩气电刀进行烧灼灭活（图 15-14）。

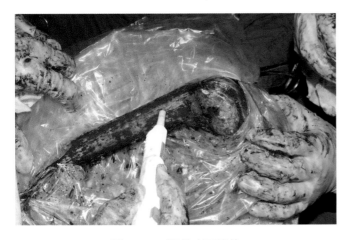

图 15-14　股骨表面烧灼

11. 在间隔物的隔离保护下，应用 95% 乙醇浸泡灭活股骨下端骨表面（图 15-15）。

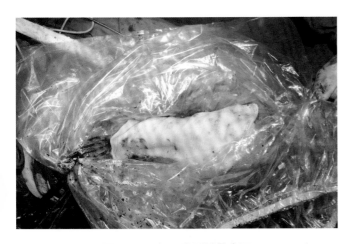

图 15-15A　乙醇灭活骨表面

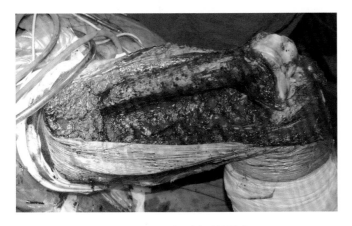

图 15-15B　乙醇灭活后的骨表面

12. 从股骨下端关节面钻孔开髓逆行穿入带锁髓内钉，并锁定上、下锁钉（图 15-16）。

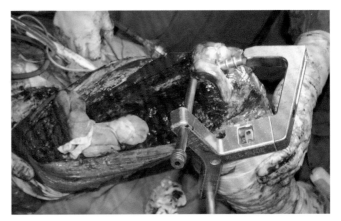

图 15-16A　穿入髓内钉

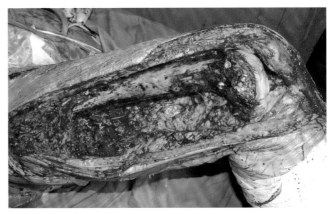

图 15-16B　锁定锁钉

13. 止血后冲洗切口，放置负压引流管 2 根，逐层缝合髌周扩张部、剩余的股四头肌，缝合皮下组织和皮肤（图 15-17）。加压包扎。

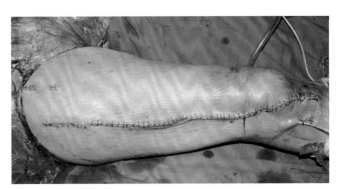

图 15-17　缝合后切口

术后处理

术后放置负压引流管 1~2 根，待全天（24 小时）引流量少于 20 ml 时拔除。术中及术后应用抗生素。术后卧床 4~6 周，待软组织愈合后开始关节屈伸功能锻炼和下地行走训练。卧床期间即可开始肌肉等长收缩训练。

需要术后化疗的患者，如化验检查无异常，可从术后 2 周（切口愈合拆线后）开始化疗，如切口延迟愈合，一般应等到切口愈合后再开始化疗，因为化疗对于切口愈合有一定影响。

如认为肿瘤切除范围未达到广泛的外科边界，术后可给予放疗。

术后评估

1. 影像学评估

见图 15-18、图 15-19。

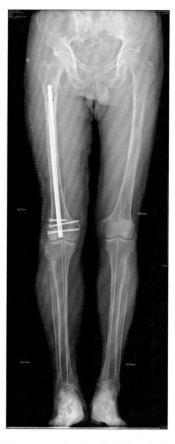

图 15-19　术后下肢全长 X 线片

2. 标本评估

术后切除标本经福尔马林固定后，从外观和各向剖面，确认是否达到术前计划的外科边界（图 15-20）。

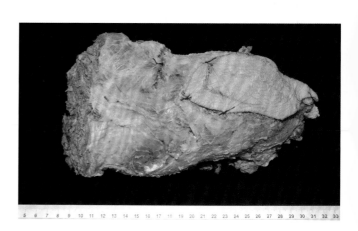

图 15-20A　标本前面

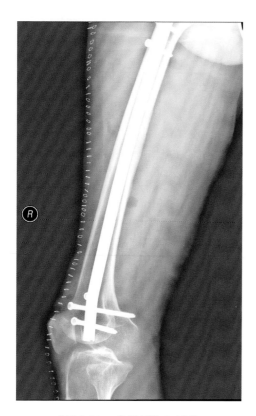

图 15-18　术后侧位 X 线片

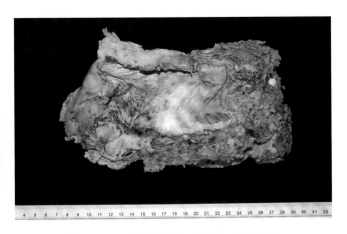

图 15-20B　标本后面，可见切除的骨膜

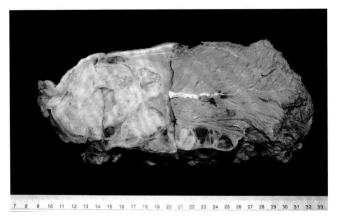

图 15-20E　标本纵剖面

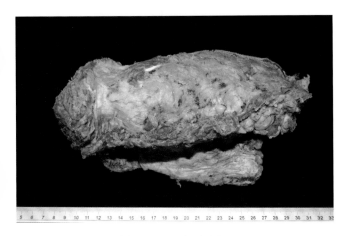

图 15-20C　标本侧面

3. 病理评估

术后病理报告：脂肪肉瘤。

专家点评

　　脂肪肉瘤是肢体最常见的软组织肉瘤之一。常发生于深筋膜深层，肌肉组织内或肌肉间隙内。发生在上述部位的脂肪类肿瘤，如果体积较大，即使 MRI 表现为均一的脂肪信号，也不能排除高分化脂肪肉瘤的可能。对于深筋膜深层软组织肿瘤，体积较大者（一般长径大于 5 cm），恶性较为多见。因软组织肿瘤影像学特征多不典型，所以穿刺活检显得更为重要。但对于体积较大的尤其考虑脂肪瘤恶变为脂肪肉瘤的病灶，因组织分化不均，穿刺活检的可靠性较低。

　　大部分的软组织肉瘤放化疗不很敏感，所以外科治疗，切除达到广泛的外科边界至关重要。放疗一般应用于因解剖或其他原因无法达到边界要求者。近年术前放疗报道较多，但效果得到广泛认可尚需时间。

　　因大部分的软组织肉瘤化疗不很敏感，所以术后是否化疗，意见不统一。但多数学者认为高度恶性软组织肉瘤术后应行化疗。

　　软组织肉瘤除肺转移外，区域淋巴结转移也较为常见，所以术后随诊的重点应放在这两个部位。

（郝　林）

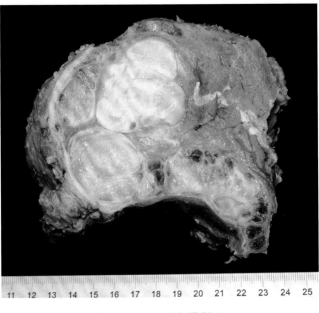

图 15-20D　标本横断面

第16章　大腿内侧深层扩大切除术（污染血管、神经处理）

大腿内侧软组织肉瘤切除术

手术指征

1. 大腿前内侧或后侧原发（复发）软组织肉瘤，部分转移性软组织肿瘤。肿瘤与股动静脉或坐骨神经邻近。

2. 肿瘤水平股血管束或神经未受侵，但位于肿瘤间室内或反应区内，手术中可疏松分离；或者切开血管鞘、坐骨神经外膜后，可以完整分离出神经血管。

3. 广泛切除肿瘤后，由于神经血管在反应区内，必须对保留的神经血管进行处理，否则达不到广泛的外科边界。

病例资料

患者女性，17 岁。左大腿内侧软组织肿物外院切除术后 4 年，再次发现包块 3 个月。

4 年前发现左大腿包块 2 个月在当地医院就诊，行 B 超检查，结果为软组织实性肿物，直接行肿物切除（手术在肿瘤包膜外完整切除），术后病理回报：滑膜肉瘤。行阿霉素＋环异磷酰胺化疗 2 个周期。未行放疗。3 个月前复查 B 超发现肿物，边界不清，考虑复发，来我院就诊。门诊以滑膜肉瘤术后复发收入院。

入院查体：患者左大腿中段内侧纵切口手术瘢痕，长约 6 cm，愈合好。局部皮肤颜色正常，瘢痕深层可触及直径约 3 cm 肿物，中等硬度，活动，边界不清，轻压痛。膝关节活动未见明显受限。（图 16-1）。

影像学表现：右大腿正、侧位 X 线片股骨未见异常。CT、MRI 显示大腿内侧深层，紧邻股血管处多发软组织肿物，最大者直径约 3 cm，肿物紧邻股血管（图 16-2）。CT 增强后肿物有强化（图 16-3）。

入院后会诊第一次手术病理，诊断为滑膜肉瘤。本次入院诊断：大腿滑膜肉瘤术后复发。行腹股沟淋巴结 B 超和胸部 CT 检查，未见转移。

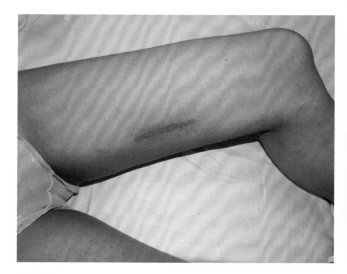

图 16-1　左大腿中段内侧切口瘢痕，长约 6 cm，愈合好。皮肤颜色正常

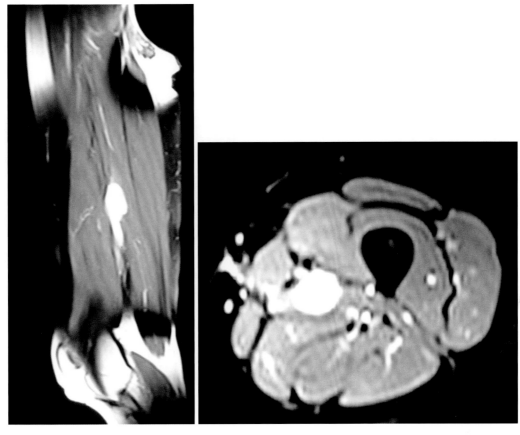

图 16-2　MRI 显示肿瘤范围及与周围结构关系，肿物紧邻股血管，股骨信号未见异常。原手术瘢痕位于缝匠肌下方

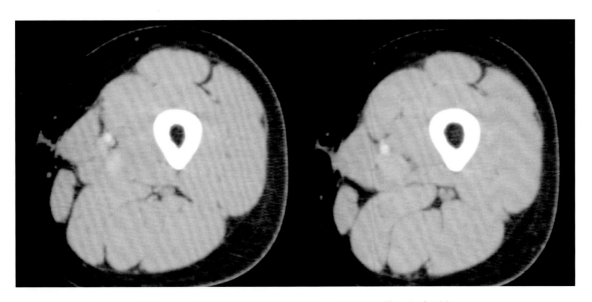

图 16-3　增强 CT 显示肿物有强化，紧邻股血管，但未受侵

应用解剖

1. 股血管束位于股管内，经过大收肌裂孔绕至股骨下端后方，位于缝匠肌深层，紧邻股内侧肌和大收肌、长收肌。坐骨神经位于大腿后侧间室内。当肿瘤位于内侧时，常与股血管束关系紧密。位于后侧间室时，与坐骨神经关系密切（图16-4）。

2. 肿瘤与神经血管束关系紧密，有两种情况：一种情况是肿瘤与血管、神经虽关系紧密，但未受侵，术中可以分离。另一种情况是肿瘤侵犯神经血管，术中若保留神经血管，则不能完整切除肿瘤。

3. 术前应判断好血管、神经与肿瘤的关系，术中能否完整切除肿瘤，取得可接受的外科边界。术中仔细分离，必要时将神经血管鞘膜连同肿块一并切除。

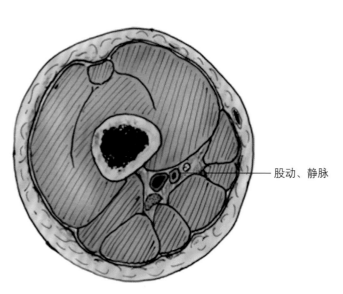

图 16-4　股骨下端肌肉及血管、神经解剖图

右侧标注：股动、静脉

术前规划

此病例肿瘤处于大腿内侧，紧邻股动静脉，但未侵及血管。肿物紧邻的肌肉是股内侧肌、缝匠肌、长收肌，故切除应包括股内侧肌、缝匠肌、长收肌。长轴方向上应远离肿瘤 5 cm 以上正常肌肉内横断。由于股血管位于肿瘤反应区，此设计范围必须切除股血管才能达到广泛的外科边界，但是如果我们对股血管进

行特殊处理，在保留血管的同时，也可以达到广泛的外科边界。措施有：从前方打开股血管鞘，结扎血管分支，将血管主干游离、保护，将血管鞘连同肿瘤一并切除（图16-5）；最后再对血管进行乙醇灭活处理，杀灭可能残留的肿瘤细胞。

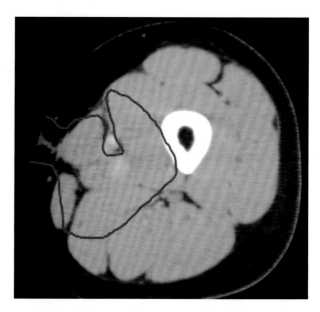

图 16-5　广泛切除范围模式图。从缝匠肌和股内侧肌间进入，显露股血管并打开血管鞘

手术过程

1. 患者麻醉后取平卧位。常规碘酊、乙醇消毒，铺无菌巾，膝关节屈曲，髋关节外旋。因肿块偏于内侧，故取大腿中段内侧切口。切口经过原手术瘢痕并梭形切除此瘢痕（图16-6）。

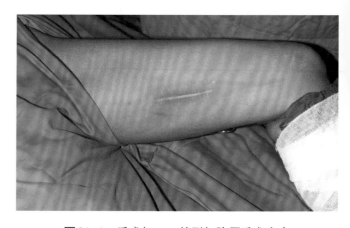

图 16-6　手术切口，梭形切除原手术瘢痕

2. 沿切口线逐层切开皮肤及皮下组织，前方从缝匠肌和股内侧肌间进入。为防止脱落，将切除的皮肤及皮下组织与深层组织边缘缝合（图 16-7 ）。

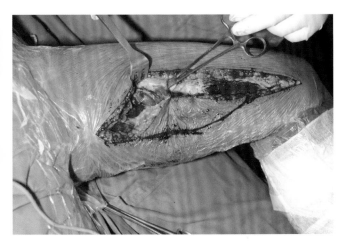

图 16-7　切开皮肤及皮下组织，缝合固定要切除的皮肤及深层组织。从缝匠肌和股内侧肌间进入

3. 显露股管，打开股血管鞘，结扎分支，游离股血管，把血管鞘随肿瘤一并切除（图 16-8、图 16-9 ）。

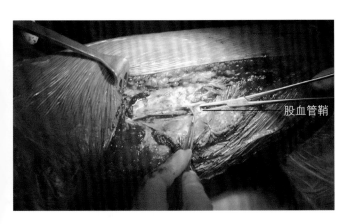

股血管鞘

图 16-8　打开股血管鞘，结扎分支

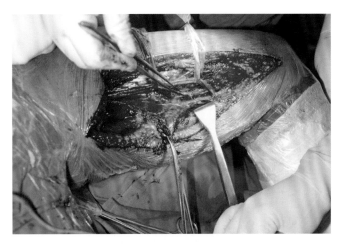

图 16-9　游离股血管、神经

4. 牵开股血管、神经，前侧切除部分股内侧肌至股骨处（图 16-10 ）。

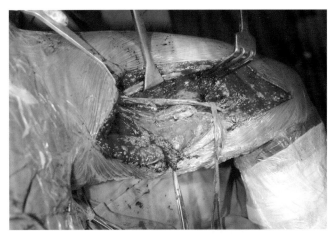

图 16-10　牵开股血管、神经，切除部分股内侧肌

5. 内后侧切除缝匠肌、长收肌（图 16-11 ）。

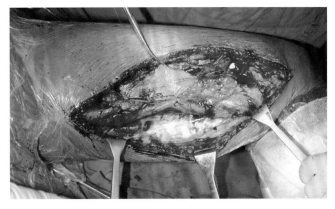

图 16-11　内后侧切除缝匠肌、长收肌

6.距肿瘤 5 cm 横断肌肉（图 16-12）。

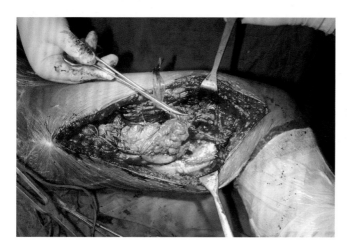

图 16–12　横断肌肉

7.完整切除肿瘤（图 16-13）。

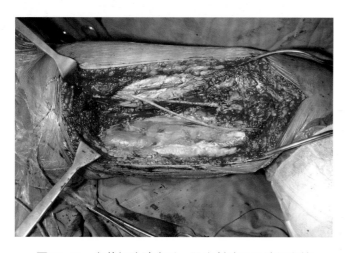

图 16–13　完整切除肿瘤后，肌肉断端及股神经血管

8.将一长方形无菌聚乙烯薄膜铺于股神经血管束下方，两端用血管钳钳紧，使聚乙烯薄膜形成一个容器，血管神经束位于容器内，用 95% 乙醇灭活 20 分钟。注意保护正常软组织，防止乙醇外漏（图 16-14）。

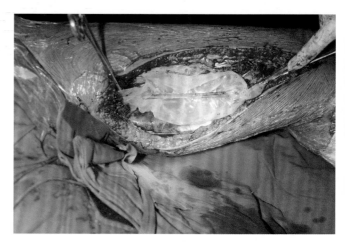

图 16–14　铺设聚乙烯薄膜，保护正常组织，95% 乙醇灭活神经血管束

9.生理盐水冲洗切口后，放引流管 2 根，缝合深筋膜、皮下组织、皮肤（图 16-15），加压包扎，术毕。

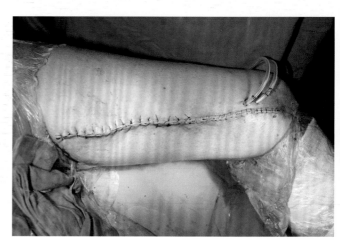

图 16–15　放引流管 2 根，缝合深筋膜、皮下组织、皮肤

术后处理

1. 术后放置负压引流管 1～2 根，待全天（24 小时）引流量少于 20 ml 时拔除。

2. 术前及术后应用抗生素预防感染，术后预防深静脉血栓。

3. 术后练习股四头肌，待软组织愈合后开始关节屈伸功能锻炼和下地行走训练。

4. 术后 3 周，切口愈合良好后，开始放疗。如切口延迟愈合，应等到切口愈合后再开始放疗。

术后评估

1. 标本评估

术后切除标本经福尔马林固定后，从外观和各向剖面，确认是否达到术前计划的外科边界。

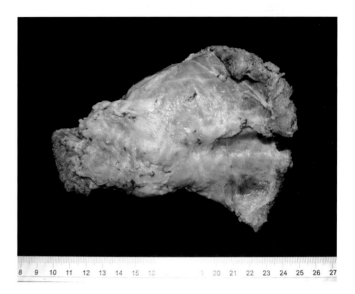

图 16-17　标本背面，有正常肌肉覆盖，无肿瘤暴露

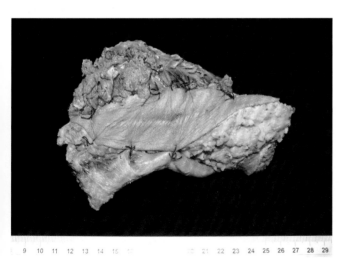

图 16-16　标本外观，可见切除的原手术瘢痕

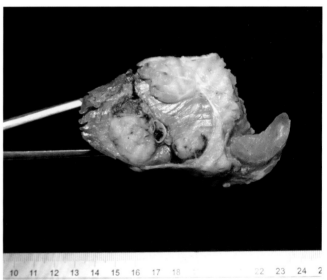

图 16-18　标本横断面，可见股血管鞘和肿瘤关系紧密，血管鞘随肿瘤一并切除（血管鞘内蓝色物为照相时标记的血管位置）

2. 病理评估

术后病理报告：滑膜肉瘤。

专家点评

滑膜肉瘤是肢体最常见的软组织肉瘤之一。常发生于深筋膜深层，既可以发生于肌肉组织内或肌肉间隙内，也可以发生在手足等关节周围，为高度恶性肿瘤，生长迅速。对于深筋膜深层软组织肿瘤，体积较大者（一般长径大于 5 cm），恶性较为多见。因软组织肿瘤影像学特征多不典型，所以活检显得更为重要。术前活检是诊断常规，首选穿刺活检。

滑膜肉瘤首选外科治疗，切除应达到广泛的外科边界。但肿瘤与神经血管关系紧密时，此处很难达到广泛，我们常用的办法是：切除血管、神经，达到广泛的外科边界，重建血管。最常用的方法是人工血管或大隐静脉移植，但血管移植有失败的风险，患者需要长期服用抗凝药。神经功能重建困难。另一种方案是保留神经血管，尽管术中切除血管、神经鞘膜，也只是边缘切除，术后需要辅助放疗。切除肿瘤后保留的神经血管不能除外肿瘤细胞残存，用 95% 乙醇灭活，可以杀灭残存的肿瘤细胞，降低复发率。

如果神经血管被肿瘤侵犯，则保留神经血管的方法是不可行的，因为这样切除的边界是囊内切除。此时只能行截肢或切除神经血管后再重建。滑膜肉瘤放疗有效，所以保留神经血管后，术后辅助放疗可以降低复发率。关于滑膜肉瘤的化疗，多数学者认为滑膜肉瘤有转移者术后应行化疗。但是否行预防性化疗有争议。

滑膜肉瘤远隔转移途径主要为血行转移和淋巴转移，所以术后随诊重点为肺和区域淋巴结。

（鱼　锋）

第17章　大腿后侧非典型性脂肪源性肿瘤切除术

手术指征

1. 肿瘤位于四肢深筋膜浅层（皮下组织），直径大于 5 cm。

2. 肿瘤位于四肢深筋膜深层。

3. 肿瘤近期增大明显，怀疑有恶变可能。

4. 肿瘤压迫邻近血管、神经，造成相应症状。

病例资料

患者女性，65 岁。7 年前发现左大腿后侧包块，大小约 5 cm×5 cm，近 1 年逐渐增大。为求进一步诊治收入院。

入院查体：左大腿后内侧可见软组织包块，大小约 20 cm×15 cm，质软，边界尚清，可推动，局部皮肤颜色和皮温正常，可见静脉显露（图 17-1）。左髋及膝关节活动如常。

影像学表现：左大腿 X 线片可见左大腿后侧软组织肿块影。左大腿 MRI 显示左大腿中段后侧深筋膜深层肌间隙内软组织肿块影，形态不规则，其大部分信号在 T_1、T_1 抑脂像增强，T_2、T_2 抑脂加权像与皮下脂肪信号强度相同，但其内部可见不均匀信号，尤以 T_1 和 T_2 抑脂加权像明显，增强后未见明显强化（图 17-2）。

穿刺活检病理诊断：非典型性脂肪源性肿瘤。

入院诊断：左大腿非典型性脂肪源性肿瘤。

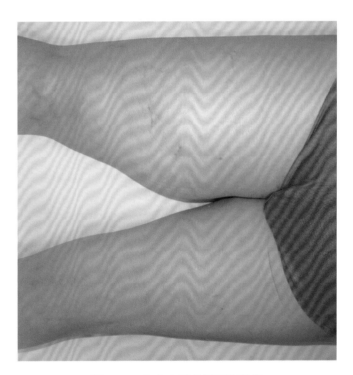

图 17-1　患者大腿背侧面外观像

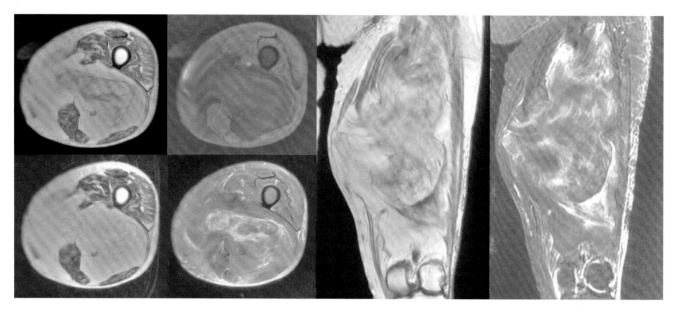

图 17-2　术前 MRI 显示大腿后侧间室巨大软组织肿瘤

局部解剖

大多数四肢非典型性脂肪源性肿瘤位于深筋膜深层，且常位于肌间隙，因此当其较大时，可推挤甚至包裹重要的血管、神经。在大腿，坐骨神经（后侧肌间隙）和股血管、股神经（内侧肌间隙）最常受累，很少侵犯深筋膜。浅筋膜（皮下组织）在躯干部较厚而且致密，含有较多脂肪，因此也是非典型性脂肪源性肿瘤的好发部位之一。

术前规划

非典型性脂肪源性肿瘤为中间性肿瘤，通常包膜完整，手术实施包膜外边缘切除即可。本例肿瘤位于大腿后侧肌间隙，与坐骨神经关系密切，应保留坐骨神经，行肿瘤包膜外完全切除。

手术操作

1. 患者全身麻醉后取俯卧位。取左大腿后内侧纵行弧形切口，穿刺活检道应包括在切除范围内（图17-3）。

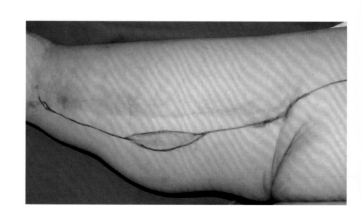

图 17-3　手术切口设计

2. 沿切口线逐层切开皮肤、皮下组织及深筋膜，直至显露至肿瘤浅层包膜（图 17-4）。

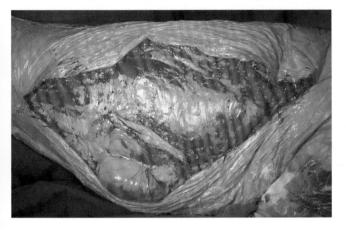

图 17-4　显露肿瘤浅层包膜

3. 向肿瘤四周边界掀开浅筋膜皮瓣，显露大腿后侧结构，包括股二头肌、半腱肌和半膜肌以及肿瘤的四周包膜（图 17-5）。

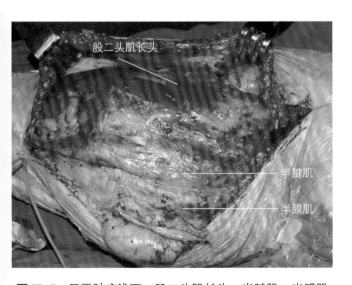

图 17-5　显露肿瘤浅面、股二头肌长头、半腱肌、半膜肌

4. 因肿瘤与正常肌肉组织间为相邻推挤关系，一般界限清楚，故将肿瘤与肌肉组织进行钝性分离，偶尔可有粘连，则可牺牲部分肌肉组织（图 17-6）。

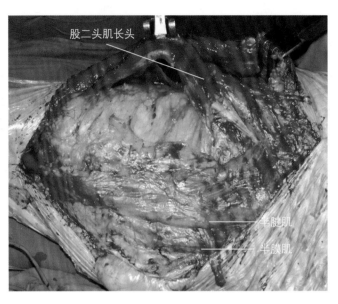

图 17-6　将肿瘤与肌肉组织进行钝性分离

5. 因术前 MRI 显示肿瘤将坐骨神经包裹，大多是肿瘤各个分叶将其包裹，故自肿瘤远侧正常组织内分离出坐骨神经，向近端自肿瘤中分离出坐骨神经以保证其完整性（图 17-7、图 17-8）。

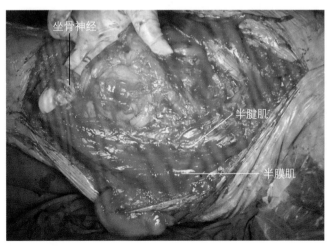

图 17-7　自肿瘤远侧正常组织内分离出坐骨神经

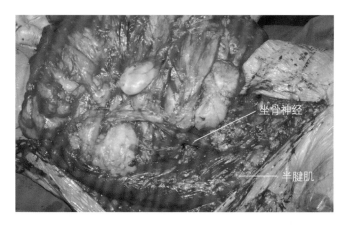

图 17-8　分离坐骨神经并保证其完整性

6. 探及肿瘤深层包膜并分离完成后，肿瘤即可包膜外完全切除。术中应尽可能去除肌间隙内所有可见的脂肪组织（图 17-9）。

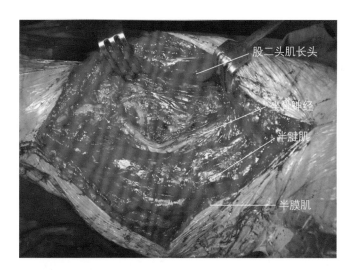

图 17-9　肿瘤切除后外观像，显示肿瘤切除完全、坐骨神经完整保留

7. 充分止血、冲洗切口后，放置切口引流管 1 根，逐层缝合切口（图 17-10）。

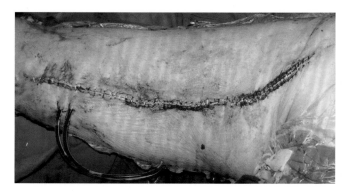

图 17-10　关闭切口、放置切口引流管

术后处理

术后放置负压引流管 1 根，待全天（24 小时）引流量少于 20 ml 时拔除。术中及术后应用抗生素。术后卧床 4 ~ 6 周，待软组织愈合后开始关节屈伸功能锻炼和下地行走训练。卧床期间即可开始肌肉等长收缩的训练。

术后评估

1. 影像学评估

软组织肿瘤切除术后，一般不需要拍摄 X 线片。

2. 标本评估

术后切除标本从外观和剖面确认是否达到术前计划的外科边界（图 17-11）。

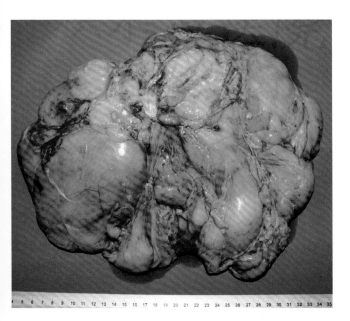

图 17-11A　术后标本表面观

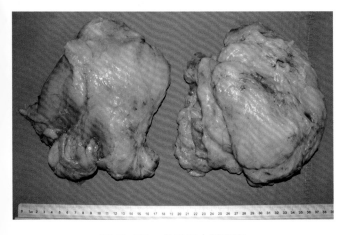

图 17-11B　术后标本剖面观

专家点评

非典型性脂肪源性肿瘤是一种具有局部侵袭性的中间性肿瘤，好发于中老年人，尤其是 60～70 岁的人群。最常发生于大腿深层软组织内，其次是后腹膜和纵隔，也可见于深筋膜浅层（皮下组织）。在四肢，最常发生于肌间，也可以发生于肌肉内。

非典型性脂肪源性肿瘤在影像学上（MRI）有时很难与脂肪瘤区分，均表现为在 T_1、T_1 抑脂像增强，T_2、T_2 抑脂加权像与皮下脂肪信号强度相同。但非典型性脂肪源性肿瘤会出现信号的不均匀，通常位于深筋膜深层，且肿瘤大多超过 5 cm。大多数需要活检。

非典型性脂肪源性肿瘤属于中间性肿瘤，需要手术切除，至少要做到边缘切除，推荐广泛切除。非典型性脂肪源性肿瘤比脂肪瘤有较高的复发风险，尤其是解剖位置特殊的。手术中除了要切除肿瘤本体外，也应该尽可能去除其他脂肪成分。血管、神经如果受累，多数为分叶包裹，应予以解剖出来并保留。

（王　涛）

3. 病理评估

术后病理报告：非典型性脂肪源性肿瘤。

第18章 大腿后侧血管瘤切除术

手术指征

1. 大腿中段后方原发（复发）血管瘤，良性侵袭性软组织肿瘤（如韧带样纤维瘤）。

2. 肿瘤水平坐骨神经未受侵，位于肿瘤间室外或反应区外，手术中可疏松分离。

3. 广泛切除肿瘤后，存留可接受的软组织覆盖；或通过软组织转移获得可接受的软组织覆盖。

病例资料

患者男性，20岁。左大腿后侧肿胀伴疼痛1年余。活动后疼痛明显，发现大腿后侧软组织肿物，伴有活动后不适和轻压痛。行B超和MRI检查发现右大腿中段后侧较大软组织肿物，考虑肿瘤来我院就诊，门诊以软组织肿瘤收入院。

入院查体：患者可基本正常行走，左大腿中段后侧隆起软组织肿块，表面皮肤颜色正常。触诊肿物中等硬度，轻度活动，轻压痛。膝关节活动未见明显受限。

影像学表现：B超提示半腱肌局部弥漫性回声增强，范围约19.8 cm×6.9 cm×4.5 cm，边界欠清。MRI显示大腿后侧较大软组织肿物，肌间隙内脂肪组织填充，局部软组织内血管影增多。股骨下端信号未见异常。增强后，未见明确实质性强化灶。肿物虽较大但局限于大腿后侧间室，主要血管、神经并未受侵（图18-1）。

穿刺活检病理诊断：血管瘤。入院诊断：大腿后侧血管瘤。计划手术切除。

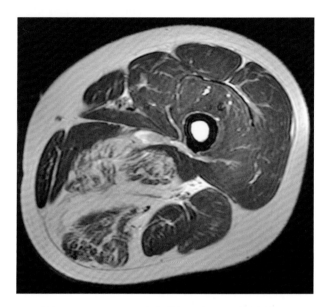

图18-1 MRI显示肿瘤范围及与周围结构关系

局部解剖

1. 大腿软组织可分为前后两个大的间室，后方间室容纳肌肉为股二头肌、半腱肌和半膜肌，并容纳坐骨神经。该部位肿瘤广泛切除后相应肌肉剩余量的多少，重建后肌力的强弱，可能影响患者的屈膝力量，进而影响患者站立行走的稳定性。

2. 该部位血管瘤或侵袭性肿瘤切除时，为达到广泛的外科边界以降低肿瘤复发风险，应合理评估取舍术中肌肉的去留量，不应为更多功能的保留而牺牲外科边界。

3. 穿动脉是股深动脉发出滋养股后区的重要血管，可能有2~4支；另外，股血管束在经过大收肌裂孔绕至股骨下端后方时，也紧邻股骨内后侧。当肿瘤于后侧有较大软组织肿块时，常与穿动脉关系紧密。术前应判断好血管处能否取得可接受的外科边界，术中仔细分离，注意止血，必要时将血管外膜连同肿块一并切除（图 18-2）。

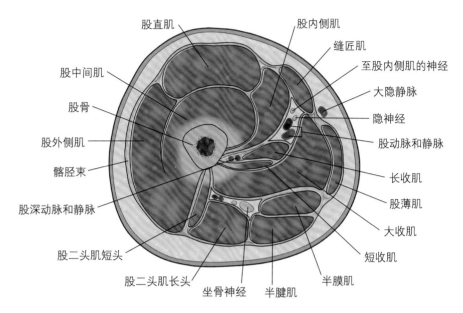

图 18-2　股骨中段后侧间室及血管、神经解剖图

4. 软组织肿瘤邻近股骨骨膜且有粘连时，需将相邻骨膜一同切除。如术前评估有突破骨膜、侵及股骨表面的可能，则应将相应骨表面部分去除或进行有效灭活。为防止股骨因部分去除或灭活后强度下降，可行预防性内固定。

术前规划

对于大腿后侧间室内肿瘤，如为恶性肿瘤，往往需要进行整个后侧间室切除。而对于良性肿瘤可行边缘切除。对于良性侵袭性肿瘤，例如韧带样型纤维瘤病，为降低复发概率，则多需行广泛切除。

本病例已经明确诊断为血管瘤，一般可采用边缘切除方式。但此患者根据影像学显示，肿瘤处于大腿后方间室内，大收肌、半膜肌受肿瘤侵及，为减少术中出血，故切除可从肌膜外切除所有受累肌肉。如图 18-3 所示。肌肉远、近端可从正常肌肉组织切断。

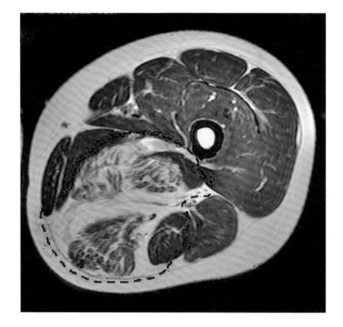

图 18-3　切除范围模式图

手术操作

1. 患者全身麻醉后取俯卧位。因肿块位于大腿后侧，故取大腿中段后侧正中切口（图18-4）。切口以肿瘤为中心，向上下各延长3 cm。

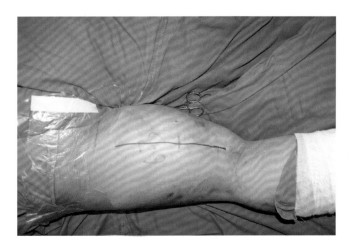

图18-4　手术切口

2. 沿切口线逐层切开皮肤及皮下组织。因本病例术前已经明确诊断为血管瘤，故不需切除穿刺道。如为恶性肿瘤，需要梭形切除活检道（图18-5）。

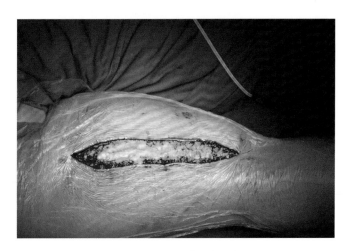

图18-5　切开皮肤及皮下组织

3. 从深筋膜深层向两侧游离至预定切除范围。肿瘤较长，远端部分逐渐与肌腱融合，此处与股动静脉距离较近，先从远端分离并保护股动静脉（图18-6）。

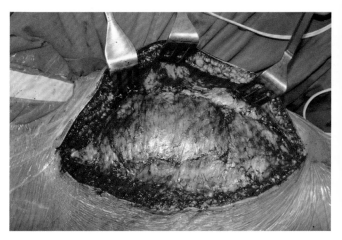

图18-6A　自深筋膜深层分离

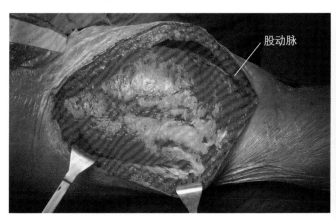

股动脉

图18-6B　注意保护股动静脉

4. 向外侧分离至显露股二头肌，沿肌肉表面分离至股二头肌外缘（图18-7）。

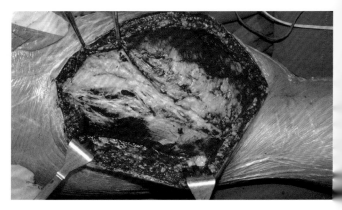

图18-7　显露股二头肌至外缘

5. 从股二头肌内缘分离，可见半腱肌并未受侵（图 18-8）。

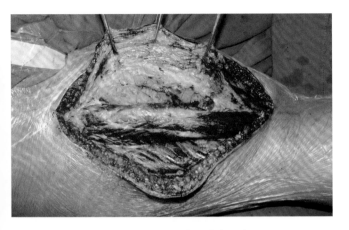

图 18-8　显示半腱肌并未受侵

6. 拉开半腱肌，从半膜肌和大收肌外侧向深层分离（图 18-9）。

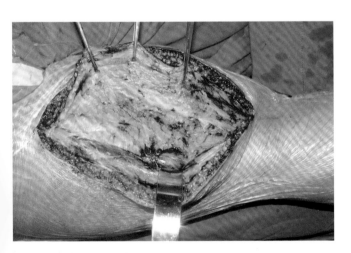

图 18-9　显露深层

7. 分离过程中可见大收肌外侧的坐骨神经。向肿瘤近端、远端分离，显露靠近肿瘤的坐骨神经全程，并注意保护（图 18-10）。内侧从大收肌内缘分离至股骨干后方切断，使内外侧切口相连通。

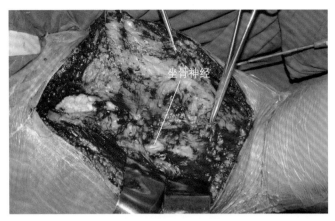

图 18-10　从内外侧分离至深层，显露并保护坐骨神经

8. 从肿瘤近端和远端正常肌肉部分切断，最终切除肿瘤（图 18-11）。

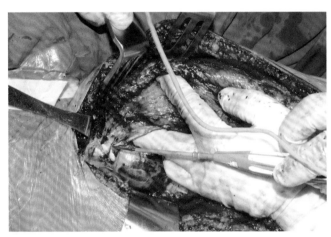

图 18-11　切断肿瘤近端，类似方法切断远端

9. 坐骨神经保护良好（图 18-12）。

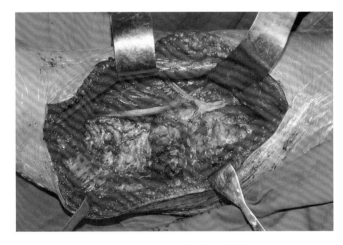

图 18-12　示坐骨神经完整

10. 止血后冲洗切口，放置负压引流管 2 根，逐层缝合皮下组织和皮肤。加压包扎（图 18-13 ）。

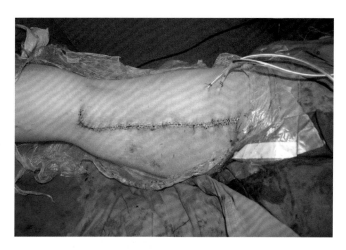

图 18-13　切口缝合后

术后处理

1. 术中放置负压引流管 1～2 根，术后待全天（24 小时）引流量少于 20 ml 时拔除。

2. 术中应用抗生素 1 次。

3. 术后卧床 2～4 周，卧床期间即可开始肌肉等长收缩的训练。

4. 待软组织愈合后开始关节屈伸功能锻炼和下地行走训练。

术后评估

1. 影像学评估

见图 18-14，术后 9 个月，局部无肿瘤复发。

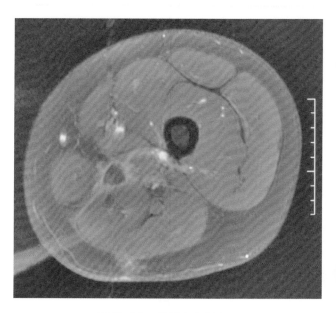

图 18-14　术后 9 个月 MRI

2. 标本评估

术后切除标本经福尔马林固定后，从外观和各向剖面，确认是否达到术前计划的外科边界（图 18-15）。

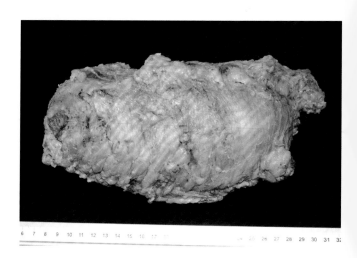

图 18-15A　标本前面

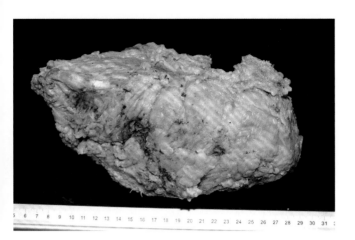

图 18-15B　标本后面

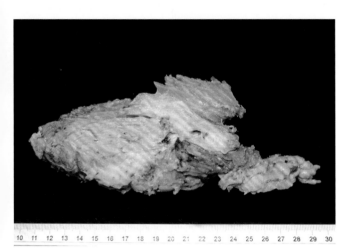

图 18-15C　标本纵剖面

3. 病理评估

术后病理报告：血管瘤。

专家点评

血管瘤是肢体常见的软组织良性肿瘤之一。常发生于深筋膜深层，肌肉组织内或肌肉间隙内。发生在肌肉间隙的血管瘤，如果体积较大，脂肪成分较多，MRI 也可能表现为脂肪信号，有误诊为脂肪瘤或高分化脂肪肉瘤的可能。

对于深筋膜深层软组织肿瘤，体积较大者（一般长径大于 5 cm），恶性较为多见。因软组织肿瘤影像学特征多不典型，所以穿刺活检显得更为重要。但对于体积较大的病灶，因组织分化不均，穿刺活检的可靠性较低。

对于良性肿瘤，大部分可以行边缘切除，复发率较低，但侵袭性肿瘤，例如韧带样纤维瘤等，由于边界难以准确判断，边缘切除后复发概率极高，所以首次外科治疗应在完善影像学检查下谨慎进行，力求达到广泛的外科边界。这对降低复发率、提高患者生存质量至关重要。对于血管瘤，为减少复发及术中出血，一般也采用受累肌肉或肌群切除的方法手术。放疗一般应用于因解剖或其他原因无法达到边界要求者。有相关术后放疗报道，但效果得到广泛认可尚需时间。术后随诊的重点应放在是否复发，B 超对鉴别囊性及实性包块有很大作用，有怀疑者应进一步行 MRI 检查。

（马　珂）

125

大腿后侧软组织肉瘤切除术（保留坐骨神经）

手术指征

1. 大腿后群软组织肿瘤。
2. 未累及神经血管，能够达到广泛切除的外科边界。

病例资料

患者男性，48 岁。5 年前因右小腿高级别黏液纤维肉瘤在外院行手术治疗，术后行局部放疗，并定期随访 3 年，未见肿瘤复发转移。其后未继续随访。2 个月前自觉右大腿后侧出现肿物，并进行性增大。为进一步治疗入院。

B 超：右大腿后方股二头肌与半腱肌之间可见实性低回声肿物，大小约 5.4 cm × 5.0 cm × 4.7 cm，边界清，回声不均匀，中心部可探及少量液化坏死区，内可探及较丰富血流信号。坐骨神经紧贴该肿物深方走行。诊断为软组织肉瘤。

MRI：右大腿中下段后外侧股二头肌内可见类圆形软组织肿物，大小约 6.1 cm × 5.6 cm × 5.9 cm，边界清，病变呈 T_1WI 混杂中等及中高信号，T_2WI 及压脂混杂中高及高信号，边缘内低信号包绕，增强扫描边缘明显强化（图 19-1）。诊断为软组织肉瘤。

PET-CT：右大腿中下段后外侧股二头肌内低密度占位，放射性分布环状增高，SUVmax 35.8，大小约 6.2 cm × 6.0 cm × 6.0 cm，考虑肉瘤。右小腿软组织肉瘤术后，局部皮下多发条索影，略有代谢活性，腓肠肌内代谢活性增高，SUVmax 3.0，局部可见点状钙化影，考虑术后改变。

入院后结合既往软组织肉瘤病史及影像学表现，诊断为：高级别黏液纤维肉瘤右大腿软组织转移。手术拟行右大腿软组织肿物切除术。

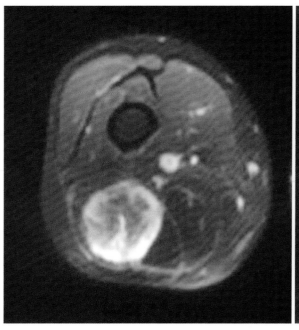
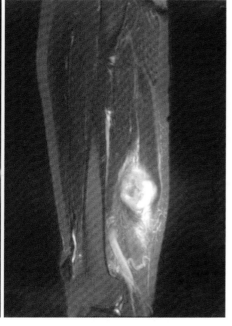

图 19-1　MRI 显示肿瘤及与周围结构关系

局部解剖

1. 大腿后侧主要解剖结构为腘绳肌、坐骨神经，股动静脉于大腿远段由大腿内侧走行至后侧（图 19-2）。

2. 腘绳肌内侧部分为半腱半膜肌，外侧部分为股二头肌。坐骨神经走行于二者之间。

术前规划

本患者根据术前 MRI 等影像学检查显示，肿瘤完全位于股二头肌内，周围肌间隙清楚，虽紧邻坐骨神经，然而肌膜及神经束外膜可作为安全的外科屏障，手术中在肌膜进行分离切除肿瘤，可获得横向广泛切除的外科边界（图 19-3）。在纵向肿瘤位于股二头肌内，没有自然屏障，可以尽量在距离肿瘤较远部位切断。本例设计远端自股二头肌汇成肌腱处切除，近端切除范围到臀大肌覆盖部分（图 19-3）。

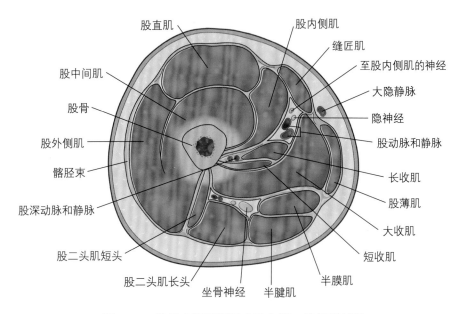

图 19-2　股骨中段后侧间室及血管、神经解剖图

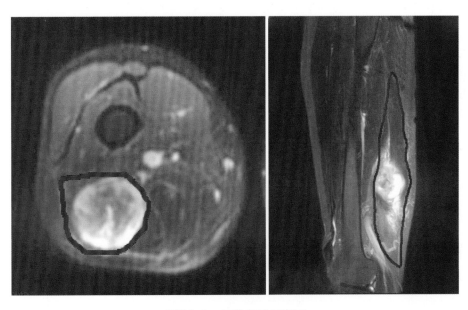

图 19-3　切除范围示意图

手术操作

1. 术前 B 超定位肿瘤并标记。麻醉满意后，患者俯卧位，常规消毒铺单。右大腿后正中软组织肿物表面纵行切口（图 19-4）。

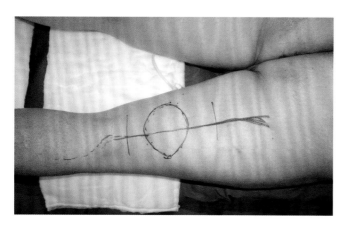

图 19-4　切口

2. 切开皮肤及皮下组织，在深筋膜浅层向两侧分离，肿物区域深筋膜作为解剖屏障连同肿物一并切除。两侧分别分离超过股二头肌范围（图 19-5）。

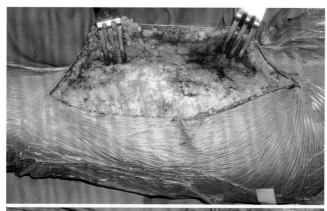

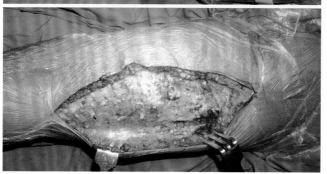

图 19-5　于深筋膜浅层向两侧分离超过股二头肌范围

3. 超过股二头肌范围后，切开深筋膜，内侧从股二头肌与半膜肌之间间隙向深层分离（图 19-6）。

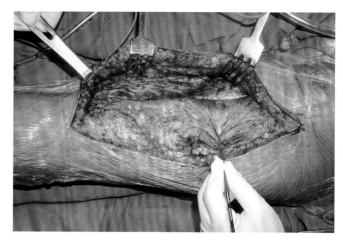

图 19-6　股二头肌内侧与半膜肌之间间隙

4. 股二头肌与半膜肌之间间隙分离向两侧牵开，显露位于深方的坐骨神经，可见坐骨神经周围正常解剖结构存在，未受肿瘤侵及（图 19-7）。

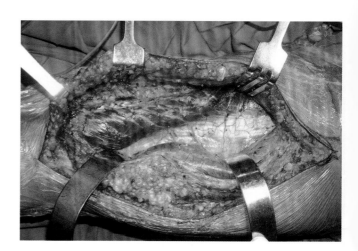

图 19-7　显露坐骨神经

5. 分离结扎坐骨神经支配股二头肌的肌支及伴行血管，将坐骨神经与肿物彻底分离开（图 19-8 ）。

7. 远端在腘窝水平，切断股二头肌肌腱（图 19-10 ）。注意保护腓总神经。

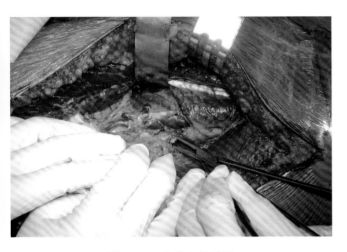

图 19-8　分离坐骨神经

6. 分离股二头肌外侧直至外侧肌间隔，用电刀切断股二头肌于肌间隔上的附丽，直至分离到骨干（图 19-9 ）。

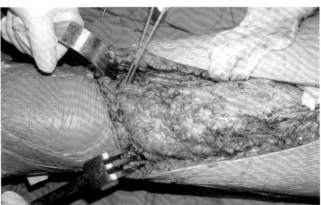

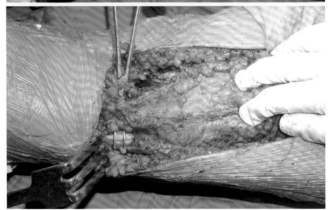

图 19-10　远端切断半腱肌肌腱及股二头肌肌腱

8. 近端分离至臀大肌下缘水平，切断股二头肌（图 19-11 ）。

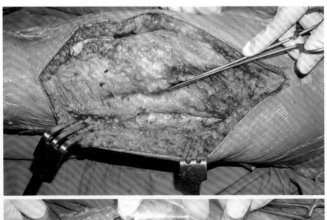

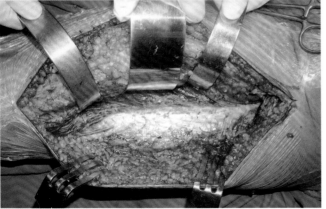

图 19-9　分离股二头肌外侧直至外侧肌间隔

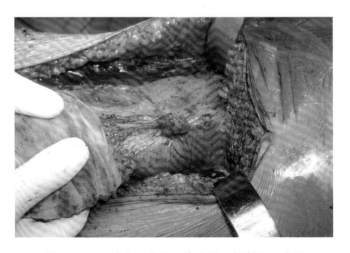

图 19-11　近端在臀大肌下缘水平，切断股二头肌

9. 彻底切除肿物后，可见坐骨神经走行（图 19-12）。

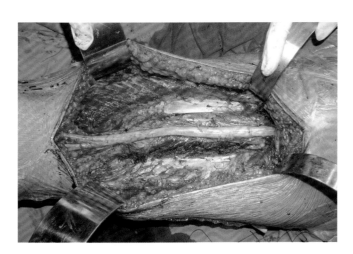

图 19-12　肿物切除后

10. 留置切口引流管，缝合切口（图 19-13）。

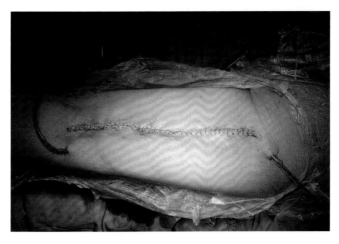

图 19-13　缝合切口后

术后处理

1. 全天（24 小时）引流量少于 20 ml 可拔除引流管。
2. 术后 2 周拆线，术后 3 个月门诊复查。

术后评估

1. 标本评估

术后切除标本经福尔马林固定后，从外观和各向剖面，确认是否达到术前计划的外科边界（图 19-14）。

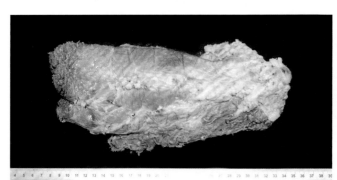

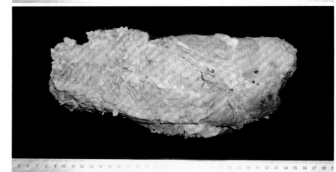

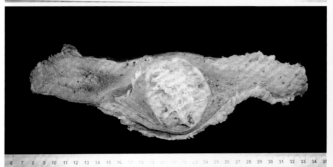

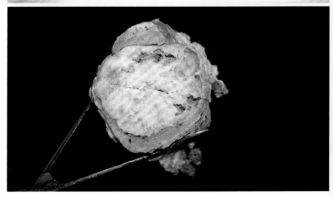

图 19-14　标本外观及剖面

2. 病理评估

术后病理报告：高级别黏液纤维肉瘤。镜下形态与原小腿肿瘤相同。

专家点评

大腿软组织解剖结构清晰，肌肉容积大，各个肌肉间间隙疏松易于分离。位于肌肉内的软组织肉瘤，常有肌膜、肌间隔、神经束外膜及血管鞘等自然屏障对肿瘤生长起到阻挡作用，通常于肌肉外分离做肌群切除能够达到广泛切除的外科边界，如前群切除、后群切除、内侧肌群切除等。如肿瘤累及坐骨神经，可将肿瘤连同坐骨神经一并切除，累及股动静脉者，位于大腿中段的可以将股动静脉连同肿瘤一并切除，用人工血管重建股动静脉。

（单华超　李　远）

第 20 章 膝关节色素绒毛结节性滑膜炎切除术（前后入路）

手术指征

1. 膝关节囊内原发（复发）色素绒毛结节性滑膜炎，关节囊内良性肿瘤。

2. 膝关节囊内肿瘤，主要神经、血管未受累。

3. 术前活检病理无恶变证据。

4. 关节滑膜切除后，存留可接受的软组织覆盖；或通过软组织转移获得可接受的软组织覆盖。

病例资料

患者男性，60 岁。腘窝肿瘤切除术后 2 年，再次出现膝关节肿胀及包块 1 年，近 2 个月膝关节疼痛加重。行 B 超和 MRI 检查发现左关节及周围较大软组织肿物，考虑肿瘤复发来我院就诊，门诊以膝关节软组织肿瘤收入院。

入院查体：患者跛行，左膝关节肿胀，腘窝可见约 10 cm 长弧形陈旧手术瘢痕，并可见明显隆起包块，表面可见静脉曲张，皮温稍高，触及肿物质韧，轻压痛。右小腿肌肉轻度萎缩，膝关节屈伸活动无明显受限（图 20-1 ）。

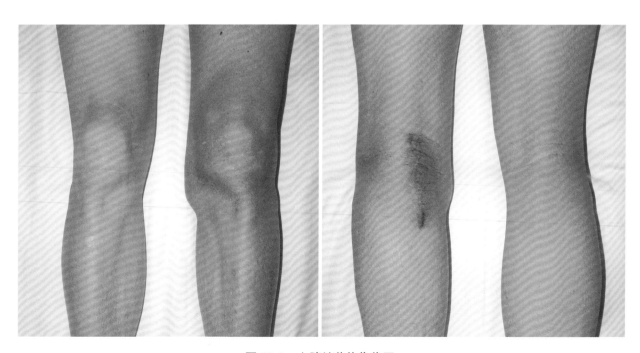

图 20-1 左膝关节体位像图

影像学表现：左膝关节正、侧位 X 线片骨质未见异常，但可见膝关节周缘软组织肿块影，以前内侧和后侧明显。增强 CT 软组织窗可见膝关节周围的巨大软组织包块，增强后可见明显增强。MRI 显示膝关节周围软组织肿块，肿块内信号不均匀，伴有大小不等的液性区域（图 20-2 至图 20-4）。

前次手术后标本病理会诊：色素绒毛结节性滑膜炎。

入院诊断：左膝关节色素绒毛结节性滑膜炎术后复发。

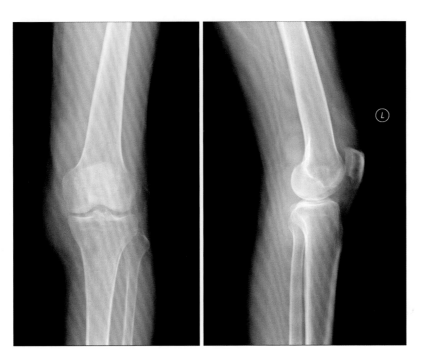

图 20-2　左膝关节正、侧位 X 线片，可见软组织肿物影

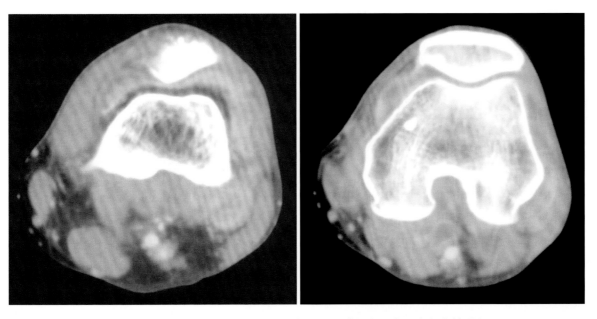

图 20-3　增强 CT 显示肿物血运丰富，主要肿物在腘窝后方与血管毗邻

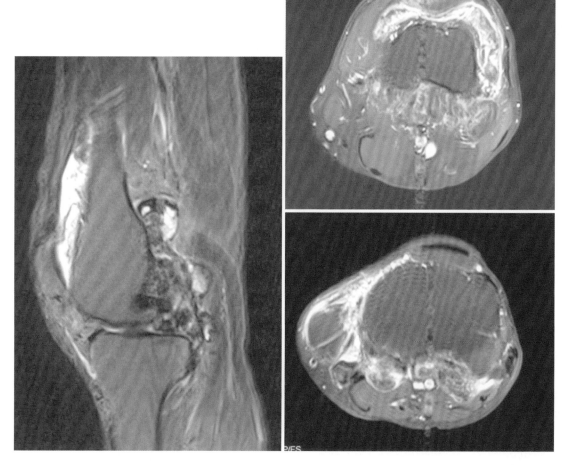

图 20-4 MRI 显示肿瘤范围及与周围结构关系，膝关节前方及后方肿瘤组织包绕及毗邻血管

局部解剖

1. 膝关节的骨性构成有股骨、髌骨和胫骨，上述三骨相互对应而形成三个相对独立部分：膝关节内侧室、外侧室和髌股关节室。髌骨与股骨滑车相关节，是人体内最大的籽骨，髌骨呈不对称卵圆形，顶点指向肢体远端。股四头肌腱向下延伸包裹于髌骨前方，并与髌韧带相融合。髌骨与股骨滑车相关节而形成膝关节前侧室，或称之为髌股关节室。

2. 股骨远端是很多韧带和肌腱的附丽部位，解剖外形也比较复杂，无论从外形和大小来看，股骨内外

髁均不对称，内侧髁较大。股骨与胫骨的内外髁关节面并非完全吻合，胫骨内侧平台较外侧宽大且平坦。胎儿时期，胫骨与腓骨均与股骨相接触，由于胫骨的生长速度快于腓骨，导致胫股关节与腓骨头之间出现距离，关节囊的一部分被腓骨头向下牵拉形成上胫腓关节。膝关节内的病变增大可向下疝入上胫腓关节之间，但不一定突破上胫腓关节囊。

3. 膝关节除了有膝关节囊包绕外，还有众多坚强的韧带附丽。膝关节内前交叉韧带（ACL）起于股骨外侧髁内面的后部，止于胫骨髁间前方偏内侧。后交叉韧带（PCL）起于股骨髁间窝的股骨内侧髁的外侧面，止于胫骨上关节面后部的凹处。两侧的内外侧副

韧带，后方的 Wrisberg 韧带和 Humphry 韧带等，包括膝关节内、外侧半月板结构，使膝关节内及两侧结构更为复杂，给滑膜肿瘤彻底切除带来困难。

4.腘窝是膝关节后方呈菱形的间隙，有顶、底及四壁。上外侧壁为股二头肌，上内侧壁为半腱肌和半膜肌，下内侧壁为腓肠肌内侧头，下外侧壁为腓肠肌外侧头和不恒定的跖肌。顶为腘筋膜，底自上而下为股骨腘面、膝关节囊的后壁和腘肌及其筋膜。腘窝的内容在正中线上由浅入深依次为胫神经、静脉、动脉，还有沿腘窝外上界走行的腓总神经，以及腘血管周围腘淋巴结。腘窝内主要结构之间则由大量脂肪组织充填。膝关节内肿瘤往往向后方膨出，与神经血管关系紧密。

术前规划

关节色素绒毛结节性滑膜炎的治疗主要以手术为主。此病例肿瘤位于膝关节内，根据影像学显示，膝关节前后均受累，前方病变累及髌股关节室，向上充填髌上囊；膝关节后方肿瘤向后突出，围绕胫骨近端，并疝入上胫腓关节下方，故切除应包括膝关节前方和后方所有肿瘤。如肿瘤累及骨质，应对骨表面进行处理。

腘窝部肿瘤毗邻重要的血管、神经，无法通过膝关节前侧手术去除腘窝部位肿瘤，需要分别从前后入路手术。术中应注意保护，避免损伤后侧血管、神经（图 20-5）。

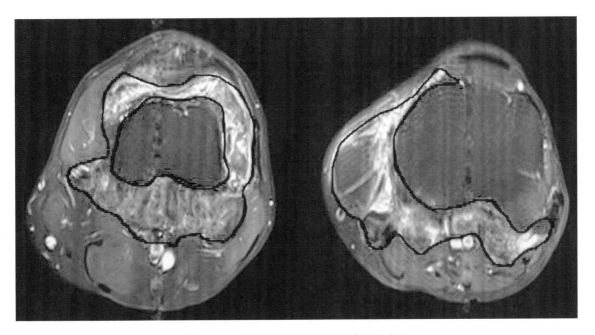

图 20-5　踝关节前后切除范围计划模式图

手术操作

1. 患者麻醉后取右侧卧位，手术在止血带下进行以减少出血。因肿块位于膝关节前后方，单一切口难以全部显露，故先取膝关节前内侧弧形切口（图20-6）。

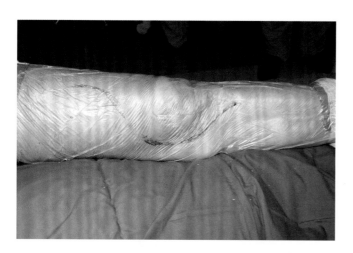

图20-6　膝关节前内侧弧形手术切口

2. 沿前内侧弧形切口线逐层切开皮肤及皮下组织，显露膝关节前方（图20-7）。

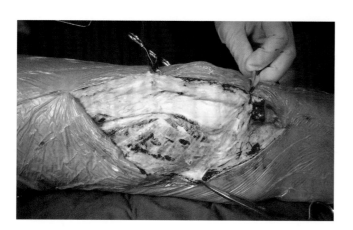

图20-7　沿前内侧弧形切口切开皮肤及皮下组织，显露股内侧肌和联合腱以及髌骨前内侧缘

3. 自股内侧肌和联合腱及髌骨内侧切开进入膝关节，可见膝关节囊内大量黄褐色肿瘤组织（图20-8）。

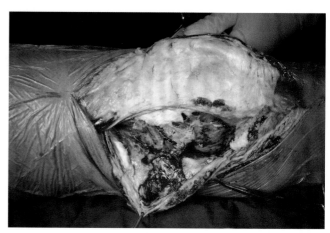

图20-8　自股内侧肌内缘切开进入膝关节囊，可见大量黄褐色肿瘤组织

4. 切开关节囊，近端直到髌上囊，远端到胫骨平台下方，将髌骨向内侧翻开，显露整个膝关节前方。膝关节滑膜满布黄褐色肿瘤组织（图20-9）。

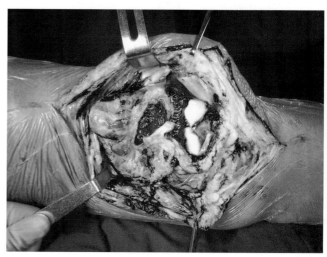

图20-9　完全切开膝关节囊，将髌骨向内侧翻开，显露膝关节前方，可见膝关节内大量肿瘤组织遍布于滑膜组织及膝关节间隙内

5. 将膝关节前方滑膜连同髌上囊完整剔除切下（图 20-10）。

6. 再依次将膝关节髁间窝、交叉韧带起止点周围、侧副韧带内侧、侧隐窝、胫骨平台关节囊附丽周围的肿瘤组织及滑膜组织清除（图 20-11）。

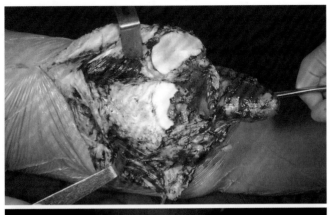

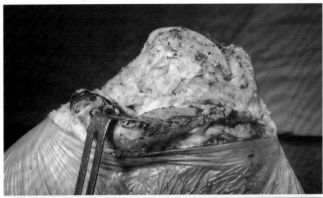

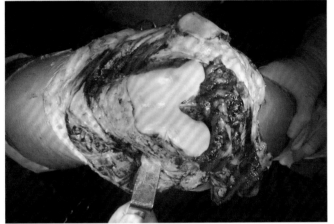

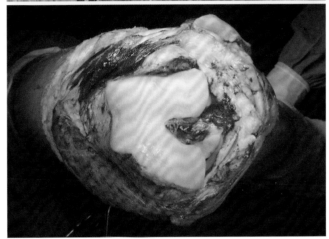

图 20-10　将髌上囊和膝关节前方滑膜组织完全切除

图 20-11　将膝关节间隙和韧带起止点周围肿瘤切除

7. 将膝关节前方的肿瘤组织彻底切除，并烧灼滑膜附丽处（图 20-12）。

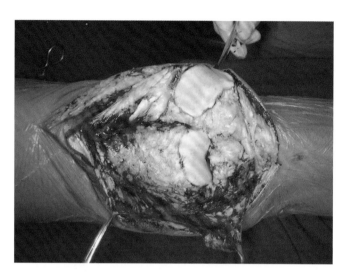

图 20-12　将膝关节前方肿瘤组织切除后

8. 后侧行 S 形切口（图 20-13）。

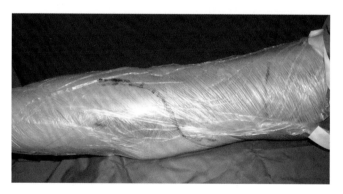

图 20-13　后侧入路 S 形切口

9. 切开皮肤及皮下组织，显露腘窝后方血管、神经，予以保护（图 20-14）。

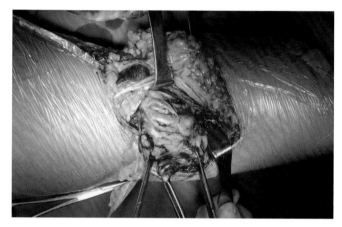

图 20-14　切开皮肤及皮下组织，显露腘窝后方血管、神经，可见肿瘤组织向后方膨出，包绕血管

10. 保护好血管、神经，将肿瘤组织从血管、神经旁剥离，可见肿瘤组织和血管周围粘连紧密（图 20-15）。

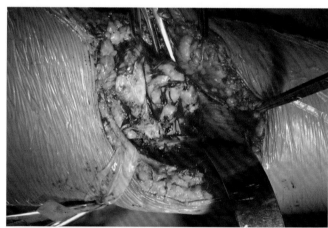

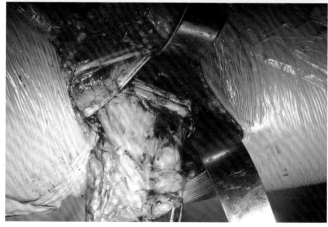

图 20-15　将血管、神经牵开保护，分离肿瘤组织

11. 根据术前影像，将胫骨后侧及上胫腓关节后侧的肿瘤组织予以剥离切除（图 20-16）。

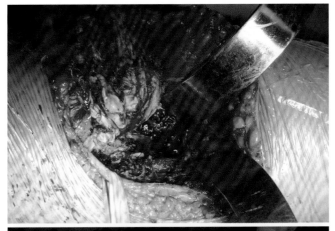

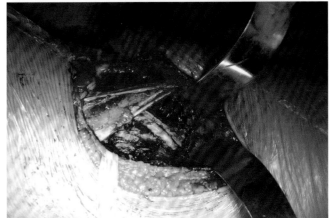

图 20-16　剥离深层肿瘤组织

12. 将后方肿瘤组织切除后，探查血管、神经完好（图 20-17）。

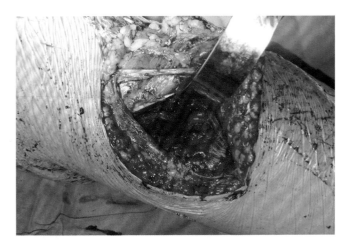

图 20-17　将深层肿瘤组织剥离切除后探查血管、神经完好

13. 前方切口和后方切口分别放置引流管，分层缝合（图 20-18）。

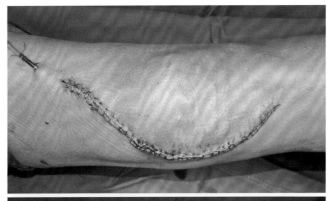

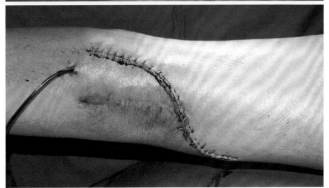

图 20-18　前后入路切口缝合

术后处理

1. 术后前、后切口分别放置负压引流管 1 根，待全天（24 小时）引流量少于 20 ml 时拔除。

2. 术中及术后 3 天应用抗生素预防感染。

3. 术后第 3 天开始关节屈伸功能锻炼，术后 2 周下地行走训练。

4. 色素绒毛结节性滑膜炎属于良性肿瘤，不需要术后化疗，有部分研究证明小剂量放疗可以预防术后复发，可以进行放疗会诊。如化验检查无异常，切口愈合良好，可从术后 2 周（切口愈合拆线后）开始放疗，如切口延迟愈合，一般应等到切口愈合后再开始放疗，因为放疗对于切口愈合有一定的影响。

术后评估

1. 影像学评估

见图 20-19。

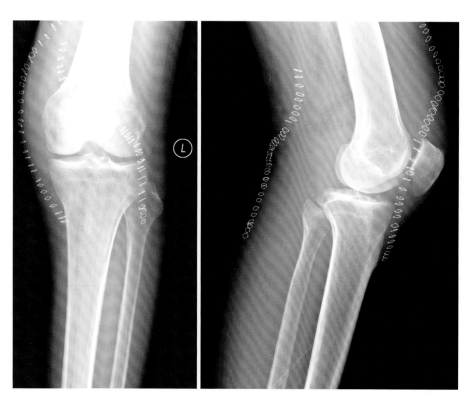

图 20-19　术后膝关节正、侧位 X 线片

2. 标本评估

术后切除标本大体观，分别为前方肿瘤组织和后方肿瘤组织标本（图 20-20）。

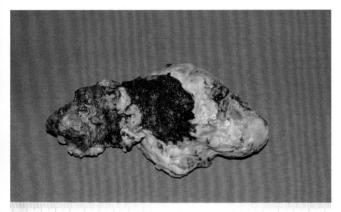

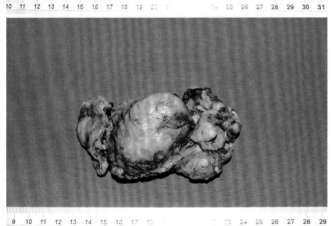

图 20-20　术后标本可见大量黄褐色质软肿瘤组织

3. 病理评估

术后病理报告：色素绒毛结节性滑膜炎。

专家点评

色素绒毛结节性滑膜炎是关节内最常见的滑膜肿瘤，最常发生于膝关节。对于膝关节部位的色素绒毛结节性滑膜炎，由于膝关节囊腔较大，肿瘤可以生长到较大才就诊。此时，腘窝后方血管、神经常常被肿瘤组织包绕，在分离过程中应注意保护。且肿瘤组织长大后常常疝入上胫腓关节间，术前设计时必须注意观察此部位是否受累。

虽然软组织肿瘤影像学特征多不典型，但是关节内病变的色素绒毛结节性滑膜炎影像学较有特点。穿刺活检仍然非常重要，对于体积较大的尤其考虑恶变的病灶，因组织分化不均，穿刺活检则尤为重要。

色素绒毛结节性滑膜炎目前的治疗方法主要是以外科治疗为主，彻底的滑膜切除是避免复发至关重要的因素。但是该疾病复发率高，放疗一般应用于因病变弥漫、解剖结构复杂或其他原因无法达到彻底切除者。近年有部分放疗报道可有效地控制复发，但纳入规范治疗指南尚需时间及更大规模数据支持。本病为良性肿瘤，没有淋巴结转移和远隔转移的报道，但是本病有极低的恶变概率，如发生恶变，则治疗原则同恶性肿瘤的治疗原则。术后随诊的重点为肿瘤学和功能这两个方面。

（刘巍峰）

第21章　膝关节前方浅层扩大切除 + 带蒂筋膜皮瓣转移 + 游离植皮术

手术指征

1. 软组织肉瘤按照良性肿瘤进行切除后。
2. 软组织肿物切除活检后病理证实为肉瘤。
3. 距离前次手术 3 个月以内。
4. 肿瘤未侵及主要神经血管束。
5. 广泛切除肿瘤后，存留可接受的软组织覆盖；或通过软组织转移获得可接受的软组织覆盖。

病例资料

患者男性，51 岁。主因"左膝软组织肿瘤术后 2 年余"就诊。患者 2 年多前无意间发现左膝有一花生米大小包块，可推动，无压痛，在当地医院就诊，考虑为纤维瘤，后包块增至鹌鹑蛋大小，在当地医院行包块切除术，术后未行病理检查。15 个月前在原包块旁边再次发现一约花生米大小包块，12 个月前包块增至鹌鹑蛋大小，在当地医院行包块切除术，术后行病理检查，回报：腱鞘纤维瘤。4 个月前在原包块旁边再次发现一约花生米大小包块，2 月前包块增至鹌鹑蛋大小，在当地医院行包块切除术，术后行病理回报：非典型组织细胞瘤。在当地病理会诊考虑为恶性纤维组织细胞瘤。为进一步诊治来我院，病理会诊诊断为恶性纤维组织细胞瘤（图 21-1）。

入院查体：左膝外侧可见一弧形手术瘢痕，约 10cm，局部无红肿及渗出。未触及包块。压痛（-）。膝关节屈伸活动正常。

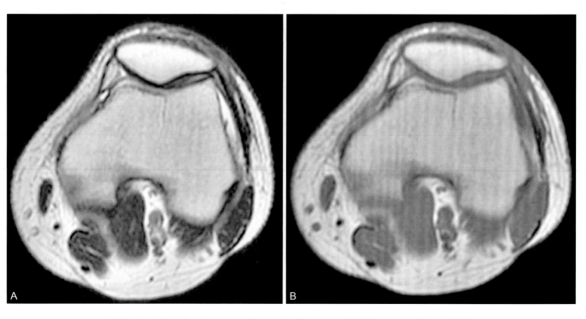

图 21-1　膝关节 MRI。A. T$_1$ 像；B. T$_2$ 像；C. T$_2$ 抑脂像；D. T$_1$ 强化抑脂像

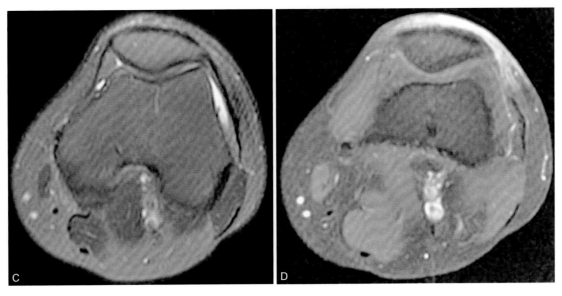

图 21-1（续）

局部解剖

1. 膝关节前方可触及髌骨，两侧可触及股骨内侧髁和股骨外侧髁。髌骨下极可触及髌韧带，髌韧带远端止于胫骨结节。

2. 大腿远端浅层为大腿阔筋膜覆盖包裹缝匠肌和股四头肌远端，外侧增厚为髂胫束。股四头肌四块肌肉覆盖股骨前方，远端汇成股四头肌腱，经髌骨止于胫骨结节。大腿阔筋膜在髌骨两侧延续为髌内侧支持带和髌外侧支持带，其深层为膝关节囊（图 21-2）。

术前规划

由于患者前次手术并没有进行局部影像学检查，无法确定肿瘤术前的侵犯范围。根据术后的 MRI 可以看到，血肿范围位于皮下，部分股外侧肌扩张部有血肿信号，切除应包括浅层的皮肤、深层的阔筋膜以及受侵的股外侧肌扩张部（图 21-3）。皮肤切口距离原手术瘢痕应不少于 1 cm。手术污染范围未累及重要神经

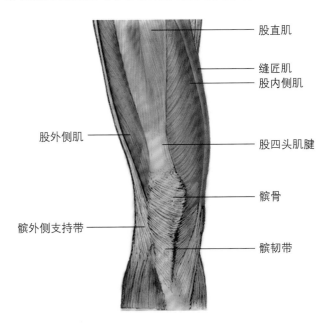

图 21-2　大腿远端前侧

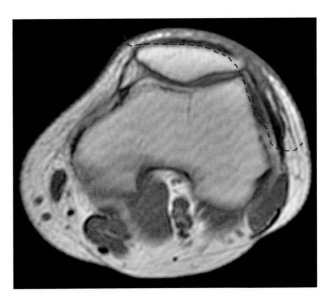

图 21-3　扩大切除示意图

143

血管束，切除范围可获得广泛切除的外科边界。切除后局部将缺乏软组织覆盖。由于基底为髌骨以及腱性组织，植皮不易成活，可考虑行阔筋膜岛状筋膜皮瓣覆盖。

手术操作

1. 因切除后需要使用大腿外侧的筋膜瓣覆盖软组织缺损，患者麻醉后取右侧卧位，手术在止血带下操作以减少出血。

2. 切口见图21-4。

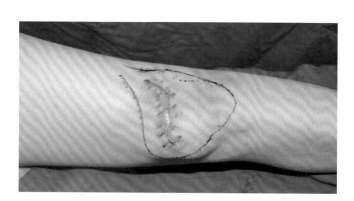

图 21-4　手术切口

3. 沿切口线逐层切开皮肤及皮下组织至深筋膜，深筋膜下游离，切除部分股外侧肌扩张部及髌外侧支持带（图21-5）。

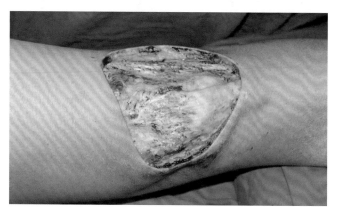

图 21-5　切除皮肤及皮下组织至深筋膜，包括部分髌外侧支持带

4. 设计阔筋膜逆行岛状筋膜瓣（图21-6）。股外侧阔筋膜的动脉来自穿动脉的外侧肌间隔分支。

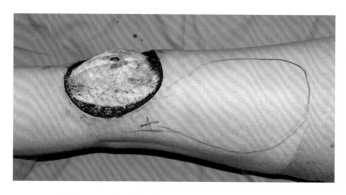

图 21-6　设计阔筋膜逆行岛状筋膜瓣切口

5. 沿设计切口切开皮下组织及阔筋膜，于阔筋膜深面游离（图21-7）。远端注意保护蒂部的血管。

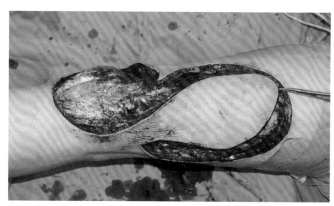

图 21-7　切取阔筋膜逆行岛状筋膜瓣

6. 充分游离筋膜瓣的蒂部（图21-8）。

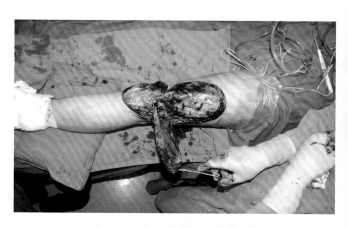

图 21-8　充分游离筋膜瓣的蒂部

7. 逆时针旋转筋膜瓣覆盖膝关节前方皮肤缺损（图 21-9）。

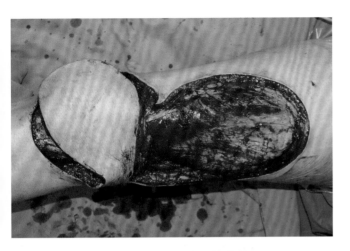

图 21-9　逆时针旋转筋膜瓣

8. 把筋膜瓣与膝关节切口周围皮肤、皮下组织及深筋膜对缘缝合。同侧大腿内侧取皮植皮覆盖于大腿外侧筋膜瓣供区并打包加压（图 21-10）。

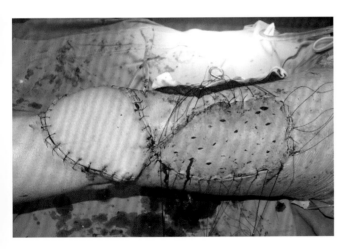

图 21-10　缝合固定筋膜瓣；同侧大腿取皮覆盖筋膜瓣供区并打包加压

术后处理

转移肌皮瓣深层放置引流条，植皮区域打包加压包扎。术后 48 ~ 72 小时拔除引流条。术后 7 天植皮区域拆包，观察植皮成活情况。术后 14 天拆线，间断开始下肢肌肉等长收缩和直腿抬高等动作，逐渐开始关节屈伸功能锻炼及下地行走。

术后评估

1. 标本评估

术后切除标本经福尔马林固定后，前后面和横向及纵向断面判断肿瘤切除范围是否完成广泛切除的外科边界（图 21-11）。

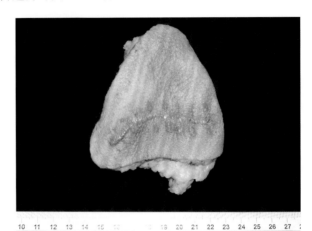

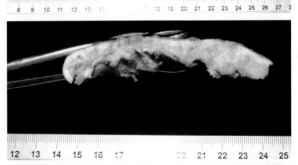

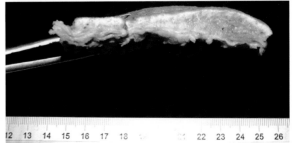

图 21-11　标本外观及剖面

2.病理评估

术后病理报告：恶性纤维组织细胞瘤。

专家点评

软组织肉瘤相对少见，可发生在身体各个部位，按照骨与软组织肉瘤 Enneking 分期的外科治疗原则，应进行广泛切除。如怀疑为软组织肉瘤，应在完成肿瘤分期后再进行治疗。诊断上应按照临床影像及病理三结合的原则进行，完成包括疾病病名的诊断和疾病范围的诊断。首先搜集临床病史及查体资料，完成影像学检查，了解病变局部侵袭范围，有无多发或转移病灶。最后穿刺活检明确病理，并完成分期。根据分期进行术前计划，达到广泛切除的外科边界。

而部分软组织肉瘤病例在没有完成肿瘤分期的情况下，医生仅仅根据 B 超或者查体的结果，就按照良性肿瘤进行切除。这种情况下 40% ~ 50% 病例的术区会残留肿瘤细胞，从而导致高复发率并降低了患者长期存活率。这种非计划切除术还破坏了肿瘤的自然屏障，局部血肿污染往往会增大进一步切除的困难。在肢体，切除骨与软组织肿瘤时切口均应平行于肢体长轴。在本例中，非专科医生采用了斜行切口，导致扩大切除时需要切除更多的软组织。

术前应根据已有的术前影像学资料及前次手术的手术记录来确定肿瘤的范围以及可能累及的结构。术前计划时应根据广泛切除的外科边界的需要来确定切除范围，对于邻近的重要的神经血管束应进行局部灭活处理，术后还应咨询放疗科辅助治疗。同时，还应切除前次手术的手术瘢痕、引流管通道以及可能被血肿污染的腔隙和组织。有时软组织及皮肤的缺损需要进行局部转移皮瓣或者植皮进行重建。然而非计划切除后进行扩大切除术后局部复发率仍要高于计划切除的病例，所以应尽量避免软组织肉瘤的非计划切除。对于软组织肿瘤应首先进行临床影像学的评估，如怀疑为肉瘤，应进行活检明确病理类型及级别，完成肿瘤的分期后再进行计划手术。

术后切口愈合后可联系放疗科辅助治疗，对于高度恶性的软组织肉瘤可考虑进行化疗。化疗方案并未统一，常用的药物包括异环磷酰胺、阿霉素等广谱化疗药。

（徐立辉）

第 22 章　膝关节外侧非计划切除后扩大切除 + 游离植皮术

手术指征

1. 肿瘤位于膝关节外侧浅层。

2. 术前没有明确诊断，或者诊断为良性。按照良性肿瘤，行边缘切除或者囊内切除，术后病理证实为恶性肿瘤，需扩大外科边界。

3. 已经明确诊断为浅层恶性软组织肿瘤。

4. 切除后皮肤有缺损，无骨、关节、肌腱暴露，或暴露部分可通过周围肌肉移位覆盖。

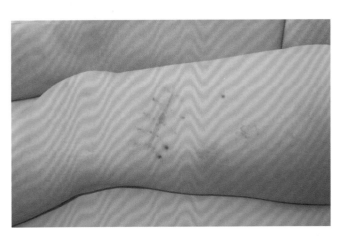

图 22-1　原手术切口已经愈合

病例资料

患者女性，40 岁。2 年前无意发现左大腿外侧一肿物，大小约 1 cm×1 cm，位于皮下，可活动，无疼痛，到当地医院就诊，未进行影像学检查，临床诊断为脂肪瘤，未进行治疗。5 个月前患者自感肿块明显增大，大小约 2 cm×2 cm，无压痛，于外院就诊，直接行肿物切除术，术后病理报告为恶性肿瘤。患者携术后标本至我院就诊，病理会诊报告：富于黏液样间质的高级别恶性间叶性肿瘤，倾向骨外黏液样软骨肉瘤。患者为进一步治疗入院。

入院查体：左大腿远端前外侧见一斜行手术瘢痕，已愈合（图 22-1），未见静脉曲张及破溃，皮温不高，未触及包块，无压痛。膝关节活动正常。

影像学检查：B 超显示，左大腿切口处脂肪可见低回声区，范围约 3 cm×1.9 cm×0.4 cm，边界不清，内回声不均，边缘可见血流信号。增强 MRI 显示，左大腿下段软组织局部皮下脂肪层变薄，可见条片状 T_1WI 中等、T_2WI-FS 高信号，增强扫描局部可见结节状明显强化灶，直径约 7 mm（图 22-2）。全身 PET-CT 检查显示：左大腿局部皮下少量条状影，轻度放射性摄取；全身其余部位未见明显异常代谢（图 22-3）。

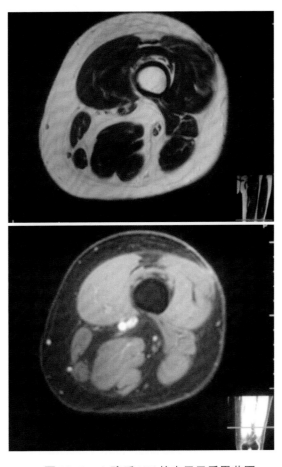

图 22-2　入院后 MRI 检查显示受累范围

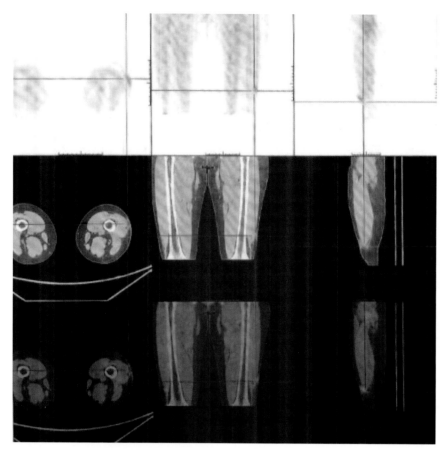

图 22-3　入院后 PET-CT 检查显示受累范围

局部解剖

1. 大腿软组织可分为前、后两个大的间室，前方间室有股四头肌。

2. 大腿远端为膝关节，大腿远端肿瘤切除往往会累及膝关节。膝关节由股骨、胫骨、髌骨构成，周围有关节囊包绕。关节囊和皮下之间肌肉组织少，肌腱多（图 22-4、图 22-5）。

3. 膝关节活动度大，膝关节周围皮下恶性肿瘤广泛切除后，皮肤有缺损，深层只有关节囊，在关节囊表面进行游离植皮，成活风险大，往往需要转移皮瓣覆盖。如缺损基底为肌肉组织可以采用游离植皮方式关闭切口。

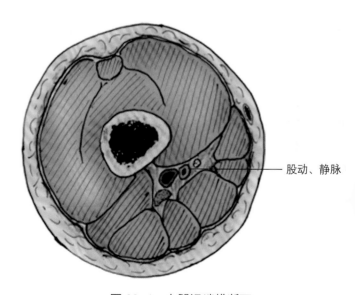

股动、静脉

图 22-4　大腿远端横断面

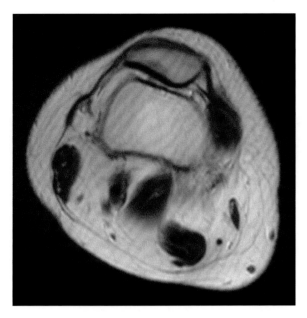

图 22-5　膝关节水平横断面

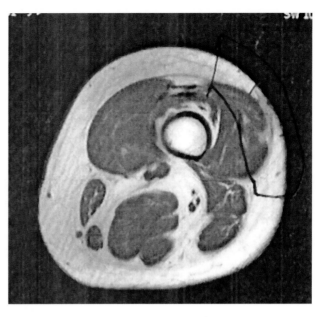

图 22-6　扩大切除深度范围

术前规划

　　此患者经过肿瘤非计划切除，术后病理报告为高度恶性肿瘤，需要进行扩大切除。一般扩大切除范围要达到广泛切除的外科边界。对于此患者，根据术前患者描述和术后影像学检查，考虑病变位于深筋膜浅层，再次扩大切除范围应超过深筋膜。但患者无法提供前次手术记录，明确前次手术是否突破深筋膜，本次切除范围设计除切除深筋膜外还同时去除部分股外侧肌（图 22-6）。原肿物位于皮下，一般周边扩大范围在原手术切开外 3 ~ 5 cm，本病例设计扩大范围 3 cm（图 22-7）。因原手术切口位于大腿远端外侧，扩大切除后累及膝关节外侧，此部位切口深度超过深筋膜，深层为关节囊，切除后缺损覆盖有可能需要转移皮瓣；如切除后基底为肌肉可以进行游离植皮。

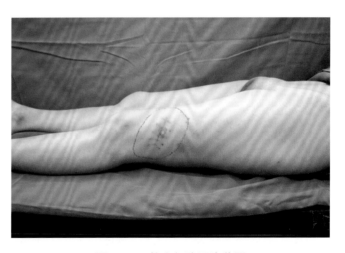

图 22-7　扩大切除周边范围

149

手术操作

1. 患者麻醉后取平卧位。常规碘酒、乙醇消毒，铺无菌巾。按照术前计划切口切开皮肤、皮下组织至深筋膜（图22-8）。

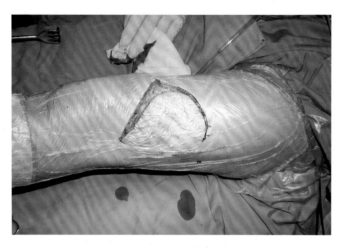

图22-8 沿术前确定范围切开至深筋膜

2. 在术前计划切除范围位置，切开深筋膜，将皮肤与深筋膜及深层股外侧肌间断缝合固定，防止皮肤与深层组织出现移位，造成切除位置错误（图22-9）。

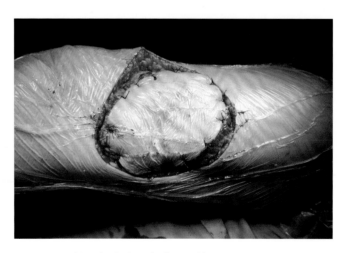

图22-9 将要切除范围皮肤与深筋膜及深层肌肉缝合固定

3. 从股外侧肌内进行分离，保留约1cm厚度股外侧肌与切除部分相连（图22-10、图22-11）。

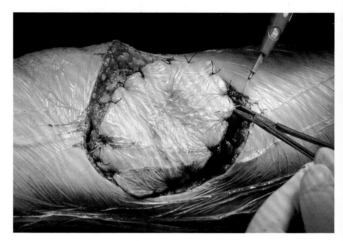

图22-10 从股外侧肌内切除

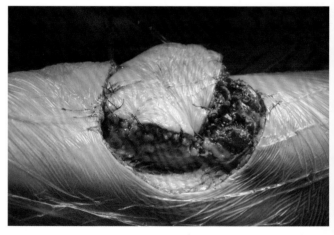

图22-11 从各个方向向中心切除

4. 将肿瘤切除后，可见切除部分断面全部有股外侧肌覆盖。残留基底部分，远端为肌腱及关节囊，近端为股外侧肌断端（图 22-12 ）。

6. 大腿近端外侧取游离皮植皮，并打包缝合（图 22-14、图 22-15 ）。

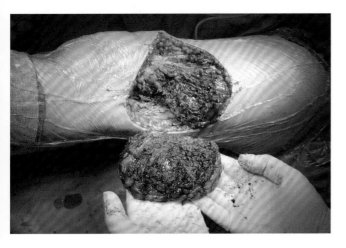

图 22-12　切除部分及切除后基底情况

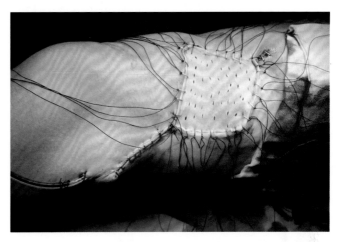

图 22-14　游离植皮

5. 冲洗止血后，去除护皮膜后，切口远端皮肤部分可以直接缝合，并覆盖肌腱及关节囊，此部分，放置引流管 1 条后直接缝合。剩余无法缝合部分基底均为股外侧肌断端（图 22-13 ）。

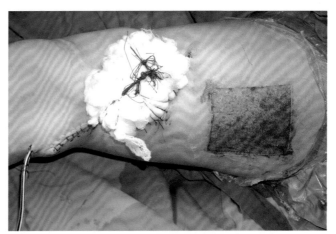

图 22-15　打包缝合后切口

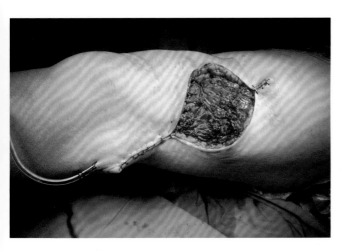

图 22-13　部分切口可直接缝合，剩余部分基底为肌肉组织

术后处理

1. 术前半小时预防使用抗生素一次，术后预防深静脉血栓。

2. 术后放置负压引流管 1 根，待全天（ 24 小时）引流量少于 20 ml 时拔除。

3. 术后 1 周，打开植皮区切口，如植皮成活，可以出院。

4. 术后应长期随访，观察局部肿瘤是否复发，是否远隔转移。

术后评估

1.标本评估

术后标本外观和剖面，确认是否达到术前计划的外科边界（图 22-16 至图 22-18 ）。

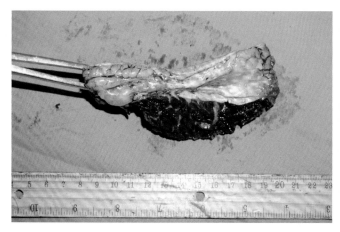

图 22-18 标本横断面，无肉眼可见肿瘤

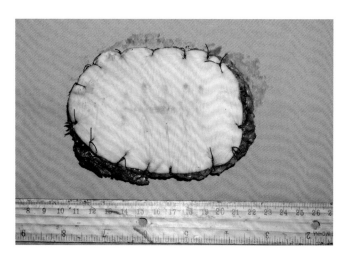

图 22-16 标本正面

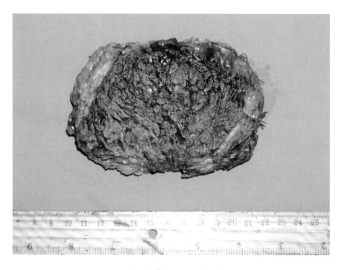

图 22-17 标本背面，全部有肌肉覆盖

2.病理评估

术后病理报告：送检标本原切口部位可见少量肿瘤组织，切缘未见肿瘤。

专家点评

虽然软组织肉瘤常发生于深筋膜深层，深筋膜浅层肉瘤少见，但对于深筋膜浅层肿物也要提高警惕，在手术切除前应完善 B 超或 MRI 等常规检查，初步确定肿瘤位置、大小、性质，避免非计划切除。也为进一步扩大切除提供确切原始肿瘤信息。

如出现非计划切除后报告为恶性肿瘤，需要行扩大切除，如原肿瘤位于深筋膜浅层，前次手术也未突破深筋膜，扩大切除深度应超过深筋膜；如前次手术超过深筋膜，扩大范围应包括正常肌肉组织。皮下恶性肿瘤四周扩大切除范围一般应根据 MRI 显示肿瘤范围外 3 ~ 5 cm。不应为切除后缺损重建困难而减少切除范围。

切除后缺损可采用游离植皮或转移皮瓣等方式重建。

（李 远）

第23章 膝关节外侧非计划切除后扩大切除 + 大腿前外侧皮瓣移位 + 游离植皮术

手术指征

1. 肿瘤位于膝关节外侧浅层。

2. 术前没有明确诊断，或者诊断为良性。按照良性肿瘤，行边缘切除或者囊内切除，术后病理为恶性肿瘤，需扩大外科边界。

3. 已经明确诊断为浅层恶性软组织肿瘤。

4. 扩大切除后皮肤有缺损，需要植皮或者皮瓣转移。

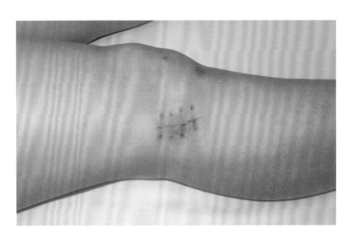

图 23-1 右膝外侧非计划切口

病例资料

患者女性，60 岁。右膝外侧肿物 5 个月，外院切除术后 1 月。

5 个月前发现右膝外侧肿物，逐渐长大，在当地医院彩超显示为右膝皮下实性结节，大小约 3 cm×1.9 cm×1.4 cm，边界清楚，内回声不均，有点状血流信号。1 个月前在当地医院直接行肿物切除（手术在肿瘤包膜外完整切除），术后病理回报：梭形细胞肉瘤（FNCLCC Ⅱ级）。建议扩大切除，来我院就诊。

入院查体：患者有膝外侧纵切口手术瘢痕，长约 5 cm，愈合好。局部皮肤颜色正常，瘢痕深层未触及肿物。膝关节活动正常（图 23-1）。

影像学表现：

（1）右膝关节正、侧位 X 线片骨质未见异常。

（2）MRI 显示右膝外侧皮下组织异常信号，为条索状，没有结节状病灶（图 23-2）。

（3）彩超提示为右膝外侧切口下方，皮下组织与肌层间低回声区，直径约 2 cm，边界不清，无血流信号。

（4）PET-CT 右膝外侧切口下方皮下组织条索状影，FDG 不均匀轻度摄取，SUVmax 1.9。未见淋巴结摄取，未见肺部摄取（图 23-3）。

本次入院诊断：右膝外侧皮下软组织梭形细胞肉瘤非计划切除术后。

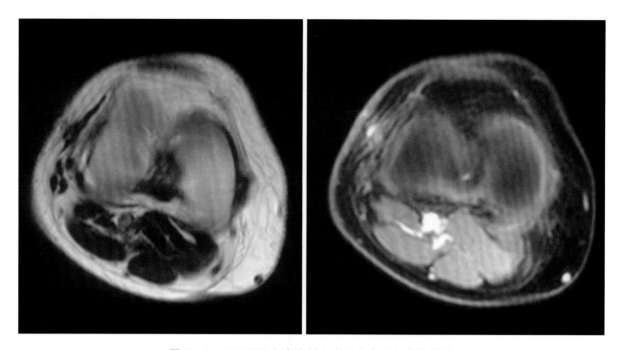

图 23-2 MRI 显示右膝外侧瘢痕下方皮下条索状信号

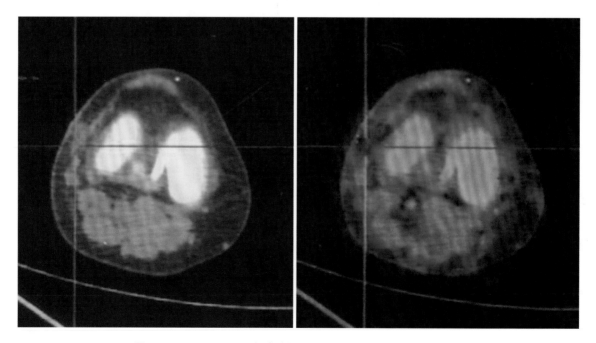

图 23-3 PET-CT 显示右膝外侧切口下方 FDG 不均匀轻度摄取

局部解剖

1. 膝关节由股骨、胫骨、髌骨构成，包绕关节囊。关节囊和皮下之间肌肉组织少，肌腱多（图 23-4 ）。

2. 膝关节活动度大。

3. 膝关节周围皮下恶性肿瘤广泛切除后，皮肤有缺损，深层只有关节囊，需要良好的皮肤覆盖。单纯植皮有不成活风险，植皮最主要的缺点是瘢痕挛缩，影响膝关节屈伸功能。

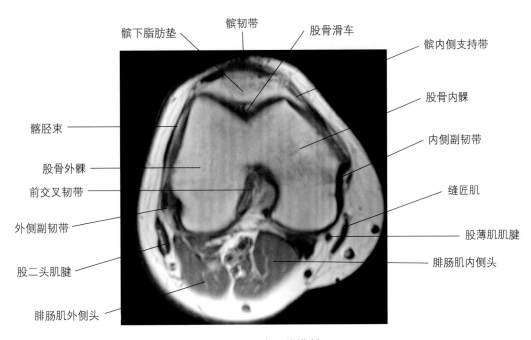

图 23-4　膝关节横断面

术前规划

1. 此病例术前没有做 MRI，只有彩超和手术记录描述，只能依据手术瘢痕和术后 MRI 异常信号灶确定肿瘤范围。病灶位于膝关节外侧皮下，范围约 4 cm。

2. 扩大切除范围：皮肤距病灶距离为 3 ~ 5 cm，包括皮肤、皮下组织及深筋膜。深层保留关节囊。

3. 皮肤缺损覆盖：由于膝关节周围植皮不易成活，瘢痕挛缩会影响膝关节活动度，以皮瓣转移为首选。此病例拟用大腿外侧穿支皮瓣（图 23-5A、B ）。

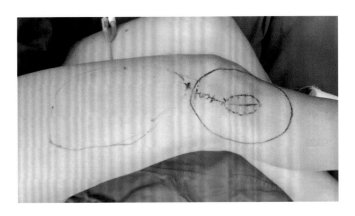

图 23-5A　膝关节外侧广泛切除，大腿外侧穿支皮瓣转移切口设计图

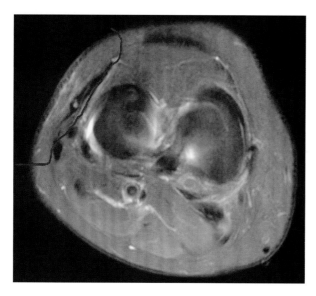

图 23-5B　膝关节外侧广泛切除，切除皮肤、皮下组织及深筋膜

手术操作

1. 患者麻醉后取平卧位。常规碘酒、乙醇消毒，铺无菌巾。

2. 首先标记病灶范围，距病灶 4 cm 为切除边界（图 23-5）。

3. 沿切口线逐层切开皮肤、皮下组织及深筋膜，深层从关节囊表面锐性分离，切除病灶所在皮肤、皮下组织及深筋膜（图 23-6）。剩余组织基底为膝关节关节囊及肌腱起点。

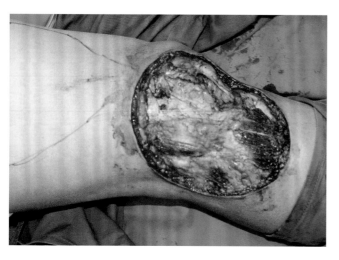

图 23-6　按照术前设计切除肿瘤

4. 皮瓣转移：切取大腿皮瓣，远端穿支为蒂，予以保护。皮瓣旋转 180°，覆盖膝关节创面（图 23-7、图 23-8、图 23-9）。

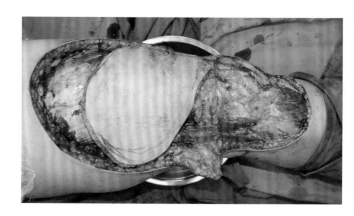

图 23-7　切取大腿皮瓣

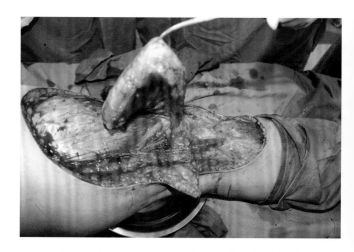

图 23-8　大腿远端外侧穿支为蒂，予以保护

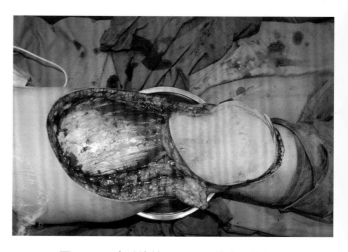

图 23-9　皮瓣旋转 180°，覆盖膝关节创面

5. 充分止血，冲洗切口后缝合皮瓣，放置引流条，约每 5 cm 放置 1 根引流条。取同侧大腿皮肤，游离植皮（图 23-10）。

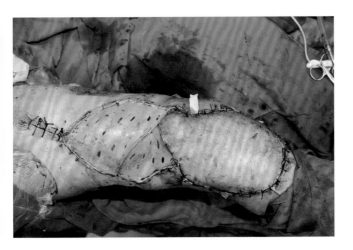

图 23-10　缝合皮瓣，放引流条，取皮植皮

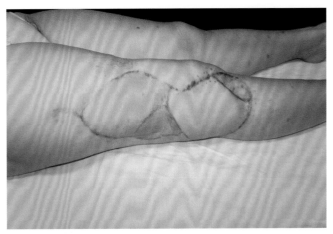

图 23-11　局部植皮，皮瓣愈合好

术后处理

1. 皮瓣上方敷料开窗，观察皮瓣血运情况。

2. 术后 24 ~ 48 小时拔除引流条。

3. 术前半小时预防使用抗生素一次，术后预防深静脉血栓。

4. 术后 1 周，打开植皮区切口，如植皮成活，皮瓣血运良好，可以出院。

5. 术后应长期随访，观察局部肿瘤是否复发，是否远隔转移。此患者术后 3 年随访，局部切口愈合好（图 23-11）。局部彩超检查显示未见复发，腹股沟淋巴结无肿大。胸部 CT 检查显示：无肺转移。

术后评估

1. 标本评估

术后切除标本经福尔马林固定后，从外观和各向剖面，确认是否达到术前计划的外科边界（图 23-12 至图 23-14）。

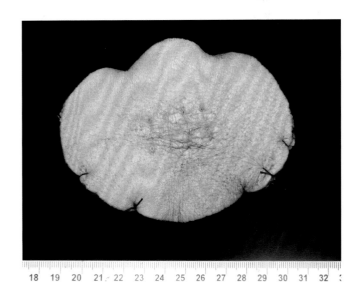

图 23-12　标本外侧面，可见切除的原手术瘢痕

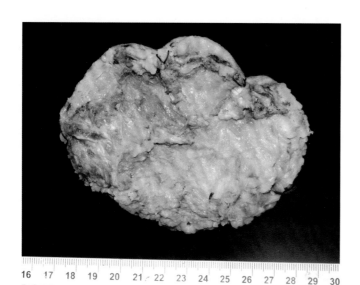

图 23-13 标本内侧面

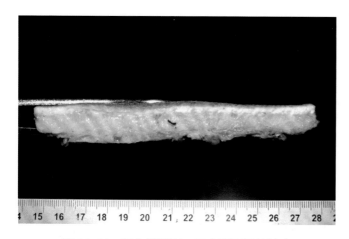

图 23-14 标本横断面，无肉眼可见的肿瘤

2. 病理评估

术后病理报告：切除组织未见肿瘤。

专家点评

软组织肉瘤常发生于深筋膜深层，深筋膜浅层肉瘤少见。

对于深筋膜浅层软组织肿瘤，生长较快的，要警惕恶性。此患者病史短，彩超提示低回声实性结节，有血流信号，已经有恶性可能，术前应行进一步检查，如 MRI、穿刺活检等明确诊断，避免非计划切除。

皮下软组织肉瘤首选外科治疗，切除应达到广泛的外科边界。皮肤切缘应该距肿瘤边界 3～5 cm。非计划切除后肿瘤边界根据 MRI 信号异常区来界定，术后病理可以为阴性。

膝关节周围皮下肌肉少，多为关节囊和肌腱，直接植皮有不成活风险。而且膝关节活动度大，植皮容易瘢痕挛缩，影响膝关节功能，所以首选皮瓣转移。

肉瘤远隔转移途径主要为血行转移和淋巴转移，所以术后随诊重点为肺和区域淋巴结。

（鱼　锋）

第24章 膝关节内侧肿瘤切除＋腓肠肌内侧头移位＋游离植皮术

手术指征

1. 膝关节周围软组织主要为肌腱及韧带，无肌肉覆盖。发生于该部位的骨与软组织肿瘤经广泛切除后，遗留较大软组织缺损及骨关节外露。膝关节周围缺乏肌肉等较为疏松的软组织闭合切口，因此常常采用腓肠肌内外侧头逆行肌皮瓣来修复创面，保留膝关节功能。

2. 由于腓肠肌肌皮瓣或肌瓣血运丰富，是填充腔隙及修补软组织缺损的良好材料，特别适用于治疗胫骨上、中段和股骨下端骨与软组织肿瘤切除后造成的骨与软组织缺损。与传统带蒂的肌瓣相比，其具有体积大、血运丰富、不受长宽限制的优点。

病例资料

患者男性，47岁。主因"左膝发现肿物9个月，术后2个月，复发1个月"入院。患者9个月前无明显诱因发现左膝内侧包块，约蚕豆大小，无疼痛及压痛，肢体活动不受影响。包块渐增大。患者2个月前于当地医院就诊并行手术切除，术后病理提示"小细胞恶性肿瘤"，遂来我院进行治疗。

入院查体：患者无行走异常，左膝内侧可见长约8 cm的手术瘢痕，并可见8 cm×8 cm大小的陈旧植皮区，植皮愈合良好，无红肿、渗出及化脓表现。左膝上方内侧可见3 cm×3 cm×3 cm大小肿物，无红肿，未见静脉曲张及破溃，皮温不高，包块边界清晰，质韧，活动度差，无明显压痛。左膝活动无受限（图24-1）。

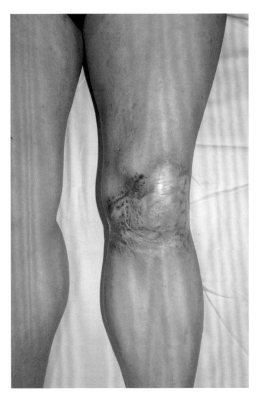

图24-1 肿瘤位于膝关节内侧手术瘢痕附近

影像学表现：左膝关节骨质未见破坏，CT及MRI提示：肿物位于左膝关节股骨髁内侧皮下，形状不规则，未突破深筋膜，质地不均匀，T_1加权像呈低信号，T_2抑脂像为高信号（图24-2、图24-3）。

入院诊断：膝关节软组织恶性肿瘤术后复发（左）。

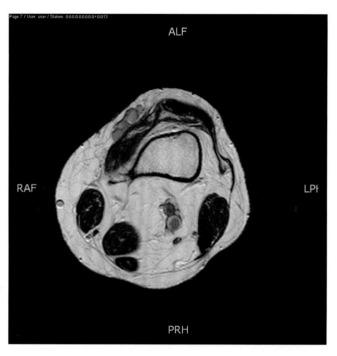

图24-2　T_1加权像显示肿瘤位于浅筋膜内，没有突破深筋膜

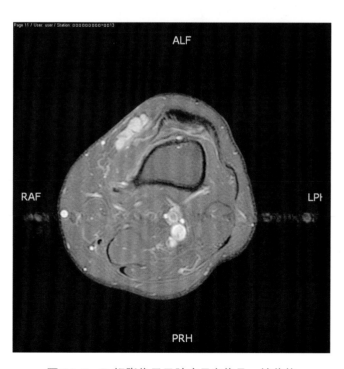

图24-3　T_2抑脂像显示肿瘤呈高信号，结节状

局部解剖

1. 膝关节周围是骨与软组织良恶性肿瘤最常见部位。该部位主要由质地坚韧的肌腱及韧带所覆盖，肿瘤切除后造成的软组织缺损很难通过对周围软组织分离牵拉来修补。

2. 腓肠肌分为两个头，内侧头起于股骨内上髁的腘面及膝关节囊的后面，外侧头起于股骨外髁的后方，两头的肌腹在腘窝的下方汇合，以共同的腱性部分止于小腿三头肌腱。其主要功能是使膝关节屈曲。内侧头肌腹长约23 cm，最宽处约6 cm；外侧头肌腹长约21 cm，宽约4.5 cm，血液供应来自腘动脉发出的腓肠内侧动脉及腓肠外侧动脉。该动脉在腘窝中线内、外侧2 cm处分别进入肌肉内，同名静脉及神经与之伴行，血管神经束长为4～6 cm，供应整个肌肉（图24-4、图24-5）。

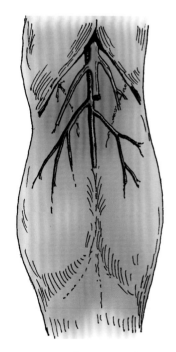

图24-4　显示腓肠肌内、外侧头血运

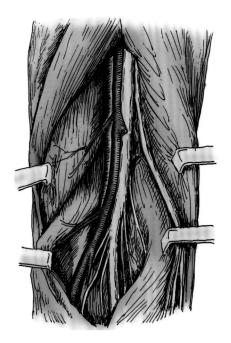

图 24-5　显示腓肠肌内、外侧头神经支配

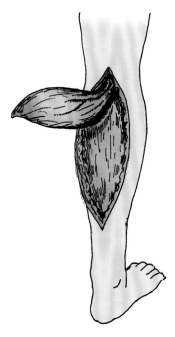

图 24-7　腓肠肌肌皮瓣外观

3. 小腿后侧皮肤的血供，除上述肌皮支外，尚有腘动脉的直接皮动脉、隐动脉的皮动脉以及胫后动脉的内侧肌间隙动脉。因此，腓肠肌内、外侧头肌皮瓣，其上皮肤可切取范围可以大于肌腹，远端可达内踝上5 cm、外踝上 8 ~ 10 cm（图 24-6、图 24-7）。

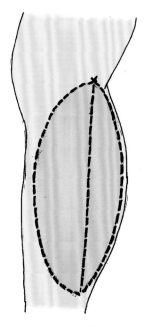

图 24-6　显示腓肠肌肌皮瓣切取范围

术前规划

该患者诊断明确，为软组织恶性肿瘤术后复发。肿瘤位于皮下，未突破深筋膜，且瘤体较小，因此应进行肿瘤局部广泛切除，防止肿瘤复发及转移。手术切口应距离肿瘤边缘及上次手术边缘 3 cm，切除范围包括皮肤、皮下组织、深筋膜及其下部分肌肉组织。肿瘤切除后，遗留的较大软组织缺损及骨关节外露，采用腓肠肌内侧头覆盖，皮肤缺损采用游离植皮覆盖。

手术操作

1. 患者麻醉成功后取仰卧位，常规消毒铺巾，止血带下手术以减少术中出血。

2. 距离肿瘤及原手术瘢痕 3 cm 做类圆形切口（图24-8），切除切口范围内的皮肤、皮下组织、瘢痕组织、深筋膜及其下部分肌肉组织，将肿瘤完整切除（图24-9、图 24-10）。

161

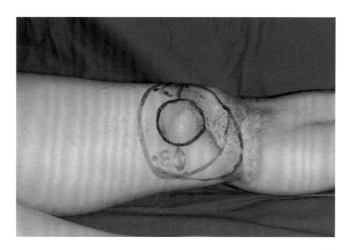

图 24-8　距肿瘤边缘及手术瘢痕 3 cm 类圆形切口

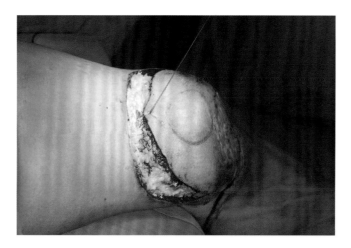

图 24-9　切开皮肤及皮下组织

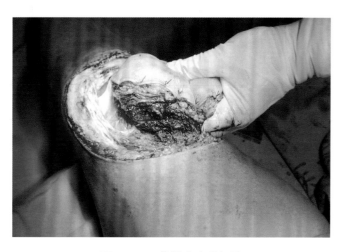

图 24-10　将肿瘤完整切除

3.于小腿后侧正中做纵切口，分离显露腓肠肌内、外侧头，游离腓肠肌并与肌腱部切断，制成腓肠肌内侧头肌瓣，手术中勿损伤其滋养血管（图 24-11、图 24-12）。

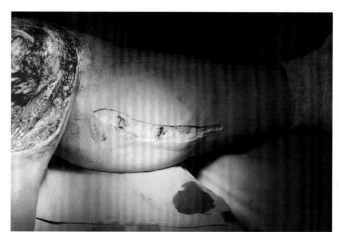

图 24-11　小腿后正中做纵切口

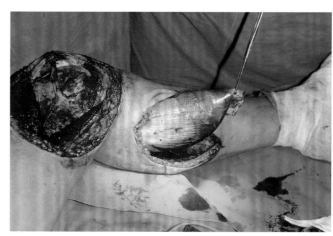

图 24-12　游离腓肠肌内侧头

4.游离左膝关节内侧皮下组织，将腓肠肌内侧头从皮下牵至膝关节内侧软组织缺损处（图 24-13）。创面严密止血后，用腓肠肌肌瓣覆盖膝关节骨创面，肌瓣下方放置负压引流管 1 根，展开肌瓣覆盖创面，将切缘皮肤与肌瓣缝合。于同侧大腿内侧取游离皮肤，覆盖于肌瓣表面皮肤缺损处，打包加压包扎植皮区（图 24-13、图 24-14、图 24-15）。

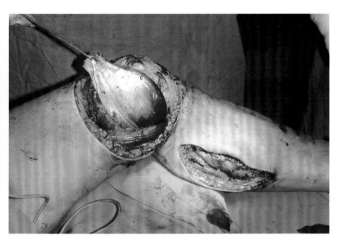

图 24-13　将腓肠肌内侧头从皮下牵至切口处

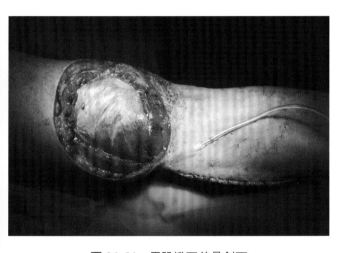

图 24-14　用肌瓣覆盖骨创面

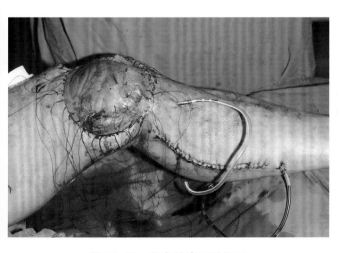

图 24-15　游离植皮覆盖切口

术后处理

　　术后放置负压引流管 1 根，待全天（24 小时）引流量少于 20 ml 时拔除。术中及术后应用抗生素。术后卧床 4 ~ 6 周，待软组织愈合后开始关节屈伸功能锻炼和下地行走训练。卧床期间即可开始肌肉等长收缩的训练。

　　需要术后化疗的患者，如化验检查无异常，可从术后 2 周（切口愈合拆线后）开始化疗。如切口延迟愈合，一般应等到切口愈合后再开始化疗，因为化疗对于切口愈合有一定影响。

　　如认为肿瘤切除范围不够广泛边界，术后可给予放疗。

术后评估

　　1. 标本评估

　　术后切除标本经福尔马林固定后，从外观和各向剖面，确认是否达到术前计划的外科边界（图 24-16 至图 24-19）。

　　2. 病理评估

　　术后病理报告：小细胞恶性肿瘤。

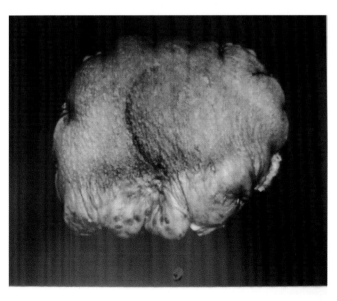

图 24-16　显示标本正面外观，切口距肿瘤边缘 3 cm

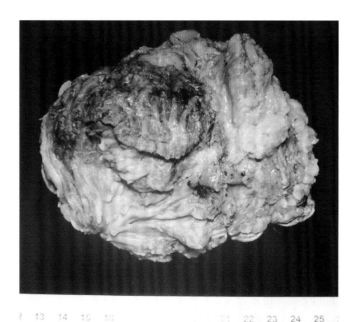

图 24-17 显示标本背面,深筋膜及部分肌肉随肿瘤一起切除

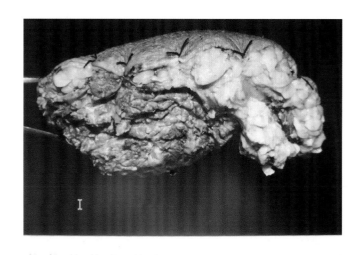

图 24-18 显示标本切缘干净,无肿瘤残留

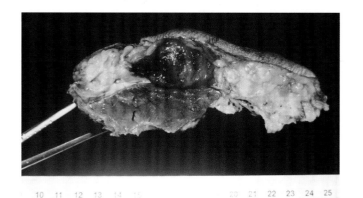

图 24-19 显示肿瘤周围有足够的软组织覆盖

专家点评

软组织肉瘤是肢体常见的软组织肿瘤之一。常发生于深筋膜深层、肌肉组织内或肌肉间隙内。发生在上述部位的软组织肿瘤,如果体积较大,术前一定要进行穿刺活检明确诊断后,再进行外科治疗。

对于深筋膜浅层软组织肿瘤,体积较小者(一般长径小于 5 cm),良性较为多见,如肿瘤边界清晰且活动度好,可以直接做切除活检。如果术后病理考虑为恶性,且切缘为阳性,应尽早进行扩大切除。因软组织肿瘤影像学特征多不典型,所以穿刺活检显得更为重要。大部分的软组织肉瘤放化疗不很敏感,所以外科治疗,切除达到广泛的外科边界,至关重要。放疗一般应用于因解剖或其他原因无法达到边界要求者。近年术前放疗报道较多,但效果得到广泛认可,尚需时间。

因大部分的软组织肉瘤化疗不十分敏感,所以术后是否化疗,意见不统一。但多数学者认为高度恶性软组织肉瘤术后应行化疗。

软组织肉瘤除肺转移外,区域淋巴结转移也较为常见,所以术后随诊的重点应放在这两个部位。

(刘文生)

第25章 腘窝神经鞘瘤切除术

手术指征

1. 腘窝神经鞘瘤，或其他软组织良性肿瘤。

2. 肿瘤水平重要血管神经束均位于肿瘤间室外或反应区外，手术中可疏松分离。

3. 广泛切除肿瘤后，存留可接受的软组织覆盖；或通过软组织转移获得可接受的软组织覆盖。

病例资料

患者女性，30岁。右膝后侧疼痛不适5年，渐加重伴右足背疼痛不适。2个月前发现腘窝软组织肿物，轻压痛并向远端放射。行B超和MRI检查发现右大腿远端后侧软组织肿物，怀疑肿瘤来我院就诊。门诊以软组织肿瘤收入院。

入院查体：患者可基本正常行走，右腘窝处可扪及软组织肿块，表面皮肤颜色正常。触诊肿物中等硬度，轻度活动，轻压痛，Tinel征阳性。膝关节活动未见明显受限。

影像学表现：B超提示右腘窝软组织肿物，神经来源可能性大。MRI显示腘窝软组织肿物，与腓总神经关系密切（图25-1）。增强后，未见明确实质性强化灶。

入院后临床诊断：神经鞘瘤。

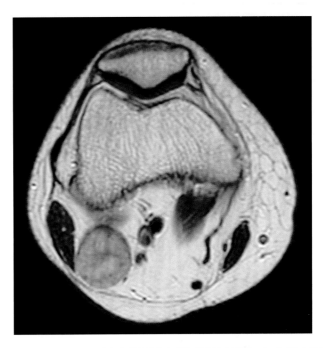

图25-1　MRI显示肿瘤范围及与周围结构关系，与血管之间有较厚的软组织间隔

局部解剖

1. 腘窝是膝后方血管、神经通行之处，大致呈菱形，其上外界为股二头肌，上内界主要为半腱肌和半膜肌，下内界为腓肠肌内侧头，下外界为腓肠肌外侧头。其内容物为胫神经、腓总神经、腘静脉和腘动脉。

2. 该部位多为疏松结缔组织，无明显自然屏障，若有恶性肿瘤生长，则局部切除手术很难达到理想外科边界，为降低复发风险，常常建议行截肢术。良性肿瘤仅需行边缘切除，则难度大大降低。

3. 该部位多有重要血管、神经（图 25-2），术中需仔细分离，注意避免损伤，及时妥善止血。避免神经过度牵拉，否则可能产生神经症状。

4. 腘浅淋巴结收纳小腿后外侧面和足外侧的淋巴液，注入腘深淋巴结，腘深淋巴结同时还收纳足和小腿深淋巴管内的淋巴液。腘窝前哨淋巴结活检及腘窝淋巴结清扫时需探寻这两组淋巴结。

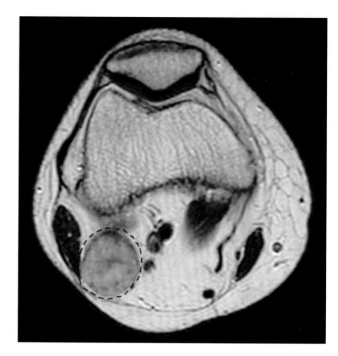

图 25-3　切除范围模式图

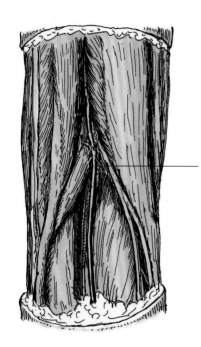

腘动静脉及胫神经

图 25-2　腘窝及局部血管、神经解剖图

手术操作

1. 患者麻醉后取俯卧位。因肿物较小，故以肿物为中心做纵弧形切口，切口位于股二头肌腱内侧缘（图 25-4）。若探查范围较大，则需行"S"形切口。

术前规划

此病例肿瘤处于腘窝内，临床及影像学都诊断为神经鞘瘤。根据影像学检查显示，肿物位于腘窝部位，血管神经束外侧，此处为腓总神经走行，且患者 Tinel 征阳性，向小腿外侧及足背放射，故初步认定肿瘤位于腓总神经。对于此部位神经，如进行穿刺活检，易造成神经损伤，且肿瘤距离血管较近，也容易造成血管损伤，故此患者宜行切除活检术，切除范围仅包括肿瘤即可（图 25-3）。

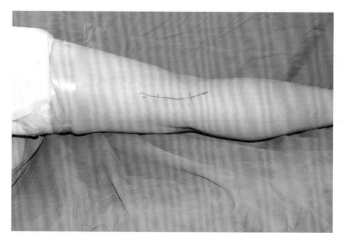

图 25-4　手术切口

2. 沿切口线逐层切开皮肤及皮下组织（图 25-5）。如术前曾行活检术，诊断为恶性肿瘤，术中则应切除活检道。

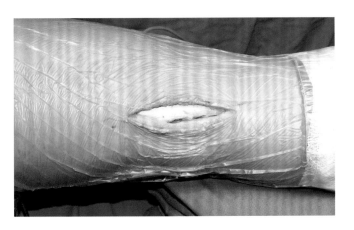

图 25-5　切开皮肤及皮下组织

3. 切开深筋膜，可见深层为股二头肌腱，肿物位于股二头肌腱内下方（图 25-6）。

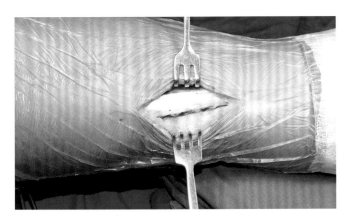

图 25-6A　显露股二头肌

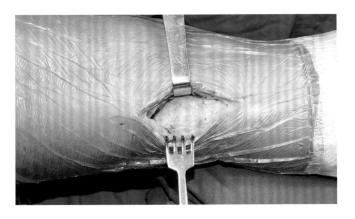

图 25-6B　拉开股二头肌，显露至肿物表层

4. 从肿瘤表面向两侧分离，完全显露肿物，见其与腓总神经关系密切（图 25-7）。

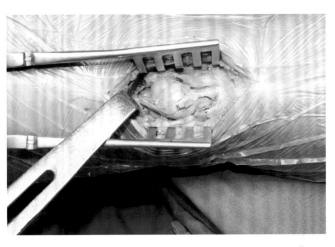

图 25-7　显露肿物及其与神经的关系

5. 神经鞘瘤往往可剥离表面包膜，一方面减少出血，另一方面更易与神经分离进而保护神经功能（图 25-8）。

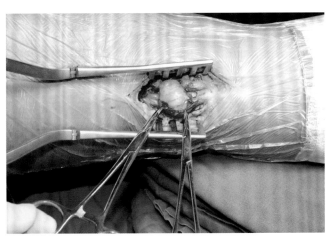

图 25-8　剥离肿瘤表面包膜

6. 自包膜内分离肿瘤，最终可见两端仍各有一束神经进入肿瘤，这部分神经则需切断（图 25-9）。

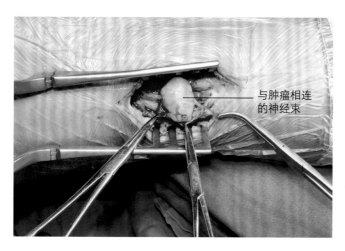

图 25-9 完全显露肿瘤

7. 切除肿瘤，可见大部分神经束保留（图 25-10）。

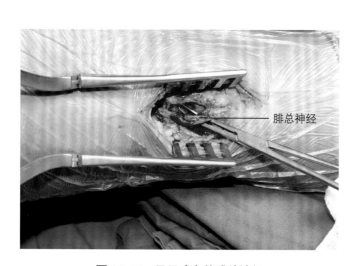

图 25-10 显示残存的腓总神经

8. 止血后冲洗切口，放置负压引流管 1 根，逐层缝合皮下组织和皮肤（图 25-11）。

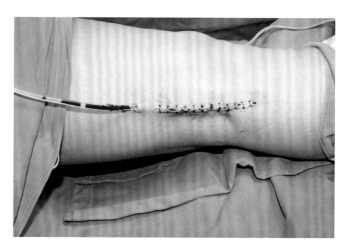

图 25-11 切口缝合后

术后处理

1. 术后放置负压引流管 1 根，待全天（24 小时）引流量少于 20 ml 时拔除。注意观察相应神经功能。

2. 术后卧床 2～3 周，卧床期间即可开始肌肉等长收缩的训练。

3. 待软组织愈合后开始关节屈伸功能锻炼和下地行走训练。

术后评估

1. 标本评估

术后切除标本外观及剖面见图 25-12。

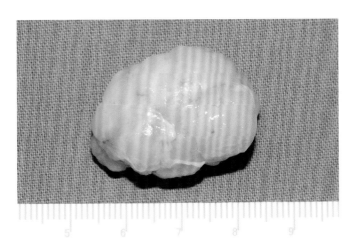

图 25-12A　标本前面

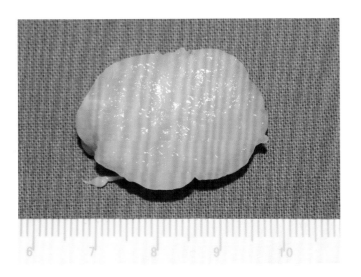

图 25-12B　标本剖面

2. 病理评估

术后病理报告：神经鞘瘤。

专家点评

神经鞘瘤是肢体常见的软组织良性肿瘤之一。常发生于深筋膜深层、肌肉组织内或肌肉间隙内，但也可发生于筋膜浅层，可能与主要神经关系密切，也可能仅为近终末端的分支。神经鞘瘤为施万细胞发生的肿瘤，故通常神经束会走行于肿瘤包膜表面，而易于与肿瘤分离。而神经纤维瘤则往往难以与神经主干分离，进而造成术后功能损失较大。

对于位于深筋膜深层、体积较大的神经鞘瘤（一般长径大于 5 cm），需警惕恶性可能。因软组织肿瘤影像学特征多不典型，所以穿刺活检显得更为重要。但对于体积较大的病灶，因组织分化不均，穿刺活检的可靠性较低。

对于良性肿瘤，大部分可以行边缘切除，复发率较低，故为减少出血并尽可能保留神经功能，神经鞘瘤切除时应尽可能在肿瘤包膜内进行，此点对于位于骨盆骶尾部的肿瘤尤为重要。术后随诊的重点应放在是否复发，同样可以 B 超作为主要筛查手段，有怀疑者应进一步行 MRI 检查。

（马　珂）

第 26 章　腘窝部软组织肉瘤切除术

手术指征

1. 腘窝附近软组织肉瘤，部分转移性软组织肿瘤。

2. 肿瘤水平血管、胫神经和腓总神经未受侵，位于肿瘤间室外或反应区外，手术中可疏松分离。

3. 关节内无裸露肿瘤，关节液未受侵。

4. 广泛切除肿瘤后，存留可接受的软组织覆盖；或通过软组织转移获得可接受的软组织覆盖。

病例资料

患者女性，55 岁。右小腿上段后外侧疼痛、肿胀

3 个月，夜间痛明显，肿胀逐步加重，无关节活动受限，为进一步诊治门诊以 "软组织肿瘤" 收入院。

入院查体：右小腿上段后外侧肤色正常，无静脉曲张及破溃，皮温增高，压痛明显。膝关节无肿胀，无畸形及强迫体位。小腿无发麻，感觉及肌力正常。足背动脉搏动正常。未触及肿大淋巴结。

影像学表现：X 线片上可见小腿后方软组织肿块影。MRI 上可见软组织肿块。PET-CT 可见肿瘤摄取增加（图 26-1 至图 26-3）。

入院诊断为软组织肉瘤，经穿刺活检病理诊断为：梭形细胞肉瘤。

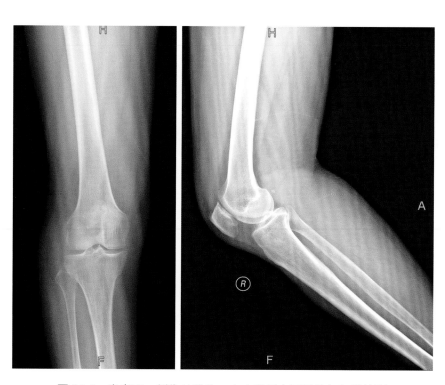

图 26-1　患者正、侧位 X 线片。右小腿后方可见软组织肿块影

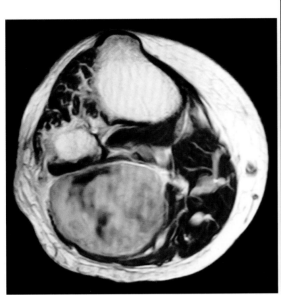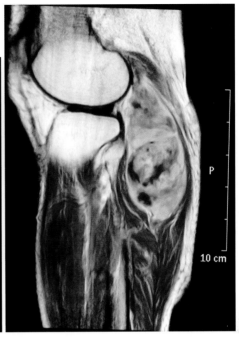

图 26-2　MRI 横断位和矢状位，可见肿瘤位于腓肠肌外侧头

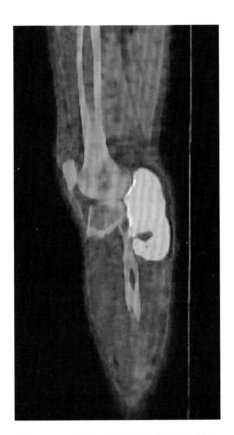

图 26-3　PET-CT 可见肿瘤摄取增加

局部解剖

1. 腘窝是位于膝关节后方的解剖结构，呈菱形，上界内侧为半腱肌、半膜肌，上界外侧为股二头肌，下界为腓肠肌内、外侧头。腘窝底部为股骨远端、关节囊及腘肌，顶部有腘窝深筋膜附着。

2. 动、静脉走行于腘窝中部，动脉位于静脉的深方。

3. 胫神经和腓总神经由坐骨神经分支，在腘窝中腓总神经走行于外侧。

4. 腘窝中填充了疏松的结缔组织，对肿瘤生长的抑制作用较弱，肿瘤可在腘窝中迅速增大。

术前规划

此病例肿瘤处于小腿后方间室内，腓肠肌外侧头受肿瘤侵及。切除范围应包括腓肠肌外侧头，自股骨髁以下将外侧头全部切除，远端应远离肿瘤 5 cm 以上正常肌肉内横断。肿瘤紧贴腓总神经，应在切除肿瘤后对腓总神经进行灭活。原活检道及周围皮肤紧邻肿瘤，应将活检道完整切除。如图 26-4 所示。

171

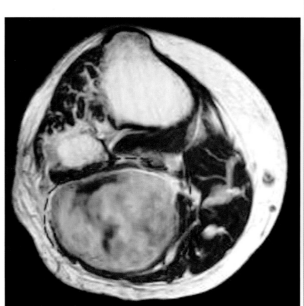

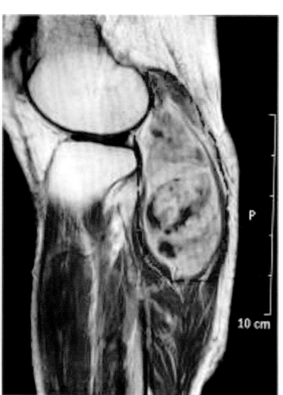

图 26-4　广泛切除范围模式图

手术操作

1. 患者麻醉后取俯卧位，手术在止血带下进行以减少出血。

2. 因肿块偏于后外侧，故取大腿下段后外侧切口，延长至腘窝横行切口，向远端延长至小腿后正中切口。切口经过原穿刺活检道并梭形切除（图 26-5）。

3. 逐层切开皮肤及皮下组织达深筋膜（图 26-6）。

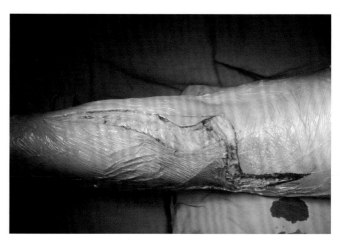

图 26-6　切开皮肤及皮下组织

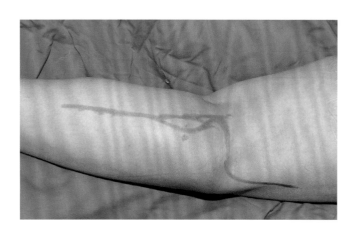

图 26-5　皮肤切口设计

4. 继续分离皮下组织至术前设计的肿瘤边缘（图 26-7）。

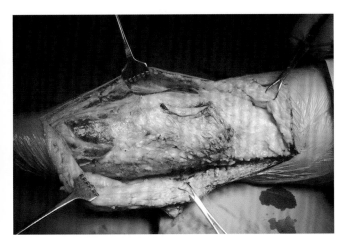

图 26-7　继续分离见到肌肉组织

5. 在切口近端分离显露出胫神经和腓总神经，并对神经进行保护，继续在肿瘤外的肌肉中进行分离（图 26-8、图 26-9）。

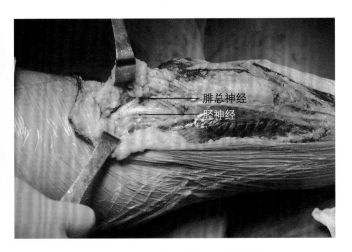

腓总神经
胫神经

图 26-8　显露出胫神经及腓总神经

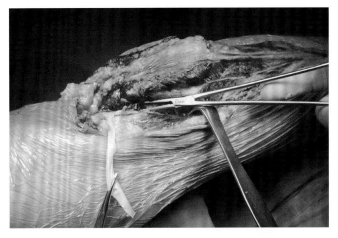

图 26-9　保护神经后继续在肿瘤外的肌肉组织中进行分离

6. 显露并保护胫后动静脉，在胫神经和动静脉的浅层进行分离（图 26-10）。

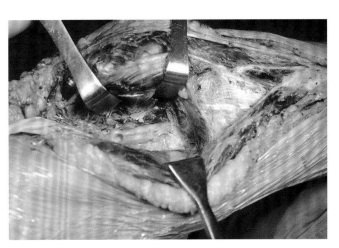

图 26-10　可见胫神经和胫后血管

7. 将腓肠肌继续向远端分离，保护胫神经，直到距肿瘤约 5 cm 水平（图 26-11）。

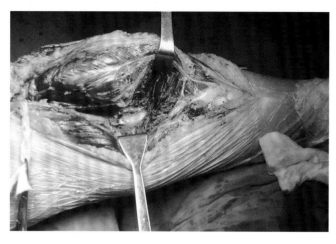

图 26-11 保护胫神经，分离肌肉至远离肿瘤约 5 cm 水平

8. 分离至腓肠肌远端，在远离肿瘤 5 cm 水平切断腓肠肌（图 26-12）。

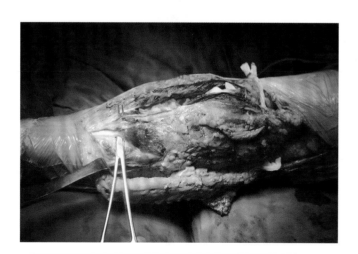

图 26-12 切断腓肠肌远端

9. 往近端分离肿物至腓肠肌外侧头在股骨后髁上的附着（图 26-13）。

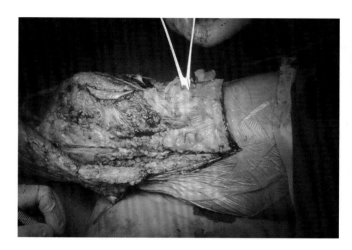

图 26-13 近端分离至股骨髁水平

10. 腘窝中分离并保护腓总神经（图 26-14）。

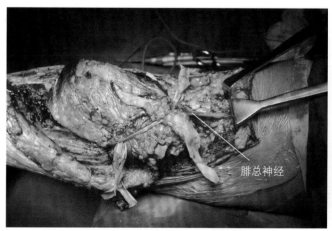

腓总神经

图 26-14 分离并保护腓总神经

11. 自腓肠肌远端切断后保护肌肉组织并在胫神经和胫后动静脉的浅层向近端分离（图 26-15）。

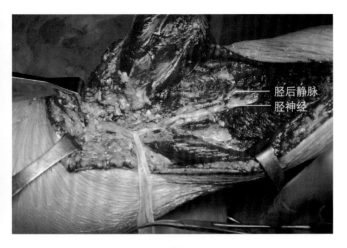

图 26-15　切断腓肠肌远端

12. 分离至股骨髁水平，在腓肠肌外侧头附着处切断，注意保护腓总神经（图 26-16）。

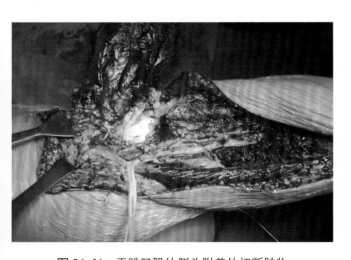

图 26-16　于腓肠肌外侧头附着处切断肿物

13. 仔细在手术创面止血，见胫神经、腓总神经、胫后血管保留完好（图 26-17）。

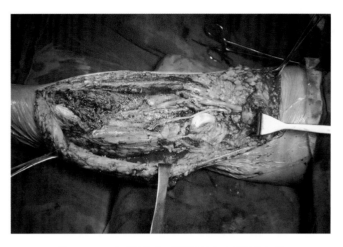

图 26-17　切除肿瘤后可见神经及胫后血管

14. 腓总神经离肿瘤距离近，使用 95% 乙醇对腓总神经进行灭活（图 26-18）。

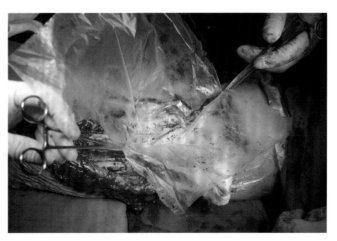

图 26-18　乙醇灭活腓总神经

15. 仔细冲洗切口后留置引流管，逐层缝合关闭切口（图 26-19）。

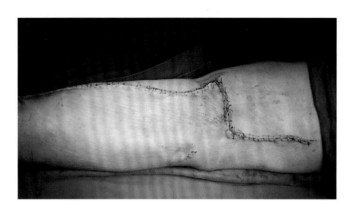

图 26-19　关闭切口

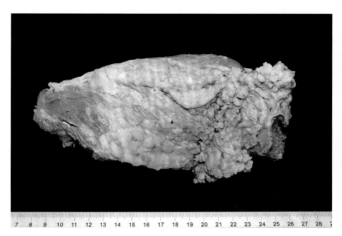

图 26-20A　标本后面，可见活检道被一并切除

术后处理

术后放置负压引流管 1 ~ 2 根，待全天（24 小时）引流量少于 20 ml 时拔除。术中预防性使用抗生素，如使用内置物可延长抗生素使用时间。术后卧床 4 周，待软组织愈合后开始关节屈伸功能锻炼和下地行走训练。卧床期间即可开始肌肉等长收缩的训练。

部分高度恶性的软组织肉瘤需行术后化疗，如化验检查无异常，可于术后 2 周（切口愈合拆线后）开始化疗。如切口延迟愈合，一般应等到切口愈合后再开始化疗，因为化疗药物使用对切口愈合有影响。

术后放疗可提高肿瘤的局部控制率，对于难以达到满意外科广泛边界的患者可予以术后放疗。

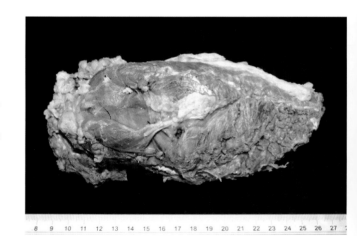

图 26-20B　标本前面

术后评估

1. 标本评估
术后切除标本经福尔马林固定后，从外观和各向剖面，确认是否达到术前计划的外科边界（图 26-20）。

2. 病理评估
术后病理报告：梭形细胞肉瘤。

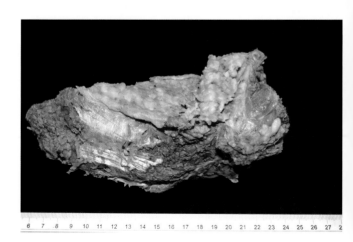

图 26-20C　标本侧面

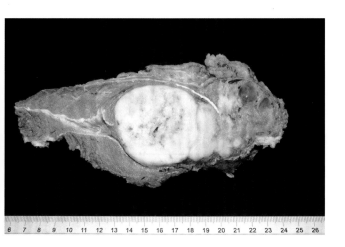

图 26-20D　标本纵剖面

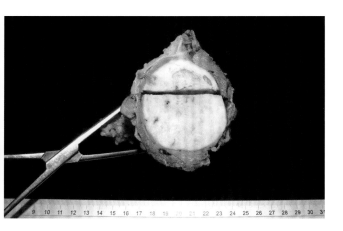

图 26-20E　标本横断面

专家点评

高级别未分化多形性肉瘤是肢体最常见的软组织肉瘤之一，以往也称为恶性纤维组织细胞瘤。肿瘤常位于深筋膜深层，肌肉组织内或肌肉间隙内。MRI 上表现为典型的长 T_1、长 T_2 信号，MRI 对于高级别未分化多形性肉瘤诊断并没有特异性。

对于老年患者、深筋膜深层、直径大于 5 cm 的软组织肿瘤，恶性较为多见，术前穿刺活检对于确定肿瘤性质非常重要。

高度恶性的软组织肉瘤可发生肺转移及区域淋巴结转移，术前完善胸部 CT、区域淋巴结 B 超等检查非常重要，如果条件允许可行 PET-CT 检查。术后随访应包括手术局部、肺部及淋巴结的检查。

（张　清　邓志平）

第27章　腘窝部软组织肉瘤切除 + 大隐静脉重建股血管术

手术指征

1. 腘窝部原发（或复发）软组织肉瘤；良性侵袭性软组织肿瘤；转移性恶性软组织肿瘤。

2. 肿瘤包绕股血管，为手术边界的安全，在切除肿瘤的同时，股血管一并切除。

3. 股血管切除后，可用大隐静脉重建股血管。

4. 广泛切除肿瘤后，存留可接受的软组织覆盖；或通过软组织转移获得可接受的软组织覆盖。

病例资料

患者男性，42 岁。发现大腿后侧肿物 2 周，到当地医院就诊，行 B 超、CT、PET-CT 等检查，发现肿物位于大腿的后侧腘窝部位，腘血管被肿瘤包绕。在当地行穿刺检查，病理报告为：脂肪肉瘤。当地大夫建议患者行截肢手术，患者不同意截肢的手术方案，而到我院就诊。

辅助检查：术前 B 超：腘窝后侧软组织肿块，实性，血供丰富，大小为 10 cm×7 cm×5 cm，血管被包绕。术前 X 线片可见腘窝后方一软组织肿物影（图 27-1）。增强 CT 显示：腘窝后侧有一巨大的软组织肿物，肿物明显强化，腘血管被肿瘤所包绕（图 27-2）。增强 MRI：腘窝部有一长 T_1、长 T_2 信号的软组织肿物，坐骨神经与肿物毗邻，腘血管被肿物所包绕（图 27-3）。术前行血管造影（DSA）：肿物部位血管染色显示腘动脉被挤压变细，腘动脉走行迂曲变形（图 27-4）。

会诊外院活检病理切片：脂肪肉瘤。

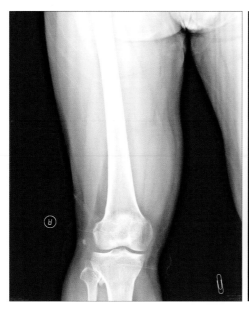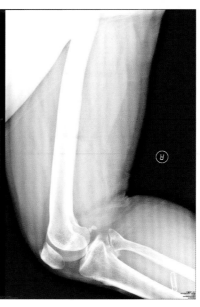

图 27-1　右股骨下段正、侧位 X 线片，可见软组织肿物影

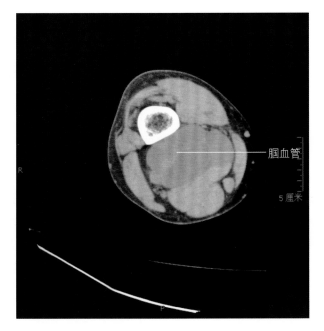

图 27-2　CT 显示肿瘤范围，肿物可被强化，血管位于肿物的中央

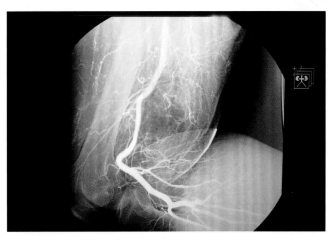

图 27-4　DSA 显示：动脉被挤压变细，走行迂曲变形

局部解剖

1. 腘窝是大腿后侧的一个菱形的窝，由四个边组成。上内界为半腱肌和半膜肌，上外界为股二头肌，下内界为腓肠肌内侧头，下外界为腓肠肌外侧头。

2. 腘窝内有重要的神经和血管通过，其周围填充有大量的脂肪组织。从后侧由浅向深依次为坐骨神经和动、静脉，坐骨神经在腘窝的下部分出胫神经和腓总神经，腓总神经在股二头肌的后侧下行走行在腓肠肌外侧头的表面，走向腓骨颈。坐骨神经的深层为股静脉，再往深层为股动脉。股动脉和股静脉关系紧密，被包在一个血管鞘内，因此腘窝部是动 - 静脉瘘的一个好发部位（图 27-5）。

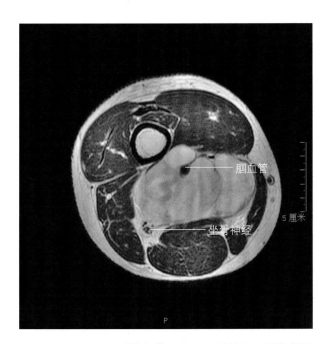

图 27-3　MRI 显示肿物包绕血管，坐骨神经与肿物邻近

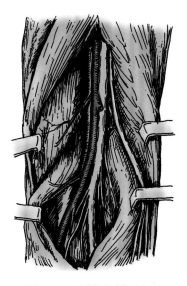

图 27-5　腘窝解剖示意图

术前规划

此病例术前经穿刺活检，病理检查明确诊断为脂肪肉瘤。对于脂肪肉瘤主要治疗方式为手术切除，手术需要达到广泛切除的外科边界。此患者肿瘤处于大腿后方腘窝部，肿瘤包绕动静脉束，并压迫坐骨神经。为达到手术安全外科边界，需将受累血管与肿瘤一同切除，可以进行重建；而如果切除坐骨神经，因重建困难对下肢功能影响较大，此部位可进行边缘切除，术后辅助放疗，减少复发风险。

因此，我们的手术计划是：首先游离未受累的坐骨神经游离并加以保护；其次，切除部分股二头肌、部分半腱肌、部分半膜肌、部分缝匠肌，切除内侧肌间隔及部分股内侧肌，股骨侧切除部分骨膜，使这些正常组织包裹在肿瘤外，获得安全外科边界（图27-6）。股血管和肿瘤一并切除。用对侧大隐静脉来重建股动脉及股静脉。坐骨神经周围进行边缘切除，并将神经鞘膜一同切除。术中植入带锁的髓内针，以便术后放疗，降低肿瘤的局部复发率。植入髓内针以预防放疗后骨折的发生。

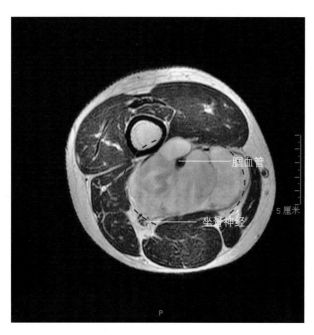

图 27-6　手术切除的范围

手术操作

1. 患者麻醉后取俯卧位，手术在止血带下进行，以减少出血。采用腘窝后侧"S"形切口（图27-7）。由于在外院行的穿刺道不能包括在手术切口中，因此另行切口全层切除穿刺道。

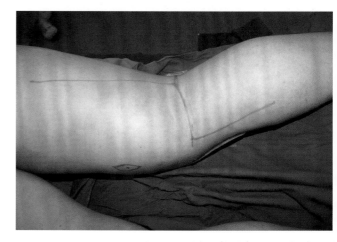

图 27-7　手术切口

2. 先行直切口，切开皮肤、皮下组织及深筋膜，显露出半腱肌与股二头肌（图27-8）。

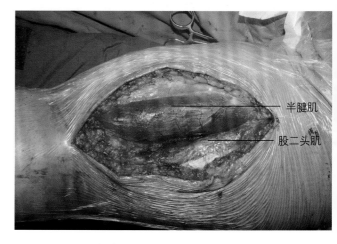

图 27-8　切开皮肤、皮下组织及深筋膜，显露出半腱肌与股二头肌

3. 牵开半腱肌与股二头肌，在肿瘤与股二头肌之间显露坐骨神经（图 27-9）。

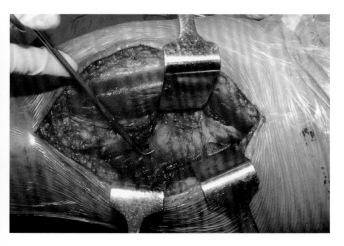

图 27-9　牵开半腱肌和股二头肌，在二者之间显露坐骨神经

4. 显露出坐骨神经后，去除神经鞘膜，加以保护（图 27-10）。牵开半腱肌，显露肿瘤的内界。

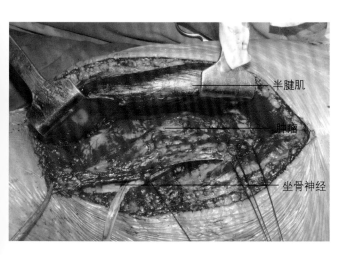

图 27-10　显露出坐骨神经，加以保护

5. 向内下方扩大切口，切开皮肤、皮下组织、深筋膜，显露出半腱肌肌腱及半膜肌肌腱（图 27-11）。

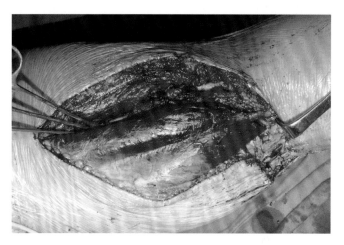

图 27-11　向内下方扩大切口

6. 切断半腱肌肌腱，并加以标记（图 27-12）。

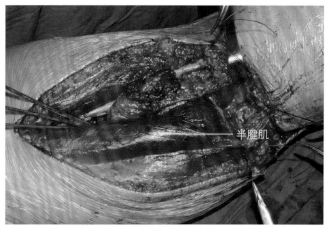

图 27-12　切断半腱肌肌腱

7. 显露出肿物与腘静脉、腘动脉的关系，见肿物包绕腘静脉及腘动脉（图 27-13）。

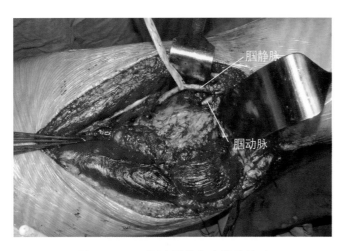

图 27-13 显露出肿物与血管的关系

8. 进一步显腘静脉与肿物的关系，腘静脉穿过肿物，不能与肿物分开（图 27-14）。

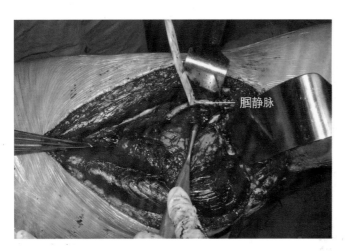

图 27-14 腘静脉穿过肿物，不能与肿物分开

9. 结扎切断腘静脉（图 27-15）。

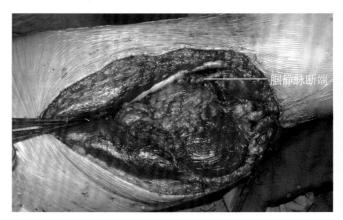

图 27-15 结扎切断腘静脉

10. 按术前设计切除肿瘤，切断腘动脉，加以标记（图 27-16）。

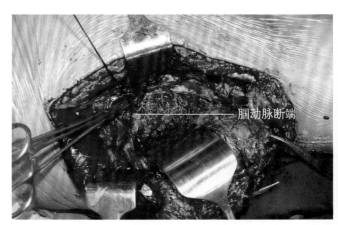

图 27-16 切端腘动脉

11. 完整地切除肿瘤后，用对侧大腿切取的大隐静脉重建腘血管（图 27-17）。

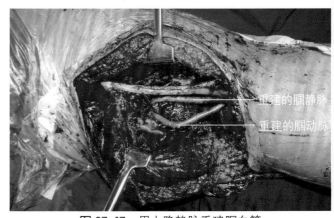

图 27-17 用大隐静脉重建腘血管

12.缝合切断的半腱肌（图 27-18 ）。

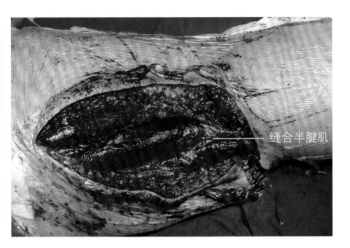

图 27-18　缝合半腱肌

缝合半腱肌

13.止血后冲洗切口，放置负压引流管 1 根，逐层关闭切口（图 27-19 ）。

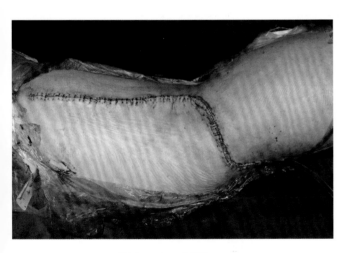

图 27-19　术后切口

14.临时包扎切口，翻身，仰卧位，重新消毒铺单，植入 1 枚倒打的带锁髓内针（图 27-20 ）。

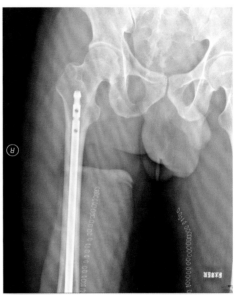

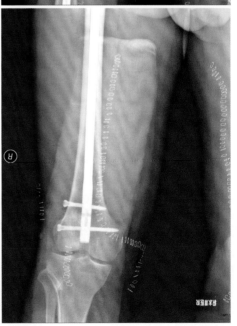

图 27-20　术后正位 X 线片

术后处理

1. 术后放置负压引流管 1 根，密切观察切口引流量的变化，待全天（24 小时）引流量小于 20 ml 时可以拔除切口引流管。

2. 术后给予低分子量肝素抗凝，以预防下肢深静脉血栓的形成，同时预防血管吻合口处发生血栓。密切观察下肢的血液循环，观察肢端的血液供应情况。

3. 术后给予石膏后托固定 3～4 周，待软组织愈合牢固后，给予拆除石膏托。

4. 由于本病例手术边界为边缘切除，为不安全边界，待术后 2～3 周切口愈合后，嘱患者行局部放疗以降低肿瘤局部复发的风险。

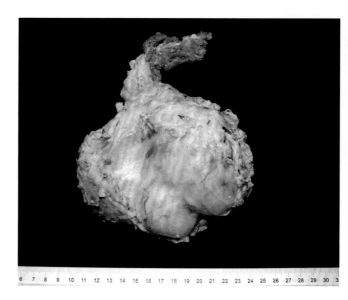

图 27-21B　标本后面

术后评估

1. 影像学评估

见图 27-20。

2. 标本评估

术后切除标本经福尔马林固定后，从外观和各向剖面，确认是否达到术前计划的外科边界（图 27-21）。

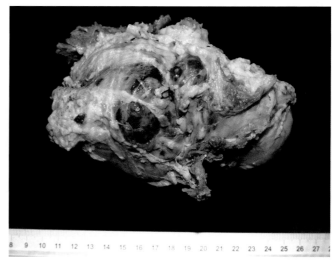

图 27-21C　标本侧面

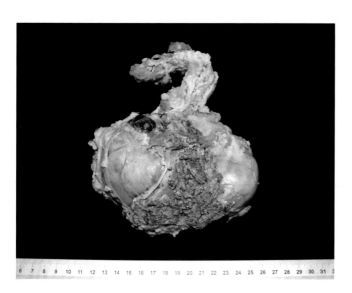

图 27-21A　标本前面

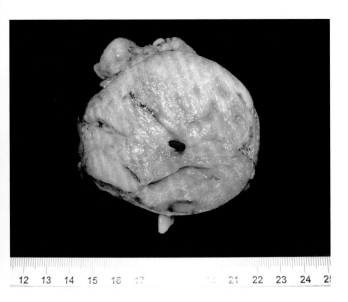

图 27-21D　标本横断面

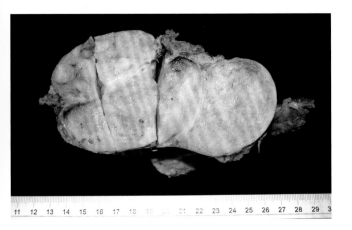

图 27-21E　标本纵剖面

3. 病理评估

术后病理报告：脂肪肉瘤。

专家点评

脂肪肉瘤是肢体最常见的软组织肉瘤之一。一般位于深筋膜深层，直径大于 5 cm。在 MRI 上可表现为与脂肪相似的信号，但在抑脂像上肿瘤的信号不能被抑制。这是与脂肪瘤鉴别的重要方法。脂肪肉瘤最常见的转移部位为肺。国外有文献报道：20% 的脂肪肉瘤患者可有腹膜后转移。因此在临床上，要注意全身及远隔部位的检查，及早发现转移灶。

手术切除是脂肪肉瘤最主要的治疗方法。外科切缘应达到广泛的边缘。本例患者脂肪肉瘤位于腘窝处，肿物包绕血管。为切除肿瘤，需同时切除血管。本例患者用对侧大腿的大隐静脉重建血管。大隐静脉重建血管的优点为：无须终身口服抗凝药。本例患者的外科切缘为边缘切除，为降低患者肿瘤局部复发的风险，术后可以辅助行局部放疗。

（杨发军）

第28章 小腿前外侧筋膜浅层肿瘤切除术

手术指征

1. 位于肢体深筋膜浅层的原发或复发软组织肉瘤，未累及深筋膜，或累及但未突破深筋膜。

2. 位于肢体深筋膜浅层的原发软组织肉瘤非计划切除术后需行扩大切除，前次手术血肿污染范围局限于深筋膜浅层，或累及但未突破深筋膜。

3. 肿瘤未累及重要血管、神经。

4. 肿瘤切除后，残留筋膜或肌肉组织可覆盖骨、血管、肌腱、神经组织的可进行游离植皮，否则需进行皮瓣移植覆盖。

病例资料

患者男性，58 岁。10 个月前无明显诱因发现左小腿外侧包块，大小约 2 cm × 2 cm，轻压痛。10 天前于当地医院就诊，未做任何术前影像学检查即行手术切除术，术后病理示"黏液性纤维肉瘤"。现为求进一步诊治收入院。

入院查体：左小腿中段外侧可见纵行手术切口瘢痕，长约 2 cm，皮肤颜色稍红（图 28-1），皮温不高，未触及包块。右膝关节及踝关节活动如常。

影像学表现：右胫骨正、侧位 X 线片未见异常。右小腿 MRI 显示右小腿中段外侧深筋膜浅层信号异常，累及深筋膜，但未突破深筋膜，T_1 呈低信号、T_2 呈高信号、T_1 抑脂强化呈周缘增强，皮肤可见切口瘢痕表现（图 28-2）。

会诊外院病理：黏液性纤维肉瘤。

入院诊断：左小腿黏液性纤维肉瘤术后。

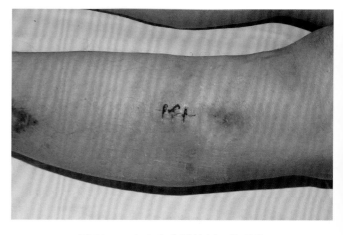

图 28-1 患者左小腿外侧面外观像

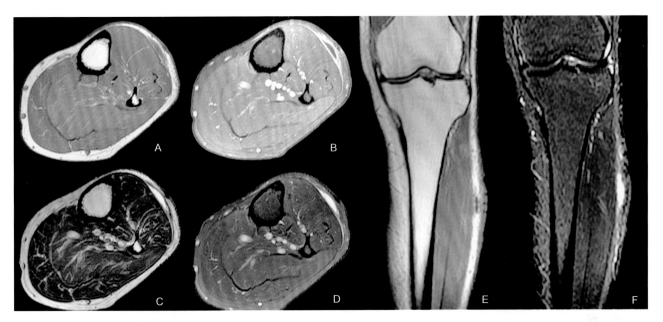

图 28-2　术前 MRI 表现。A. 轴位 T_1 加权像；B. 轴位 T_1 抑脂增强加权像；C. 轴位 T_2 加权像；D. 轴位 T_2 抑脂加权像；E. 冠状位 T_1 加权像；F. 冠状位 T_2 抑脂加权像

局部解剖

　　一般而言，人体软组织为分层结构，但界限并不十分明显，由浅而深分为皮肤、浅筋膜（皮下组织）、深筋膜、肌肉组织。浅筋膜是位于皮肤真皮和深筋膜之间的一层脂肪膜性结构，其致密而厚，含有较多脂肪，有许多结缔组织纤维束与深筋膜相连。深筋膜位于浅筋膜深面，又称固有筋膜，由致密结缔组织构成，遍于全身且互相连续。深筋膜包被肌或肌群、腺体、大血管和神经等形成筋膜鞘。四肢的深筋膜伸入肌群之间与骨相连，分隔肌群，称肌间隔。对于软组织肿瘤的解剖位置，一般是以深筋膜为界而分为深筋膜浅层和深筋膜深层肿瘤，也有部分皮肤起病的肿瘤。

术前规划

　　此病例的病变位于小腿深筋膜浅层，病变及水肿范围累及但未突破深筋膜，因此切除深度应包括皮肤、皮下组织、深筋膜及深筋膜深层肌肉 1～2 cm 厚度，水平范围应以手术瘢痕及水肿范围为中心向外围扩展 3～5 cm（图 28-3）。

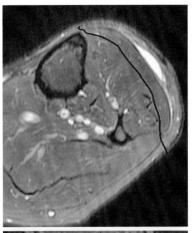
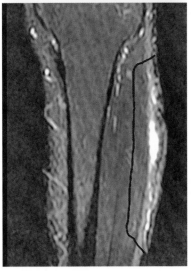

图 28-3　术前设计切除范围示意图

手术操作

1. 患者实施连续硬膜外麻醉后，取平卧位，手术在止血带下进行以减少术中出血。

2. 取以原手术切口为中心 3~5 cm 距离的椭圆形切口（图 28-4）。

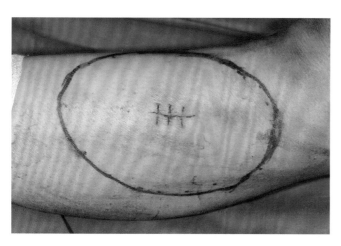

图 28-4　手术切口设计

3. 沿手术切口线逐层切开皮肤、皮下组织直至深筋膜（图 28-5）。

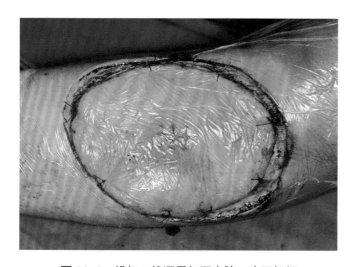

图 28-5　沿切口线逐层切开皮肤、皮下组织

4. 因术前 MRI 显示肿瘤水肿范围已累及深筋膜，故将深筋膜及深层厚约 1 cm 肌肉组织一同切除以达到广泛的外科边界。为防止脱落，注意将切除的皮肤及皮下组织与深筋膜全层边缘缝合（图 28-6、图 28-7）。

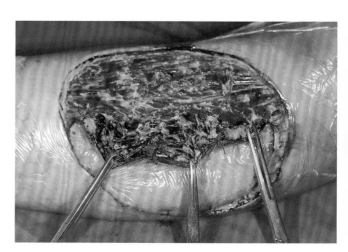

图 28-6　切除部分包括皮肤、皮下组织、深筋膜及厚约 1 cm 肌肉，注意将各层组织边缘缝合以防剥开

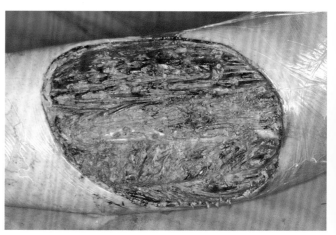

图 28-7　肿瘤切除后外观像

5. 充分止血、冲洗切口后，取同侧大腿中厚游离皮片，大小与皮肤缺损处相仿，在皮片上划开多个小裂口以利于引流。将皮片覆盖于皮肤缺损处，其边缘与正常皮肤边缘缝合，以多量网眼纱将皮片压至肌肉表面并打包加压包扎（图 28-8 ）。

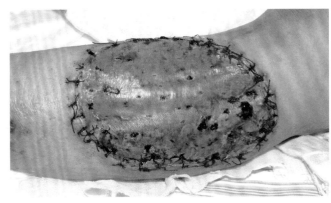

图 28-9　术后患者切口外观像，显示游离植皮存活、覆盖良好

需要术后放化疗的患者，如化验检查无异常，可于术后 2 周（切口愈合拆线后）后开始放化疗；如切口延迟愈合，一般应等到切口愈合后再开始放化疗，因为放化疗对于切口愈合均有一定的影响。

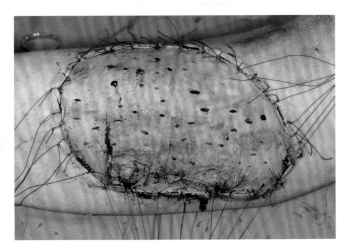

图 28-8　取中厚游离皮片移植覆盖皮肤缺损处

术后处理

如果是游离植皮，一般不放置引流；如果是皮瓣移植，则视情况放置引流条、半管或负压引流管，引流条和半管可于次日（24 小时后）拔除，负压引流管需待全天（24 小时）引流量少于 20 ml 时拔除。术中及术后应用抗生素。如果是游离植皮，术后卧床 2 周，待植皮存活后再下地活动；如果是皮瓣移植，则一般术后卧床 3~4 周，待软组织愈合后再开始关节屈伸功能锻炼和下地行走训练。

游离植皮一般在术后 7~10 天拆开加压包扎敷料，以观察游离植皮存活情况；皮瓣移植则需每日观察皮瓣血运状况（图 28-9 ）。

术后评估

1.标本评估

术后切除标本经福尔马林固定后，从外观和各向剖面，确认是否达到术前计划的外科边界（图 28-10、图 28-11、图 28-12 ）。

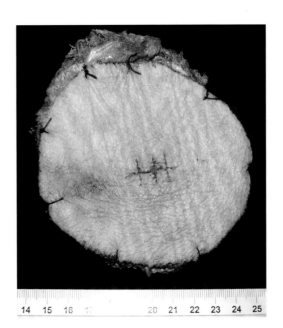

图 28-10　术后标本表面观，可见原手术切口瘢痕，手术切缘距瘢痕各向均超过 3 cm

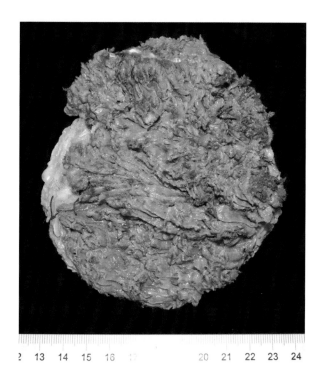

图 28-11　术后标本深面观，可见正常肌肉组织覆盖

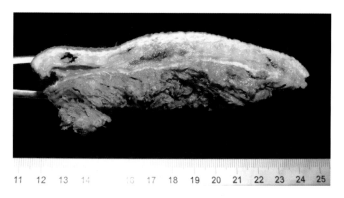

图 28-12　术后标本纵剖面观，可见病变位于深筋膜浅层，手术切缘纵向距病变组织超过 3 cm、深层有深筋膜和约 1 cm 厚度肌肉组织覆盖

2. 病理评估

术后病理报告：黏液性纤维肉瘤。

专家点评

一般认为，四肢深筋膜浅层肿瘤以良性肿瘤最多见，尤其是最大径小于 5 cm 者，但这并不绝对，也常常有恶性肿瘤出现，最常见的包括皮肤隆突纤维肉瘤、滑膜肉瘤、未分化多形性肉瘤（恶性纤维组织细胞瘤）、纤维肉瘤等。

四肢深筋膜浅层恶性肿瘤由于位置表浅，常常会被较早发现，但误诊为良性肿瘤的机会较高，常会被非计划性切除，甚至没有原始影像资料。因此在诊断时还应遵循一定的诊断步骤，完善影像学资料，最常用的是 MRI，必要时应行术前穿刺活检以明确病理诊断。除非是预计活检会带来更大软组织污染，否则一般不进行切除活检。

对于发生于四肢深筋膜浅层的恶性肿瘤，由于深筋膜是一层致密、少血运的组织，可以很好地阻挡肿瘤向深部发展，因此大多数并未突破深筋膜，这类肿瘤在切除时的深度包含深筋膜及 1~2 cm 肌肉即可。少数也可突破深筋膜，则需按照深筋膜深层恶性肿瘤的外科切除边界处理。一般情况下，深筋膜浅层恶性肿瘤的切除深度应包括皮肤、皮下组织、深筋膜及深筋膜深层肌肉 1~2 cm 厚度，水平范围应以手术瘢痕及肿瘤和水肿范围为中心向外围扩展 3~5 cm。

对于非计划切除术后需施行扩大切除的病例，外科边界的确定不但要参照肿瘤切除前的原始侵犯范围，还要确定非计划切除手术所影响到的范围，以此确定适宜的外科手术边界。

（王　涛）

第29章 小腿外侧深层软组织肉瘤切除＋部分腓骨切除术

手术指征

1. 病变位于小腿外侧，近端及中段深层。
2. 肿瘤未累及小腿主要血管。
3. 肿瘤距离腓骨近，需要同时切除腓骨。

病例资料

患者女性，51岁。发现左小腿外侧软组织肿物9个月，近4个月肿物部位逐渐出现疼痛就诊。

入院查体：患者左小腿前外侧可见一质硬肿物，活动度差，局部轻度压痛，皮肤不红，无浅静脉怒张。

B超报告：肌肉内可见混合信号肿物，约7 cm×3 cm，肿物内部及周边可见血流信号。

影像学检查：MRI显示左小腿腓骨长短肌内不规则低密度病变，约7.2 cm×3.0 cm×2.5 cm，增强后呈现花环样强化（图29-1）。PET-CT显示左小腿病灶SUVmax 11.8（图29-2），全身其余部位未见异常放射性浓聚。

穿刺活检病理报告：未分化多形性肉瘤。

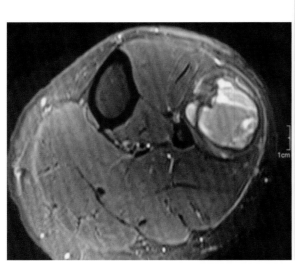
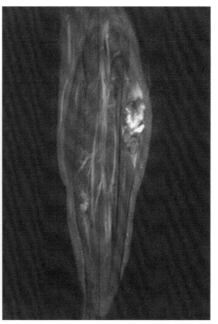

图29-1　术前MRI片

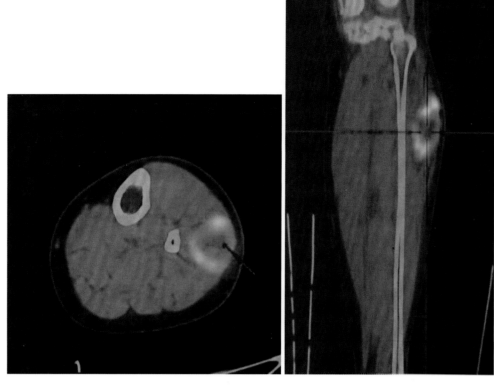

图 29-2 术前 PET-CT 检查，为单发肿瘤，SUVmax 11.8

局部解剖

1. 小腿的肌肉被致密的骨筋膜分成 4 个间室。前侧间室包括：胫骨前肌、趾长伸肌、第三腓骨肌。外侧间室包括：腓骨长肌、腓骨短肌。后侧深部包括：胫骨后肌、趾长屈肌、拇长屈肌。后侧浅部包括：腓肠肌、比目鱼肌、跖肌。

2. 腘动脉在腘窝下分为胫前动脉和胫后动脉，胫前动脉经过小腿骨间膜上方孔穿行至小腿前群肌肉深面，紧贴骨间膜向下走行，营养小腿前群肌肉。胫后动脉在小腿后群浅深两层肌肉间下行。胫后动脉在腓骨头下发出分支腓动脉，紧贴腓骨内后缘下行，营养邻近肌肉和腓骨。

3. 小腿外侧邻近神经为腓总神经。腓总神经沿股二头肌腱后侧下行，紧贴骨膜绕过腓骨颈，在腓骨前方分为腓浅神经、腓深神经。腓浅神经在腓骨长短肌和趾长伸肌之间下行，发出肌支支配腓骨长短肌。腓深神经在趾长伸肌与胫骨前肌之间，与胫前动脉一起在小腿骨间膜前面下降至踝关节前方，支配胫骨前肌、趾长伸肌、拇长伸肌和第三腓骨肌（图 29-3）。

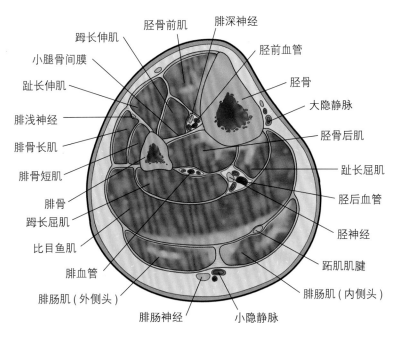

图 29-3　小腿中上段横断面示意图

术前规划

此患者术前已明确诊断为未分化肉瘤，无转移。根据软组织肉瘤治疗原则需要行广泛切除。患者病变位于小腿外侧间室，根据 MRI 显示，肿瘤位于腓骨长短肌内，与腓骨关系密切，手术时需要同时切除邻近腓骨。外侧间室内可以保留胫前肌和趾长伸肌。肿瘤上下切除范围，根据 MRI 显示范围扩大 3 ~ 5 cm。

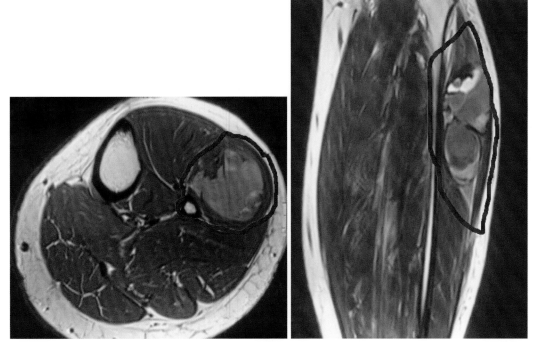

图 29-4　术前设计切除范围

手术操作

1. 术前进行 B 超定位，在患肢标记肿瘤范围。

2. 患者侧卧位，大腿根部止血带控制下手术。手术切口位于小腿外侧，沿腓骨走行方向，近端起自腓骨头近端，远端至术前定位肿瘤以远约 7 cm（图 29-5）。

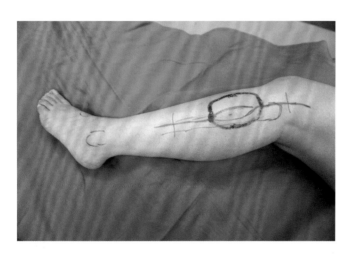

图 29-5　术前肿瘤定位及手术切口

3. 切开皮肤、皮下组织，梭形切除穿刺道，在深筋膜浅层向两侧分离（图 29-6）。

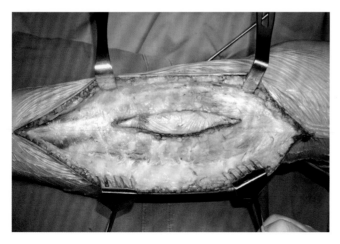

图 29-6　在深筋膜浅层向两侧分离

4. 在腓骨长短肌前侧切开深筋膜，从肌膜前方将胫骨前肌分开。再从腓骨长短肌后缘切开深筋膜，从腓肠肌侧向腓骨方向分离（图 29-7）。

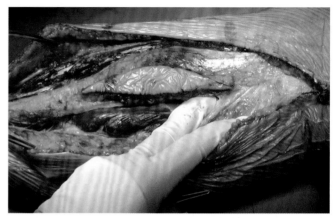

图 29-7　在深筋膜深层向两侧分离

5. 在腓骨头后侧切开深筋膜，显露腓总神经，并向前分离至胫骨前方腓深神经和腓浅神经分叉处。可见腓浅神经进入肿瘤所在腓骨长短肌。沿腓深神经分离，同时显露胫前动静脉并向前牵开（图 29-8）。

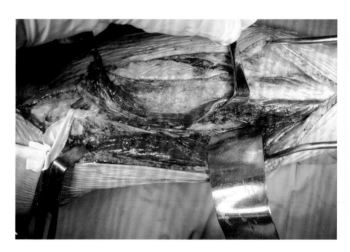

图 29-8　显露腓总神经和胫前动静脉

6. 切断腓浅神经并结扎（图 29-9）。

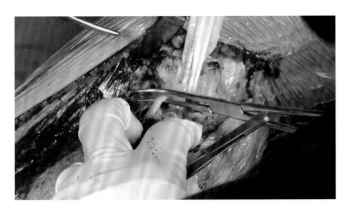

图 29-9　切断腓浅神经

7. 将肿瘤向前牵开，切断腓肠肌在腓骨后缘的附丽，从腓骨后方显露腓动脉，结扎其向腓骨的分支，游离腓骨后内侧（图 29-10）。

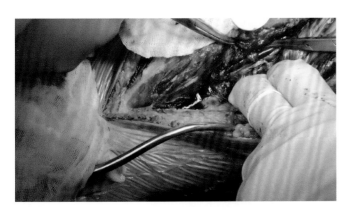

图 29-10　游离腓骨后方保护腓动脉

8. 从肿瘤远端距离肿瘤 5cm 处切断腓骨长短肌，显露腓骨并截骨（图 29-11）。

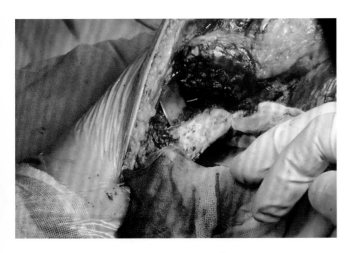

图 29-11　腓骨远端截骨

9. 从肿瘤近端腓骨长短肌起点切断，显露腓骨。内侧保护胫前动静脉，切断骨间膜，至腓骨颈水平，保护腓总神经，从腓骨颈截断腓骨（图 29-12）。

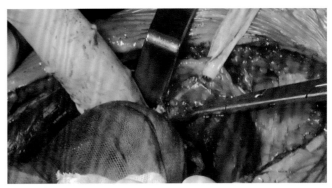

图 29-12　腓骨近端截骨

10. 将肿瘤同腓骨一起切除，切除后可见腓深神经、胫前动静脉、腓动脉（图 29-13）。

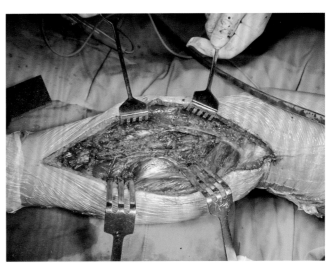

图 29-13　肿瘤切除后

11. 充分止血后冲洗，放置负压引流管 1 根。将残留腓骨长短肌固定在残留腓骨上，将腓肠肌与胫前肌缝合覆盖血管、神经（图 29-14）。

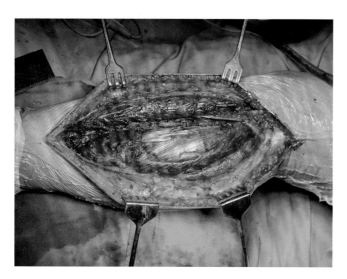

图 29-14　深层切口关闭

12. 缝合深筋膜、皮下组织及皮肤（图 29-15）。

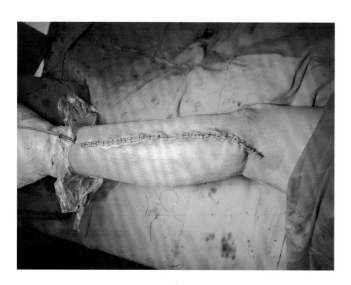

图 29-15　浅层切口关闭

术后处理

1. 术后放置负压引流管 1 根，待全天（24 小时）引流量少于 20 ml 时拔除。

2. 术后第 2 日开始踝关节屈伸功能锻炼，术后 2 周拆线。

术后评估

1. 标本评估

术后切除标本，从外观和各向剖面照相评估（图 29-16）。

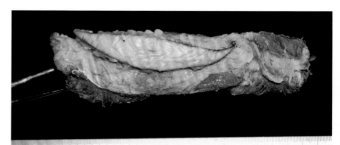

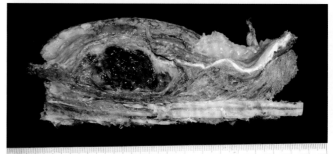

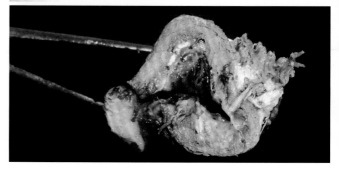

图 29-16　术后标本外观像及剖面

2. 病理评估

术后病理报告：未分化肉瘤。

专家点评

小腿肌肉由较厚的骨筋膜分成不同间室，这些骨筋膜可以作为肿瘤的自然屏障，如为软组织恶性肿瘤，切除需要达到广泛的外科边界，可以利用这些自然屏障。如肿瘤靠近胫骨或腓骨，切除时往往需要同时处理邻近骨，如为胫骨，根据肿瘤侵犯程度可以只去除骨膜或去除部分骨皮质，直至切除部分胫骨段；而如果腓骨受累，往往直接切除受累部分腓骨。

小腿前外侧肿瘤，往往会累及胫前动静脉和腓总神经。术前根据影像学应确定是否可保留这些血管神经束。胫前动静脉主要供应小腿前外侧间室肌肉血运，但因切除肿瘤结扎此血管，一般不会造成局部肌肉缺血坏死，或程度较轻。腓总神经切除后会有明显临床症状。但不能因保留血管、神经而减小手术外科边界。

如腓骨肿瘤需要切除腓骨时，一般将腓动脉一同切除。本例因腓骨内后侧面没有肿瘤累及，故术中分离保留了腓动脉。

（李　远）

第30章 小腿远端前侧软组织肉瘤广泛切除＋带蒂筋膜皮瓣转移＋游离植皮术

手术指征

1. 小腿远端前侧软组织肉瘤，良性侵袭性软组织肿瘤（如韧带样纤维瘤）；部分转移性软组织肿瘤；鳞癌以及病变比较深的恶性黑色素瘤。

2. 肿瘤水平胫前、胫后血管束未受侵。

3. 软组织肉瘤邻近骨未受侵；或虽有侵犯但可通过切除部分骨质仍可获得可接受的外科边界。

4. 广泛切除肿瘤后，软组织有缺损，通过软组织转移获得可接受的软组织覆盖。

病例资料

患者女性，56岁。右小腿远端前侧黏液性纤维肉瘤外院切除术后2年。2年前在外院非计划切除，术后病理为黏液性纤维肉瘤，术后无特殊治疗，定期随访。3个月前切口处出现肿物，考虑肿瘤复发来我院就诊，门诊以纤维肉瘤术后复发收入院。

入院查体：患者可正常行走，右小腿远端前侧可见手术瘢痕，局部可见软组织肿块，表面皮肤颜色正常（图30-1）。触诊显示质韧，无活动，轻压痛。踝关节活动未见明显受限。

影像学表现：右小腿正、侧位X线片未见异常。MRI显示右小腿远端前侧深筋膜和肌肉间软组织肿物，肿物内信号均匀，强化明显，肿物四周反应区较大，边界不清（图30-2A、B）。

入院诊断：右小腿黏液性纤维肉瘤术后复发。

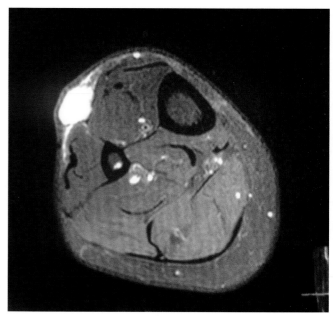

图 30-2A 右小腿远端前侧深筋膜和肌肉间软组织肿物，肿物内信号均匀，强化明显，边界不清，两侧反应区较长。肌肉未受侵

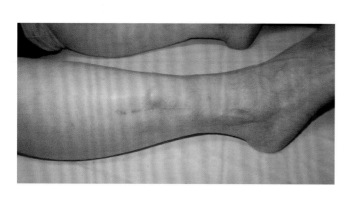

图 30-1 右小腿远端前方手术瘢痕和复发包块

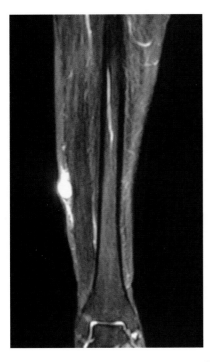

图 30-2B　冠状位可见肿物上下反应区范围

局部解剖

1. 小腿远端前侧皮下组织比较薄，内侧无肌肉组织，外侧为肌腱、血管。此部位软组织肉瘤切除后缺损往往引起深部骨及肌腱等组织的裸露（图 30-3）。

2. 该部位软组织肉瘤切除时，为达到广泛的外科边界，应合理评估取舍软组织的去留量，不应为更多功能的保留而牺牲外科边界。一般建议在肿瘤边缘 3~5 cm 处切除病灶。

3. 软组织缺损首选皮瓣转移，可以用小腿带蒂皮瓣覆盖创面。

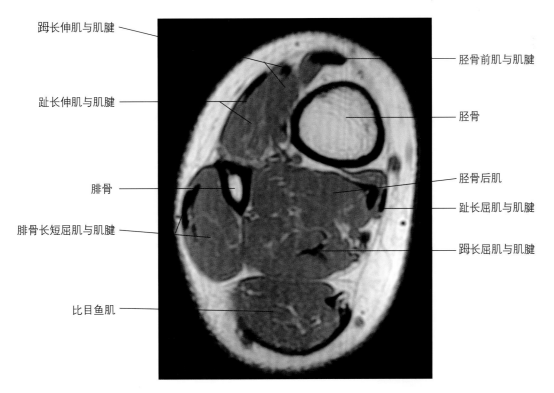

图 30-3　小腿远端横断面图

姆长伸肌与肌腱
趾长伸肌与肌腱
腓骨
腓骨长短屈肌与肌腱
比目鱼肌
胫骨前肌与肌腱
胫骨
胫骨后肌
趾长屈肌与肌腱
姆长屈肌与肌腱

199

术前规划

此病例复发肿瘤处于小腿远端前方，深筋膜和肌肉之间，边界不清。为达到广泛的外科边界，需要完整切除肿瘤和反应区。正常组织距离反应区3 cm，将切除肿瘤和反应区所在的皮肤、皮下组织、深筋膜、前侧和外侧肌肉，深层为胫腓骨，无法直接植皮，需要转移皮瓣覆盖创面（图30-4、图30-5）。本例采用小腿近端筋膜皮瓣。

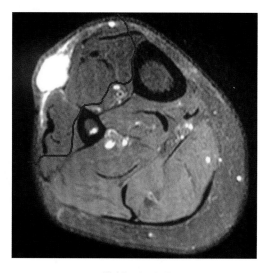

图30-4 横断面切除范围示意图

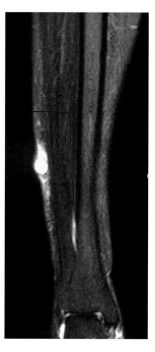

图30-5 冠状面切除范围示意图

手术操作

1. 患者麻醉后取平卧位，患侧在上，手术在止血带下进行，以减少出血。

2. 沿原手术瘢痕及肿物周围3 cm标记手术切口（图30-6）。手术切口术前用彩超定位，在大肿物近端有2个小结节，不能确定性质，将其一并划入切除范围。

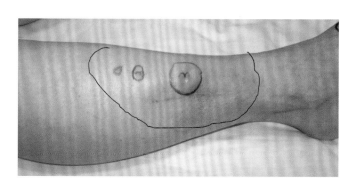

图30-6 手术切口

3. 沿切口线逐层切开皮肤、皮下组织、深筋膜，前侧切除胫前肌群，保留胫前动静脉，外侧切除腓骨肌。完整切除肿瘤后，根据皮肤缺损面积，设计小腿近端皮瓣，分离皮瓣及其筋膜蒂，保护筋膜蒂，皮瓣旋转180°，覆盖创面（图30-7）。

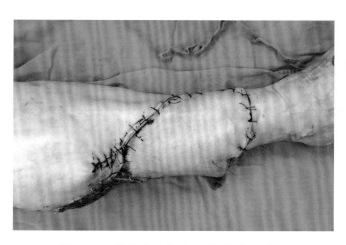

图30-7 带蒂筋膜皮瓣覆盖暴露的胫腓骨

4. 取皮瓣部分，基底为腓肠肌，此部分皮肤缺损，取同侧大腿皮肤游离植皮覆盖（图 30-8）。

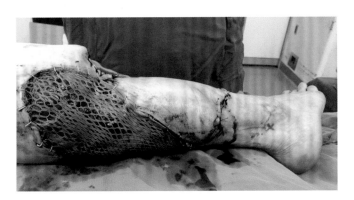

图 30-8　取皮瓣部分游离植皮

术后处理

1. 术后放置引流条并在 24 ～ 48 小时内拔除。

2. 在包扎皮瓣部位敷料上开窗，用于观察皮瓣的血运情况。

3. 术前预防使用抗生素一次。

4. 术后 1 周打开植皮区敷料，观察植皮成活情况。

5. 术后需要长期随访，明确是否出现复发转移。此患者经 1 年随访，转移皮瓣区域及植皮区域愈合良好（图 30-9）。经局部 B 超、MRI 及胸部 CT 检查，未见复发及转移。行走功能基本正常。

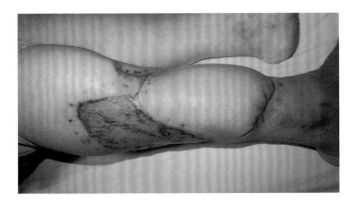

图 30-9　术后 1 年随访，切口愈合良好

术后评估

1. 标本评估

术后切除标本经福尔马林固定后，从外观和各向剖面，确认是否达到术前计划的外科边界（图 30-10 至图 30-12）。

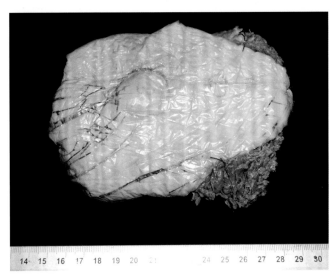

图 30-10　标本表面

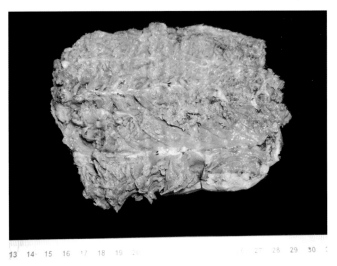

图 30-11　标本背侧面，可见切除的肌肉，无肿瘤暴露

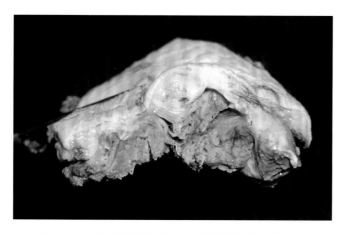

图 30-12 标本横断面切开，达到广泛的外科边界

2.病理评估

术后病理报告：黏液纤维肉瘤。

专家点评

黏液纤维肉瘤是一种罕见的软组织肉瘤，发病率低。放化疗不敏感，手术彻底切除是最有效的治疗手段。广泛的外科边界是彻底切除的基本要求，是治疗成功的关键因素。

此患者肿物不大，但周围反应区比较大，边界不清，切除软组织范围很大。深层虽然肌肉没有受侵，胫前肌肉位于一个间室，保留部分肌肉在实际操作时有可能显露出肿瘤，从而达不到广泛的外科边界，所以完整切除前侧间室，保证达到广泛的外科边界。

小腿远端前侧皮肤缺损最常用带筋膜蒂的局部转移皮瓣来覆盖。

（鱼　锋）

第31章　小腿前方软组织肉瘤非计划切除后扩大切除＋腓肠肌内侧头肌瓣转移＋游离植皮术

手术指征

1. 软组织肉瘤非计划切除术后。
2. 肿瘤未侵犯主要神经血管束。
3. 扩大切除可切除前次手术污染范围，存留可接受的软组织覆盖，或通过软组织转移获得可接受的软组织覆盖。

病例资料

患者男性，77岁。主因"发现右小腿前方肿物5个月，术后2个月"就诊。患者5个月前发现右小腿有一包块，无压痛，未就诊，后包块逐渐增大，2个月前就诊（图31-1），当地医院考虑"纤维瘤"，行肿物切除术，在当地病理会诊考虑为软组织肉瘤可能性大。为进一步诊治来我院，病理会诊诊断为未分化多形性肉瘤。

入院查体：右小腿中上段内侧可见一横形手术瘢痕（图31-2），约2 cm，局部无红肿及渗出。未触及包块。压痛（-）。

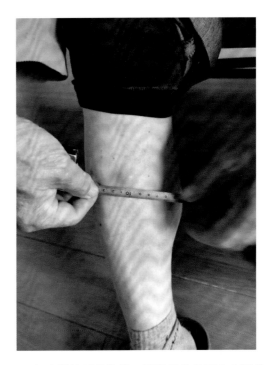

图 31-1　初次就诊时体位像，可见肿物位于右小腿前内侧

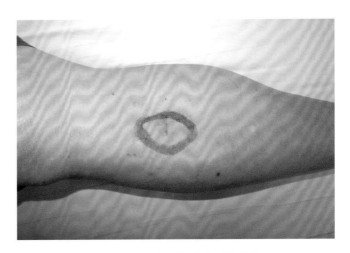

图 31-2　非计划切除术后体位像

局部解剖

1. 小腿中上段前内侧是缺少肌肉覆盖的区域，主要是由皮肤、皮下组织、深筋膜构成。

2. 小腿外侧有胫前肌、趾长伸肌，内侧有趾长屈肌、比目鱼肌和腓肠肌内侧头。

术前规划

由于患者前次手术并没有进行局部影像学检查，无法确定肿瘤术前的侵犯范围。根据术后的 MRI（图31-3 至图31-5）可以看到，血肿范围位于皮下，切除应包括浅层的皮肤、皮下组织、深筋膜以及邻近的骨膜（图31-6）。皮肤切口距离原磁共振异常范围外应不少于 3 cm。手术污染范围未累及重要神经血管束，切除范围可获得广泛切除的外科边界。切除后局部将缺乏软组织覆盖，可行腓肠肌内侧头肌瓣覆盖，取皮植皮。

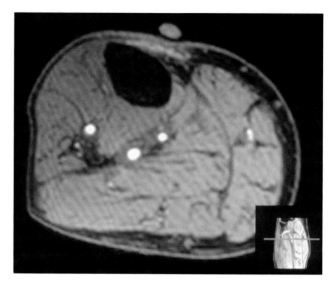

图31-4 非计划切除术后2个月轴位 T₁ 增强抑脂像

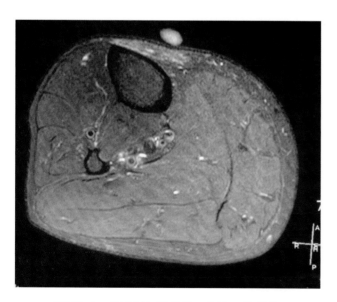

图31-3 非计划切除术后2个月 T₂ 抑脂像

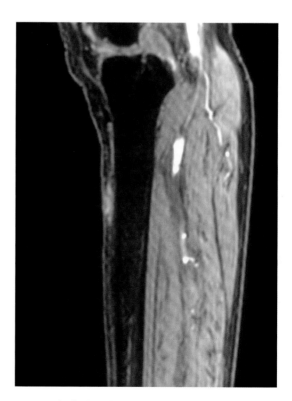

图31-5 非计划切除术后2个月矢状位 T₁ 增强抑脂像

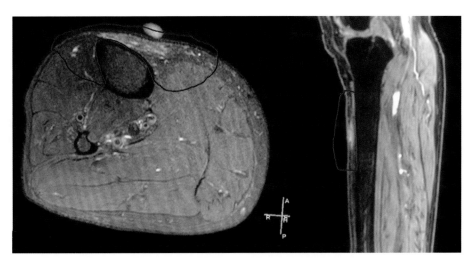

图 31-6　轴位和矢状位手术设计图

手术操作

1. 患者麻醉后取平卧位，手术在止血带下操作以减少出血。

2. 手术切口见图 31-7。

3. 沿切口线逐层切开皮肤、皮下组织至深筋膜，深筋膜下游离（图 31-8）。

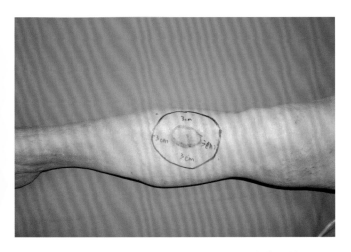

图 31-7　设计切口位于 B 超和 MRI 所示异常范围外 3 cm

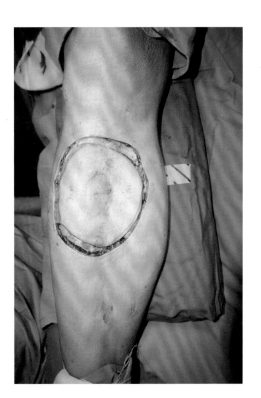

图 31-8　按照手术设计切开，依次切开皮肤、皮下组织和深筋膜

4.外侧切除部分胫前肌（图 31-9 ）。

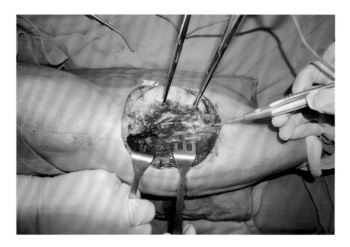

图 31-9 垂直于皮肤表面，深层切除部分胫前肌

5. 切除肌肉深层对应部位的骨膜（图 31-10、图 31-11 ）。

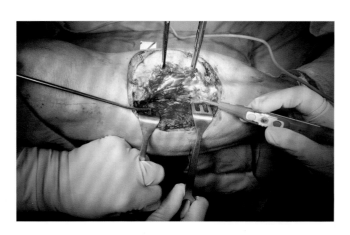

图 31-10 在肌肉深层，切除可能受手术污染的骨膜

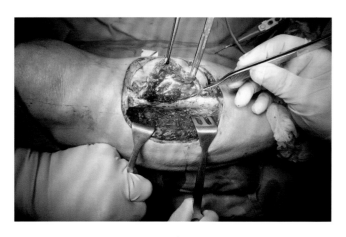

图 31-11 显示骨膜被剔除后内侧骨面

6.沿着手术切口，继续向小腿内侧切除骨皮质表面以上的组织（图 31-12 ）。

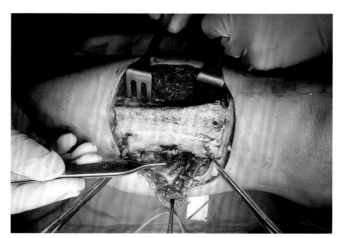

图 31-12 显示小腿切除骨皮质以上组织后图像

7.从小腿内侧，去除皮肤、皮下组织、深筋膜及部分趾长屈肌，深面至骨膜（图 31-13、图 31-14 ）。

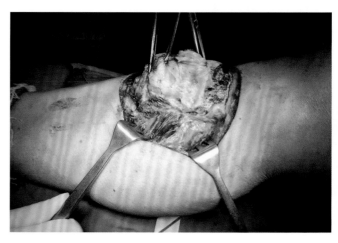

图 31-13 从小腿内侧显露并按计划切除皮肤、皮下组织、深筋膜和部分肌肉

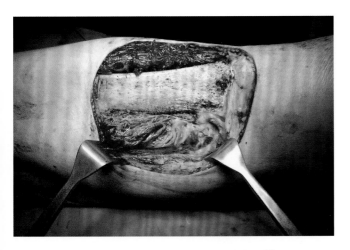

图 31-14　完整切除后，显露小腿前方的缺损区

9. 将腓肠肌内侧头覆盖到缺损区域，并缝合（图 31-17、图 31-18 ）。

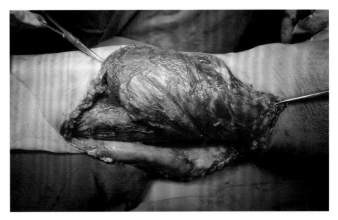

图 31-17　将腓肠肌内侧头覆盖至胫骨前缺损处

8. 为了取腓肠肌内侧头肌瓣，将切口向后内延伸（图 31-15、图 31-16 ）。

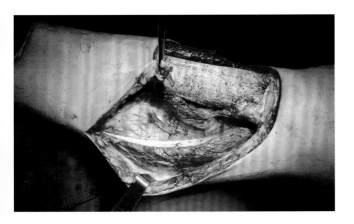

图 31-15　显露并分离腓肠肌内侧头

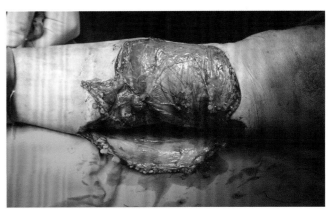

图 31-18　缝合腓肠肌内侧头肌瓣

10. 缝合切口，并在肌瓣表面植皮（图 31-19、图 31-20 ）。

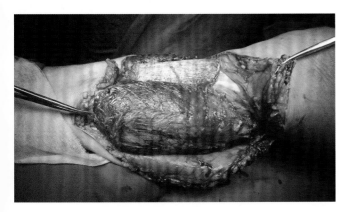

图 31-16　游离出腓肠肌内侧头

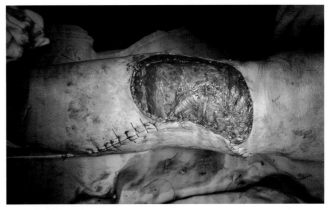

图 31-19　缝合取腓肠肌切口

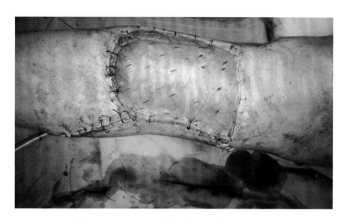

图 31-20　取大腿皮植于腓肠肌表面

术后处理

　　转移肌瓣深层放置引流管，植皮区域打包加压包扎。待全天（24 小时）引流量少于 20 ml 时拔除。术后 7 天植皮区域拆包，观察植皮成活情况。术后 14 天拆线，间断开始下肢肌肉等长收缩和直腿抬高等动作，逐渐开始关节屈伸功能锻炼及下地行走。

术后评估

　　1.标本评估

　　术后切除标本经福尔马林固定后，前后面和纵向断面判断肿瘤切除范围是否完成广泛切除的外科边界（图 31-21 至图 31-23）。

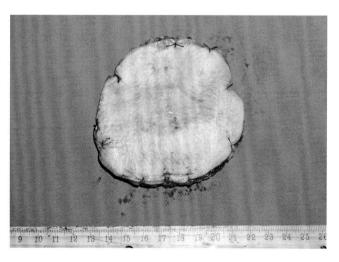

图 31-21　切除标本前面观

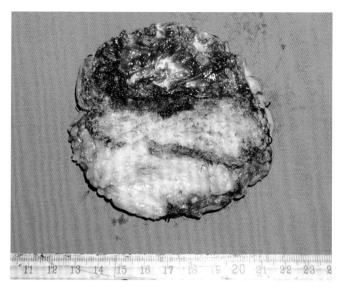

图 31-22　切除标本后面观

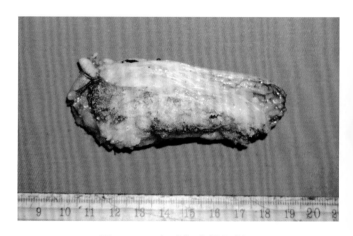

图 31-23　切除标本纵向断面

　　2.病理评估

　　术后病理报告：送检皮肤、皮下组织、真皮内可见肿瘤残留，肿瘤细胞显著异型性，可见病理性核分裂象，符合未分化多形性肉瘤，皮肤切缘及基底切缘未见肿瘤。

专家点评

软组织肉瘤由于发病率低，发生非计划切除非常常见。非计划切除是指在没有进行充分的术前影像学评估、活检和设计外科边界的前提下完成的手术。根据英国一家骨骼肌肉系统肿瘤中心报道，总结了 2201 例软组织肉瘤病例，非计划切除病例占到 18%，在非计划切除的病例里，显微镜肿瘤残留率达到 59%。由于较高的肿瘤残留率，对于非计划切除是推荐行扩大切除的。

但是何时进行扩大切除是最理想的时机仍然存在争议，一般认为术后 2～3 个月是比较理想的时间。影像学检查特别是 T_2 抑脂像和 T_1 增强抑脂像如果能清晰显示肿瘤和手术污染的范围，重要神经血管未受累，外科手术能够完全切除并能够很好地进行切口覆盖和功能重建，这些是进行扩大切除的条件。

扩大切除后是否化疗，需要参照原肿瘤的病理类型、大小、位置和是否远处转移等情况进行综合判断。

（徐海荣）

第32章 踝关节色素绒毛结节性滑膜炎切除术（内外侧入路）

手术指征

1. 踝关节囊内原发（复发）色素绒毛结节性滑膜炎，关节囊内良性肿瘤。

2. 踝关节囊内肿瘤，重要神经血管未受累。

3. 术前活检病理无恶变证据。

4. 关节滑膜切除后，存留可接受的软组织覆盖；或通过软组织转移获得可接受的软组织覆盖。

病例介绍

患者女性，44岁。右踝部肿瘤切除术后5年，再次出现包块1年。近1年余伴有活动后不适和疼痛加重。行B超和MRI检查发现右踝关节及周围较大软组织肿物，考虑肿瘤复发来我院就诊。门诊以踝关节软组织肿瘤收入院。

入院查体：患者跛行，右踝关节前外侧隆起软组织肿块（图32-1），可见约8 cm长纵行陈旧手术瘢痕。表面皮肤可见静脉曲张。皮温稍高，触及肿物质韧，轻压痛。右小腿肌肉轻度萎缩，踝关节活动背伸和跖屈明显受限。

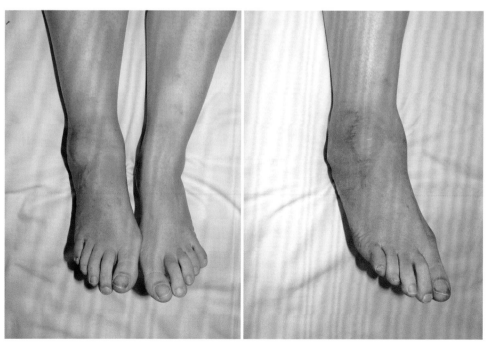

图32-1 右踝关节明显肿胀

影像学表现：右踝关节正、侧位 X 线片骨质未见异常，但可见踝关节周缘巨大软组织肿块影。CT 窗显示距骨皮质有压迹，部分区域有骨质侵蚀，软组织窗可见踝关节周围的巨大软组织包块，造影对比可见明显增强。MRI 显示踝关节周围软组织肿块，肿块内信号大致均匀（图 32-2 至图 32-4）。

入院后行穿刺活检病理检查，最终诊断为：色素绒毛结节性滑膜炎。

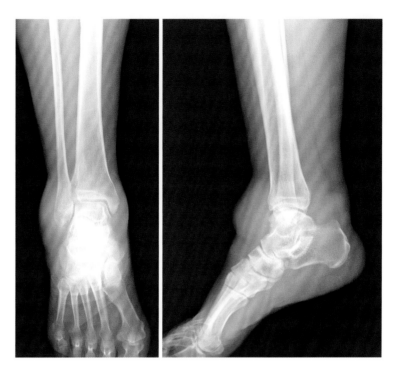

图 32-2　右踝关节正、侧位 X 线片，可见软组织肿物影

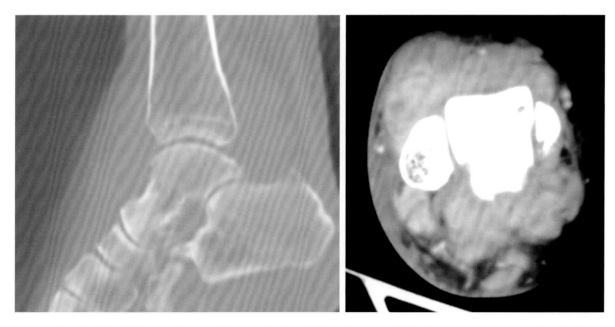

图 32-3　CT 骨窗显示距骨前方压迹硬化缘，皮质不均匀侵蚀，增强 CT 显示肿物血运丰富，主要血管、神经未受侵

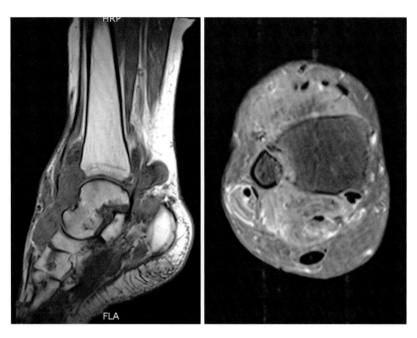

图 32-4　MRI 显示肿瘤范围及与周围结构关系，踝关节周围软组织肿块包绕

局部解剖

1. 踝关节的骨性构成有胫骨、腓骨和距骨，分别形成胫距关节和腓距关节，踝穴容纳距骨体。在冠状位外踝较内踝低 1 cm 左右；矢状位外踝较内踝偏后 1 cm；后踝较前踝向下延伸，限制距骨后移。距骨分为头、颈、体三部分，与足舟骨、跟骨、胫骨和腓骨形成关节。距骨体前宽后窄，踝关节背屈时距骨体较宽处入踝穴，踝跖屈时距骨体较窄处出踝穴。在进行踝关节手术时注意骨性标志。

2. 跨经踝关节的血管、神经主要是两组：前方的足背动静脉和腓深神经，后方的胫神经和胫后动静脉。跨经踝关节的四组肌腱分别为：后侧的跟腱和距肌腱；内侧的胫后肌腱、趾长屈肌腱和踇长屈肌腱；外侧的腓骨长短肌腱。在手术入路上从肌腱间隙进入，避免损伤血管。

3. 踝关节有许多坚强的韧带附丽，对维持踝关节的稳定性起着至关重要的作用。前方有伸肌上下支持带。上支持带呈带状位于踝关节前上方，连于胫腓骨下端之间，由内至外通过胫前肌腱、踇长伸肌、趾长伸肌和第三腓骨肌；下支持带外端附丽于跟骨外侧面，内侧端上下束分别附丽于内踝及足内侧缘。

4. 踝关节的韧带共分为三组：下胫腓韧带、内侧韧带（三角韧带）和外侧韧带。下胫腓韧带包括下胫腓前韧带、骨间韧带、下胫腓后韧带和下胫腓横韧带。内侧的三角韧带包括胫距前韧带、胫周韧带、胫跟韧带和胫距后韧带。外侧韧带包括腓距前韧带、腓跟韧带和腓距后韧带。在踝关节内肿瘤切除手术中这些韧带切断后影响踝关节的稳定性。

5. 踝关节周围组织致密，关节内肿瘤膨胀生长疝入周围韧带之间、侵蚀骨质，部分患者行滑膜肿瘤切除后需切断韧带显露，需要锚钉进行固定缝合残余韧带组织稳定踝关节。骨内病灶刮除部分需要植骨。

术前规划

此病例肿瘤处于踝关节，前后均受累，包块往前下方累及跗骨前方，上方疝入胫骨远端，可见胫腓骨之间以及距下关节均累及，距骨骨破坏。故切除应包括踝关节前方和后方。肿瘤紧贴骨面及各小关节滑膜生长，所以应将滑膜一并切除并对骨表面进行处理。

为应对骨表面因去除滑膜、韧带导致关节松弛、肌力下降的风险，应用锚钉重建踝关节韧带进行缝合加强固定（图 32-5）。

原切口位于踝关节前外侧，无法显示关节后方肿瘤，故而不再采用，本例分别在踝关节内、外侧切口手术。

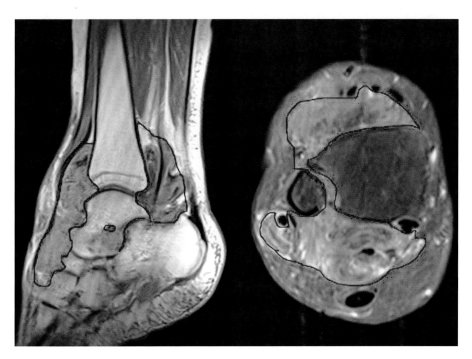

图 32-5　踝关节前后计划切除范围模式图

手术操作

1. 患者麻醉后取平卧位，手术在止血带下进行以减少出血。因肿块位于踝关节周围，且周围肌腱血管、神经较多，单一切口难以全部显露，故先取踝关节内侧弧形切口（图 32-6）。

2. 沿内侧弧形切口线逐层切开皮肤及皮下组织，显露踝关节内侧（图 32-7）。

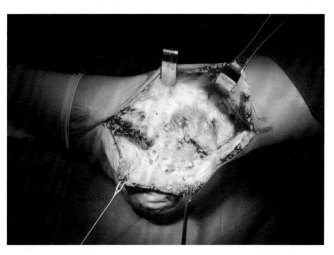

图 32-7　内侧弧形切口切开皮肤及皮下组织，可见黄褐色肿瘤组织向外膨出

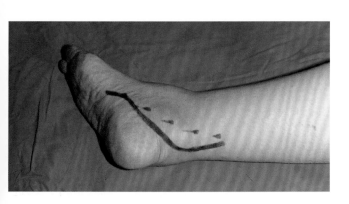

图 32-6　踝关节内侧弧形手术切口

3. 切开内侧屈肌支持带，显露出胫骨后肌和屈趾长肌肌腱予以牵开（图32-8）。

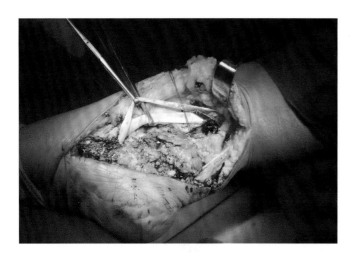

图32-8　屈肌支持带切开后显露胫骨后肌和屈趾长肌

4. 由前向后依次分离显露足底内侧神经、屈姆长肌腱和胫后动脉，予以橡皮引流条将血管牵开保护。可见肌腱和血管下方的黄褐色肿瘤组织充盈于踝关节内侧（图32-9）。

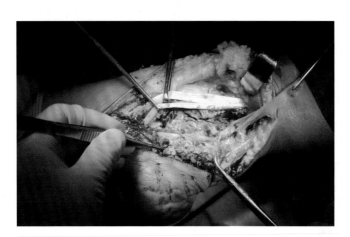

图32-9　显露胫后动脉并予以橡皮引流条牵开保护，下方可见黄褐色肿瘤组织

5. 将踝关节内侧肿瘤组织连同滑膜组织一并切除，并将关节滑膜附丽处电刀烧灼（图32-10）。

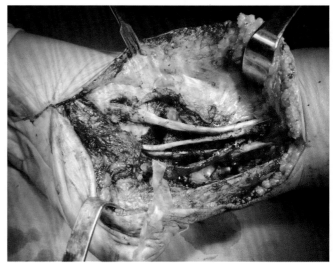

图32-10　将踝关节内侧肿瘤组织及滑膜切除后，屈肌支持带以下重要结构显露依次为胫骨后肌、趾长屈肌腱、姆长屈肌腱和胫后血管

6. 将踝关节内侧和后侧的肿瘤组织彻底切除后，烧灼滑膜附丽处，检查内、后侧肿瘤切除情况（图32-11）。

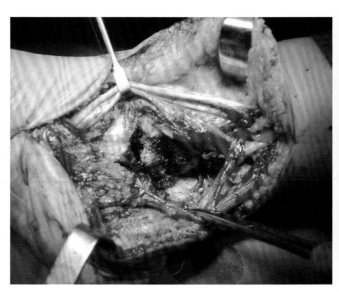

图32-11　将肌腱拉向前方，血管拉向后方，显露踝关节内后侧

7. 外侧弧形切口切开（图 32-12）。

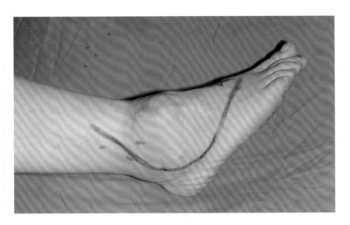

图 32-12　自踝关节外侧行大弧形切口

8. 外侧切口切开皮肤及皮下组织，显露深层肿瘤（图 32-13）。

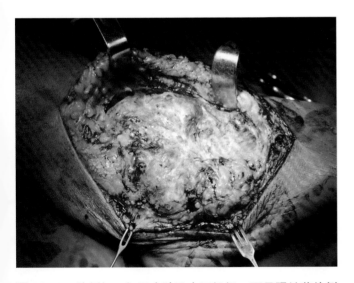

图 32-13　外侧切口切开皮肤及皮下组织，可见踝关节外侧巨大肿瘤向外膨出

9. 切断踝关节前方伸肌上下支持带，将踝关节前方胫骨前肌、姆长伸肌腱、趾长伸肌腱和胫前血管分离牵开。切断第三腓骨肌，切除前方肿瘤及滑膜附丽，并将下胫腓联合之间肿瘤切除。外侧切断跟腓韧带，将其下方腓骨长短肌腱牵开。切除外侧和后侧肿瘤及小关节间隙中附丽滑膜及肿瘤组织（图 32-14）。

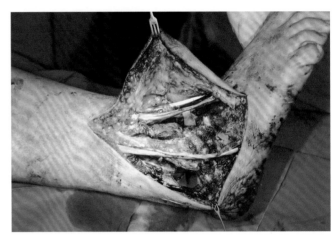

图 32-14　踝关节前外侧和外后侧显露（与内侧切口相通）

10. 由于踝关节周围韧带在肿瘤切除过程中一并切除，腓骨与距骨和跟骨之间的稳定关系受到破坏，用锚钉重建腓距前韧带、腓跟韧带和腓距后韧带（图 32-15）。

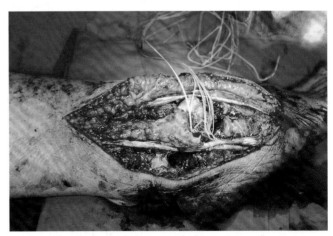

图 32-15　将踝关节外侧韧带切除后，将锚钉分别固定于腓骨和距骨，相互缝合重建稳定踝关节外侧结构

11. 放置引流管，将内侧和外侧切口分层缝合（图32-16）。

术后评估

1. 影像学评估

见图32-17、图32-18。

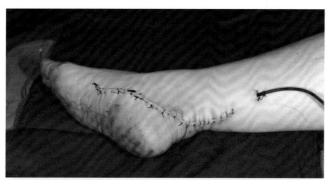

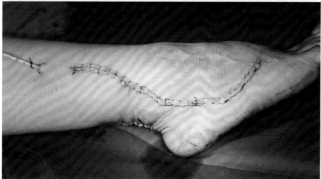

图 32-16　内、外侧切口缝合后

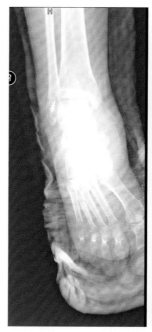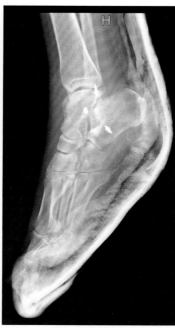

图 32-17　术后石膏外固定

术后处理

1. 术后放置负压引流管，待全天（24小时）引流量少于20 ml时拔除。术中及术后3天应用抗生素预防感染。术后石膏外固定4～6周，待软组织愈合后拆除石膏。

2. 石膏固定期间即可开始足部肌肉的训练。拆除石膏后开始关节踝关节屈伸功能锻炼和下地行走训练。

3. 色素绒毛结节性滑膜炎属于良性肿瘤，不需要术后化疗，有部分研究证明小剂量放疗可以预防术后复发，可以进行放疗会诊。如化验检查无异常，切口愈合良好，可从术后2周（切口愈合拆线后）开始放疗。如切口延迟愈合，一般应等到切口愈合后再开始放疗，因为放疗对于切口愈合有一定影响。

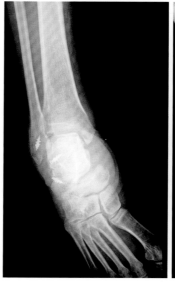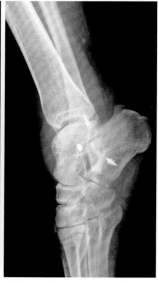

图 32-18　术后6周拆除石膏影像

2. 标本评估

术后切除标本大体观见图 32-19。

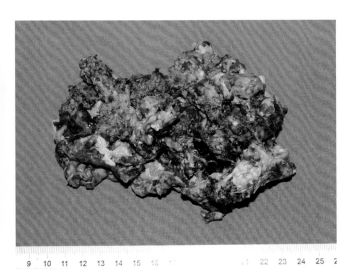

图 32-19　术后标本可见大量黄褐色质软肿瘤组织

3. 病理评估

术后病理报告：色素绒毛结节性滑膜炎。

专家点评

　　色素绒毛结节性滑膜炎是关节内最常见的滑膜肿瘤。最常发生于膝关节，髋关节和踝关节也不少见。发生在踝关节的肿瘤，临床表现为踝关节肿胀、疼痛。影像学检查，MRI 可见关节内多发大小不等软组织结节，MRI 信号不均匀，肿瘤部分 T_1 呈等信号、T_2 呈

等信号或低信号，炎症反应或积液可以表现高信号。CT 可见肿瘤组织对骨质侵蚀。虽然软组织肿瘤影像学特征多不典型，但是对于关节内病变的色素绒毛结节性滑膜炎影像学较有特点。

　　诊断过程中，穿刺活检仍然非常重要，对于体积较大的尤其考虑恶变的病灶，因组织分化不均，穿刺活检则尤为重要。

　　踝关节周围的色素绒毛结节性滑膜炎，由于踝关节周围组织致密，肌腱血管、神经密布，韧带力量强大，空间狭小，肿瘤往往向周围挤压，并向周围小关节侵犯疝出。

　　色素绒毛结节性滑膜炎目前的治疗主要是以外科治疗为主，彻底的滑膜切除是避免复发至关重要的因素。但是该疾病复发率高，放疗一般应用于因病变弥漫、解剖结构复杂或其他原因无法达到彻底切除者。近年有部分报道放疗可有效控制复发，但纳入规范治疗指南尚需时间及更大规模数据支持，所以目前仍存在争议。

　　因无明确证据支持化疗对色素绒毛结节性滑膜炎的作用，所以目前没有化疗依据对其有效。有少数研究报道 COX-2 抑制剂对控制本病有效，仍需进一步研究证据支持。

　　本病为良性肿瘤，没有淋巴结转移和远隔转移的报道，但是本病有极低的恶变概率，如发生恶变则治疗原则等同于恶性肿瘤的治疗原则。术后随诊的重点关注于肿瘤学和功能这两个方面。

（刘巍峰）

第33章　足踝部软组织肉瘤广泛切除＋带蒂筋膜皮瓣转移术

手术指征

1. 足踝区域内软组织肉瘤，良性侵袭性软组织肿瘤（如韧带样纤维瘤）；部分转移性软组织肿瘤；鳞癌以及病变比较深的恶性黑色素瘤。

2. 肿瘤水平胫前、胫后血管束未受侵。

3. 软组织肉瘤邻近骨未受侵；或虽有侵犯但可通过切除部分骨质仍可获得可接受的外科边界。

4. 广泛切除肿瘤后，存留可接受的软组织覆盖；或通过软组织转移获得可接受的软组织覆盖。

病例资料

患者女性，29 岁。右足前外侧软组织肿物外院切除术后 6 年。原肿瘤大小约 1 cm×1 cm，当地病理诊断为"恶性浅表型纤维瘤"。1 年前，原手术部位再次出现无痛性软组织肿物，肿物逐渐增大，于当地医院切除，术后病理考虑软组织肉瘤。5 个月前患者原手术切口近端再次出现肿物，大小约 1 cm×1 cm，考虑肿瘤复发来我院就诊，门诊以软组织肿瘤收入院。

入院查体：患者可正常行走，右足前外侧可见手术瘢痕，局部可见软组织肿块，表面皮肤颜色正常。触诊显示质韧，无活动，轻压痛。踝关节活动未见明显受限。

影像学表现：右足正、侧位 X 线片未见异常。MRI T_1 加权像显示右踝远端外侧低信号软组织肿物，肿物内信号均匀，T_2 加权像显示为中 - 低信号，T_1 增强抑脂像显示肿物增强明显。CT 增强后肿物血运强化明显，与邻近足骨关系密切，但主要血管、神经并未受侵（图 33-1、图 33-2、图 33-3）。

入院诊断：软组织恶性肿瘤术后复发。

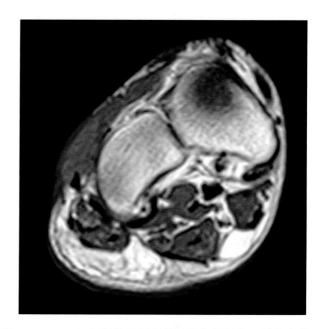

图 33-1　MRI T_1 加权像显示低信号软组织肿物，肿物内信号均匀

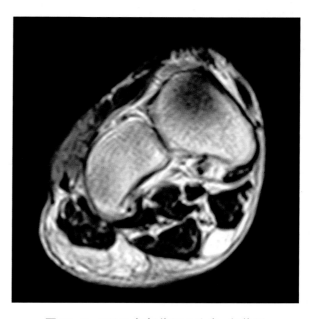

图 33-2　MRI T_2 加权像显示为中 - 低信号

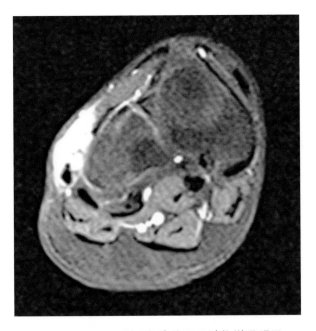

图 33-3　MRI T₁ 增强抑脂像显示肿物增强明显

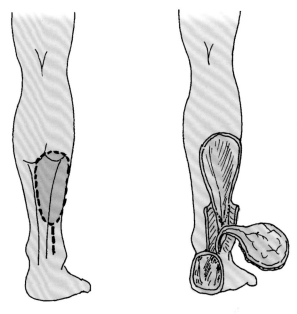

图 33-4　小腿后外侧远端带蒂筋膜皮瓣示意图

局部解剖

1. 足踝处皮下组织比较薄，筋膜为小腿筋膜的连续，形成支持带，支持带深面为滑动的肌腱。足踝部软组织肉瘤切除后缺损往往引起深部骨及肌腱等组织的裸露。

2. 该部位软组织肉瘤切除时，为达到广泛的外科边界，应合理评估取舍软组织的去留量，不应为更多功能的保留而牺牲外科边界，一般建议在肿瘤边缘 1.5 ~ 2 cm 处切除病灶。

3. 由于足踝部软组织相对致密，皮瓣蒂部分应该切开；经皮下隧道的转移皮瓣往往会因为血管蒂受压而造成血液循环障碍。

4. 对于患有血管或全身疾病影响局部血管的病例，应慎用转移皮瓣，因为血管蒂栓塞易致皮瓣坏死。

5. 腓肠神经营养血管皮瓣由于血管蒂旋转点在内外踝上 3 ~ 5 cm，其应用于修复缺损的部位一般不能超过跖跗关节（图 33-4）。

6. 腓肠神经由源自胫神经的腓肠内侧皮神经和腓部神经的腓肠外侧皮神经汇合而成，术中可将小隐静脉作为寻找腓肠神经的标志。

术前规划

此病例复发肿瘤处于足踝部外下方，跟骨和骰骨外侧，肿瘤虽未侵犯骨质，但因与骨质关系紧密，故应切除部分骨质。应在肿瘤周围 1.5 cm 以上切除肿瘤。肿瘤包绕腓骨长短肌肌腱，应将受累部分肌腱切除。原切口瘢痕及周围皮肤紧邻肿瘤，应将连同皮肤在内的全层切除（图 33-5）。肿瘤切除后的局部缺损因部分骨质裸露，无法通过局部植皮来进行缺损重建，应选用局部转移皮瓣，本例采用外踝上后外侧筋膜皮瓣。

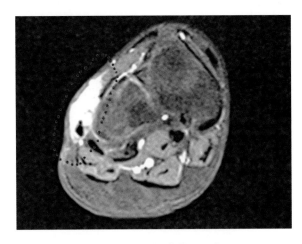

图 33-5　广泛切除范围示意图

手术操作

1.患者麻醉后取侧卧位，患侧在上，手术在止血带下进行，以减少出血。

2.沿原手术瘢痕及肿物周围1.5 cm标记手术切口（图33-6）。

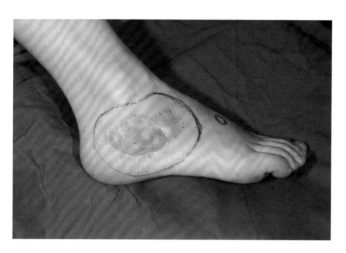

图33-6 手术切口

3.沿切口线逐层切开皮肤及皮下组织，将原手术瘢痕及周围与肿块较邻近的皮肤及深层组织全层连同肿瘤一并切除（图33-7）。

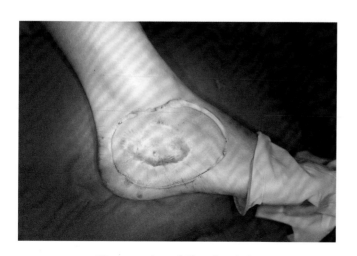

图33-7 切开皮肤及皮下组织

4.因肿瘤侵及腓骨长短肌肌腱，故应在近端切口位置深面切断肌腱（图33-8）。

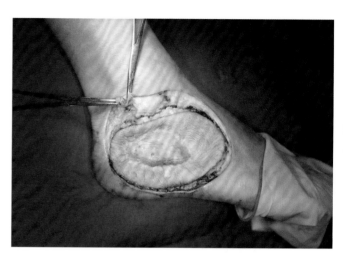

图33-8 在切口近端切断肌腱

5.完整切除肿瘤，注意在肿瘤与跟骨和骰骨关系密切部位，将部分骨质连同肿瘤组织一同去除（图33-9）。

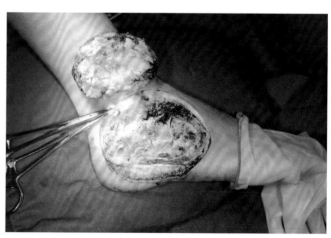

图33-9 连同部分骨质，完整切除肿瘤和周围正常组织

6. 将腓骨长短肌肌腱的断端与附近软组织缝合，重建肌腱附丽（图 33-10）。

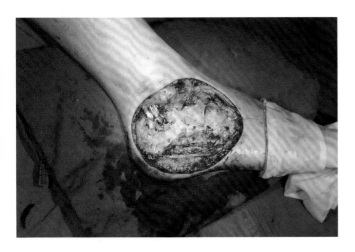

图 33-10　重建腓骨长短肌肌腱附丽

8. 根据样布大小和形状，确定供区皮瓣大小，注意皮瓣设计的轴心线为腓肠神经的走行路线（图 33-12）。

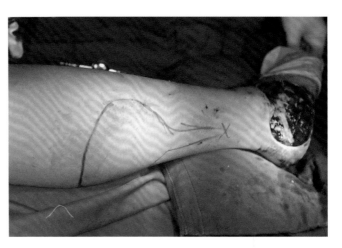

图 33-12　确定供区皮瓣位置，标记切口位置

7. 在外踝上方 5 cm 处确定皮瓣血管蒂位置，即皮瓣的旋转轴点，采用样布量取缺损部位大小（图 33-11）。

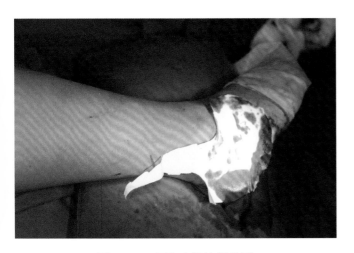

图 33-11　量取皮肤缺损范围

9. 切开皮肤、皮下组织直达深筋膜下间隙，将腓肠神经和小隐静脉切断，包含在皮瓣内，至外踝上方 5 cm 左右，应注意观察，注意保护腓动脉的筋膜穿支血管，防止损伤（图 33-13、图 33-14）。

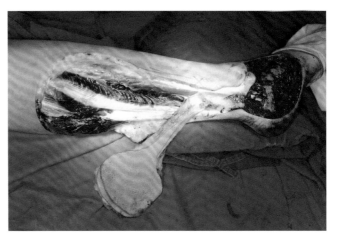

图 33-13　分离后获得的皮瓣

221

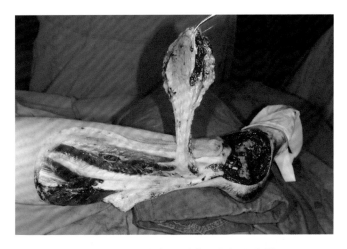

图 33-14　可清晰看到皮瓣的供应血管

11. 大腿部位采用取皮刀取得相应大小皮肤（图 33-16 ）。

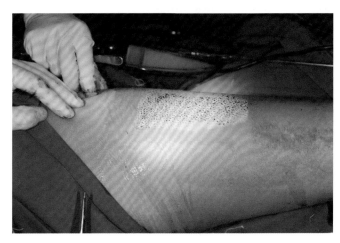

图 33-16　大腿取皮

10. 将皮瓣转至缺损部位，与周围组织进行缝合（图 33-15 ）。

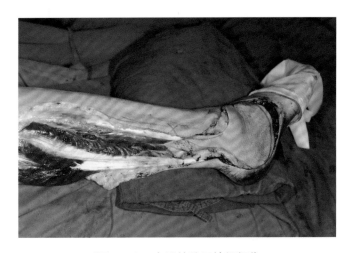

图 33-15　皮瓣转移至缺损部位

12. 局部皮瓣转移后，局部缺损采用大腿皮肤进行直接植皮缝合，放置引流条和引流管（图 33-17 ）。

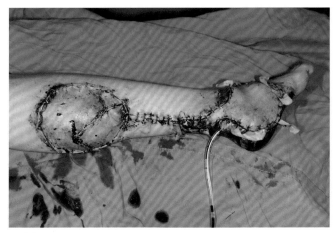

图 33-17　皮瓣转移和取皮植皮缝合后，放置引流

术后处理

　　术后放置负压引流管 1 根，并放置引流条，引流条在 24～48 小时内拔除。引流待全天（24 小时）引流量少于 20 ml 时拔除。术后应在敷料上开窗，用于观察皮瓣的血运情况。术中及术后应用抗生素。术后卧床 4～6 周，待软组织愈合后开始关节屈伸功能锻炼和下地行走训练。

　　需要术后其他药物的患者，如化验检查无异常，可从术后 2 周（切口愈合拆线后）开始化疗。如切口延迟愈合，一般应等到切口愈合后再开始治疗。很多药物包括化疗药物对切口的愈合有影响。

　　如认为肿瘤切除范围不够广泛边界，术后可给予放疗。

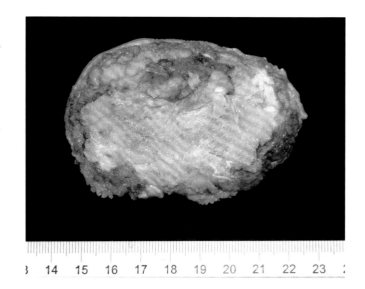

图 33-19　标本深面，可见切除的骨质

术后评估

　　1. 标本评估

　　术后切除标本经福尔马林固定后，从外观和各向剖面，确认是否达到术前计划的外科边界（图 33-18 至图 33-21）。

　　2. 病理评估

　　术后病理报告：软组织透明细胞肉瘤。

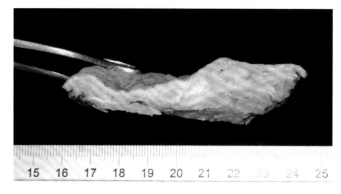

图 33-20　标本矢状面

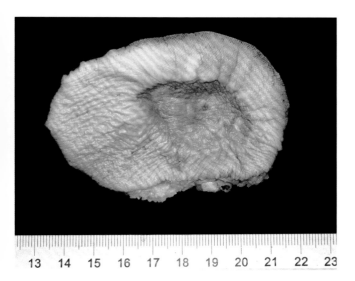

图 33-18　标本表面，可见各个方向均在肿瘤周围正常组织 1.5 cm 以上

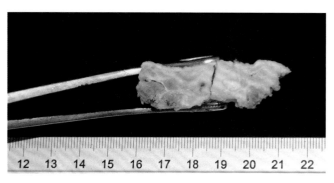

图 33-21　标本横断面

223

专家点评

软组织透明细胞肉瘤是一种罕见的软组织肉瘤，发病率仅占软组织肉瘤的 1%，年轻人常见，最常发生于肢体远端，且常与肌腱和腱膜毗邻。尽管组织学特征与恶性黑色素瘤非常相似，但分子遗传学研究显示某些特异性的基因突变在这两种肿瘤中不尽相同。5 年生存率 60%～70%。研究表明：广泛切除是改善该类肿瘤预后的关键。

对于软组织透明细胞肉瘤，应建议患者进一步接受包括化疗在内的内科治疗。

与恶性黑色素瘤类似的是，软组织透明细胞肉瘤除肺转移外，区域淋巴结转移也较为常见，所以术后随诊的重点应放在这两个部位。

小腿后侧远端蒂筋膜皮瓣与位于小腿前外侧的外踝上皮瓣不同，本例皮瓣因带有腓肠神经营养血管，又被称为"带腓肠神经营养血管的筋膜皮瓣"。由于该皮瓣带有腓肠神经，如果需要，可与受区的神经进行吻合，可恢复皮瓣的感觉功能，而供区皮瓣由于仅切取腓肠神经，仅足外侧面感觉减退，运动功能不受影响。

（徐海荣）

第34章　足底前部皮肤肿物切除＋足底内侧带血管蒂逆行岛状皮瓣转移术

手术指征

前足皮肤肿瘤切除后软组织覆盖缺失。

病例资料

患者男性，69 岁。40 年前发现左足底前内侧黑斑未予处理，1 年前范围扩大（图 34-1）。1 个月前于外院切开活检，病理报告：恶性黑色素瘤。

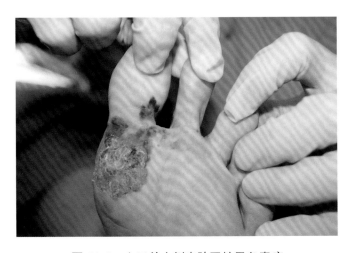

图 34-1　左足前内侧皮肤恶性黑色素瘤

局部解剖

1. 足内侧恒定存在内踝前动脉、跗内侧动脉和足底内侧动脉浅支及跖趾底内侧血管，这些血管有丰富的吻合支。上述动脉沿第一跖骨内侧至其中段，穿第一跖骨间隙至足底与跖底动脉或足底深支相吻合，构成足内侧逆、顺行皮瓣的解剖学基础（图 34-2）。

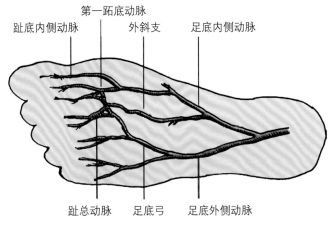

图 34-2　足底动脉示意图

2. 足内侧皮瓣为多源性血供，其来源主要有内踝前动脉、跗内侧动脉及其二者发出的前、后支与趾底内侧动脉浅支和足底内侧动脉浅支吻合形成的跗展肌上缘动脉弓，使皮瓣内包含吻合支，皮瓣血供好，容易存活。足内侧逆行岛状皮瓣是修复足前部皮肤缺损的理想皮瓣。

3. 足底内侧皮瓣以远端为蒂作逆行移位时，其血供来源于足底内侧血管远端的吻合支。足部解剖显示足底内侧动脉深支末端与足底弓、第一跖底动脉、第一跖背动脉及足底深支间有丰富的吻合。切断足底内侧动脉近端时，皮瓣可从其远端丰富的吻合支获得逆行血供。足底内侧动脉有同名静脉伴行，其远端与足底弓和大隐静脉间有广泛吻合，当切断其近端时，静脉可经这些吻合支逆向回流。

术前规划

1. 手术切除范围设计。此病例为皮肤恶性肿瘤，位于第一跖骨基底部，累及第 1/2、第 2/3 趾蹼之间，距离皮肤黑斑外缘 1 cm 为手术切除范围（图 34-3）。

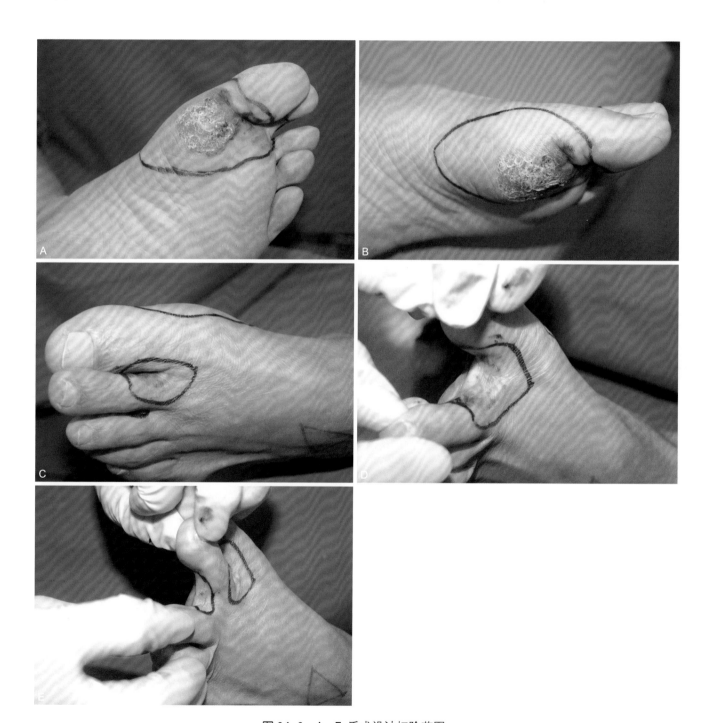

图 34-3　A～E. 手术设计切除范围

2. 切除后软组织覆盖设计。前足在足部的行走及负重功能中非常重要，这就要求修复足前部皮肤的缺损。前足跖区为足的负重区，皮肤缺损如单纯植皮修复，在行走时会反复磨擦破溃，从而影响足的行走和负重功能。足底内侧皮瓣与足负重部皮肤结构相似，皮肤坚韧耐磨，皮下组织致密而又有弹性，皮瓣深面为跖筋膜，可与骨表面黏着而减少皮瓣的滑动，可修复足底前部软组织缺损。

手术操作

1. 患者麻醉后取平卧位，手术在止血带下进行以减少出血。

2. 左足皮肤肿物位于第一跖骨基底及第1/2、第2/3趾蹼之间，距离肿物外缘远离1 cm切口，切开皮肤，沿皮下组织层锐性切开，切除全部病变区域皮肤及皮下组织（图34-4）。

3. 保留第二足趾正常皮肤，用以覆盖部分皮肤缺损，自第二跖骨干近端截断跖骨，行第二趾列切除（图34-5）。

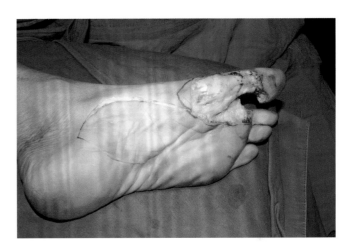

图34-5　第二趾列切除后

4. 根据皮肤缺损面积，设计足内侧带血管蒂逆行岛状皮瓣。以足内侧动脉远端为蒂，逆行向近端取适当大小岛状皮瓣，旋转至覆盖第一跖骨基底皮肤缺损处缝合，观察皮瓣血运良好（图34-6、图34-7）。

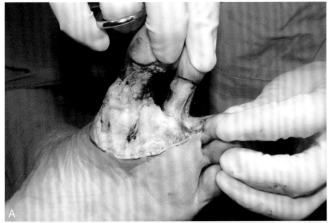

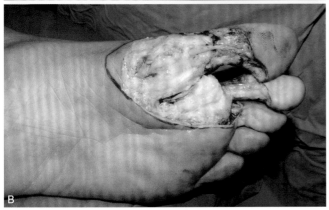

图34-4　A、B.切除后皮肤缺损范围

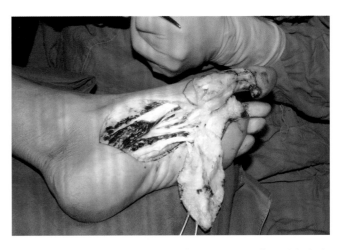

图34-6　以足内侧动脉远端为蒂，逆行向近端取适当大小岛状皮瓣

227

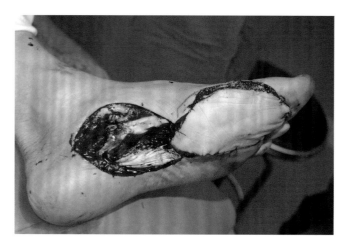

图 34-7　旋转至覆盖第一跖骨基底皮肤缺损处缝合

5.同侧大腿取皮，植于足皮瓣供区（图 34-8）。包扎，短腿石膏托固定（图 34-9）。

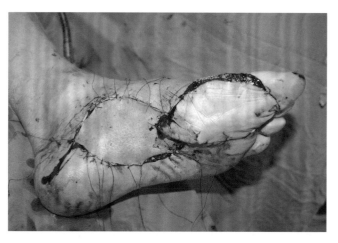

图 34-8　左大腿前内侧用电动取皮刀取皮植于足皮瓣供区

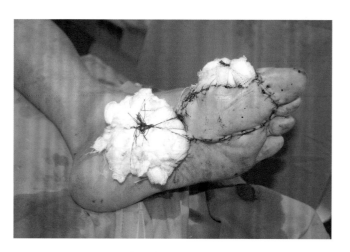

图 34-9　术后体位像，皮瓣血运良好

术后处理

术后卧床 2 周，抗炎扩张微循环对症支持治疗，每天烤灯照射保持皮瓣局部温度，共 7 天。术后 10 天后拆开植皮加压包扎（图 34-10），术后 2 周拆线，拆除石膏患肢功能锻炼。术后继续恶性黑色素瘤肿瘤内科治疗。

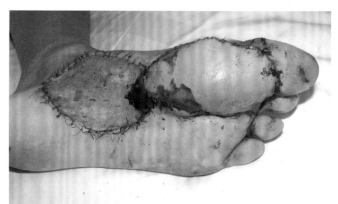

图 34-10　术后第 10 天，植皮成活，皮瓣血运良好

术后评估

1.标本评估

术后切除标本，从外观和各向剖面，确认是否达到术前计划的外科边界（图 34-11）。

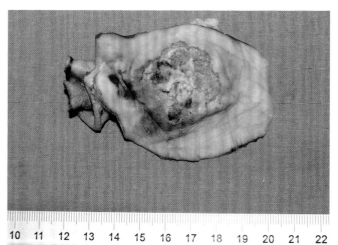

图 34-11A　标本前面

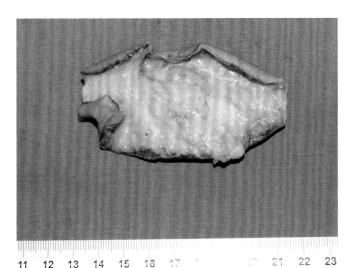

图 34-11B　标本背面

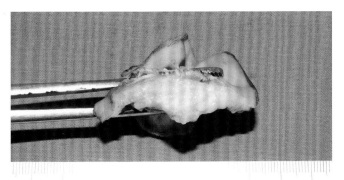

图 34-11C　标本侧面

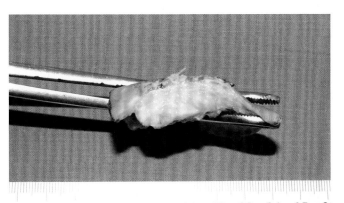

图 34-11D　标本横断面

2. 病理评估

术后病理报告：恶性黑色素瘤。肿瘤厚度 3 mm，皮肤切缘未见肿瘤。

专家点评

足由纵弓和横弓组成，足前部的跖骨是这两弓的重要组成部分。由跖骨头组成的足前部在人的行走、站立和奔跑中是非常重要的，损伤后不能轻易截肢。因此，足前部皮肤缺损的修复非常重要。

足前部皮肤缺损的修复需考虑到该区域耐磨、耐压及感觉功能需要，修复方法以皮瓣最佳。岛状皮瓣有手术简便、成活率高等优点，临床上被广泛应用于修复足前部皮肤缺损。随着显微外科解剖学研究的不断深入，相继有各种岛状皮瓣修复足前部皮肤缺损的报道。

足内侧皮瓣因其色泽、质地及厚度与足前部皮肤相近，可供选择的血管多，血管蒂长，伴有感觉神经等优点，可作为修复足前部皮肤缺损的有效方法。皮瓣血供来源于第一跖底动脉与足底内侧动脉及足背动脉的交通吻合支，在足内侧形成第一跖底关节下动脉环蹈展肌表面动脉网，供血血管为非主干动脉，供区皮肤为非负重区，皮瓣切取后对足的血供及足部负重行走功能影响较小。

（单华超　李　远）

第三篇
躯干肿瘤

第35章　背部脂肪瘤切除术

手术指征

1.脂肪瘤位于躯干深筋膜浅层（皮下组织），直径大于5 cm。

2.脂肪瘤位于躯干深筋膜深层。

3.肿瘤近期增大明显，怀疑有恶变可能。

4.肿瘤压迫邻近血管、神经，造成相应症状。

5.肿瘤较大，明显影响外观或造成生活不便。

病例资料

患者男性，55岁。入院5年前发现右肩背部包块，大小约5 cm×5 cm，近年逐渐增大，为求进一步诊治收入院。

入院查体：右肩背部可见软组织包块，大小约8 cm×8 cm，质软，边界清楚，可推动，局部皮肤颜色和皮温正常，右肩关节活动如常（图35-1）。

影像学表现：右肩背部X线片未见异常。右肩背部MRI显示皮下组织内软组织肿块影，与正常脂肪边界清楚，其信号在 T_1、T_1 抑脂像增强。T_2、T_2 抑脂加权像均与皮下脂肪信号强度相同（图35-2）。

入院诊断：右肩背部脂肪瘤。

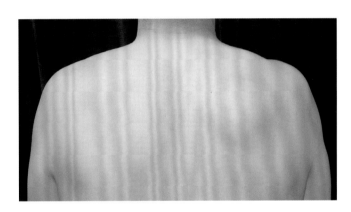

图35-1　患者肩背部外观像

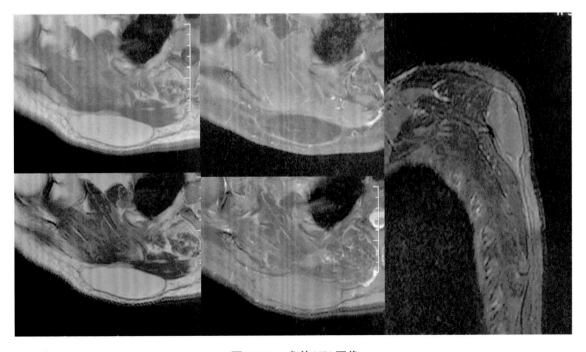

图35-2　术前 MRI 图像

233

局部解剖

大多数脂肪瘤位于深筋膜浅层，很少侵犯深筋膜。浅筋膜（皮下组织）在躯干部较厚且致密，含有较多脂肪，因此也是脂肪瘤的好发部位之一。

术前规划

脂肪瘤为良性肿瘤，通常包膜完整，手术实施包膜外切除（边缘切除）即可（图35-3）。

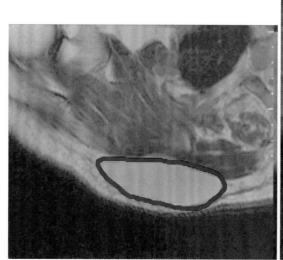
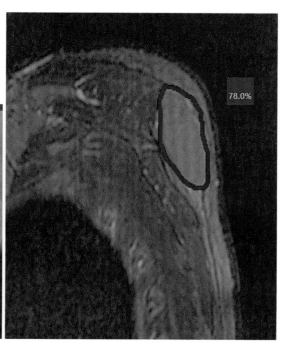

图35-3　术前设计切除范围

手术过程

1. 全身麻醉后，患者取俯卧位。如肿瘤偏于躯干一侧，也可以采取健侧卧位。取肿物表面平行于躯干纵轴的纵行直切口（图35-4）。

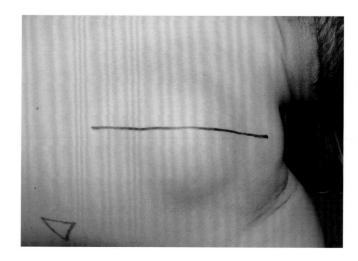

图35-4　手术体位和切口设计

2. 沿切口线逐层切开皮肤及皮下组织，直至显露肿瘤浅层包膜。向两侧分离，掀开浅筋膜皮瓣，显露肿瘤的四周包膜（图 35-5）。

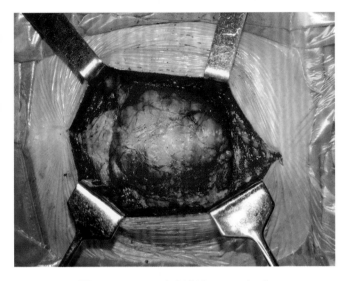

图 35-5 显露肿瘤浅层及四周包膜

3. 自一侧探及肿瘤的深层包膜，并自肿瘤与深层组织间分离，因二者界限清晰，通常采取钝性分离（图 35-6）；偶尔与周围组织粘连，则采取锐性分离。

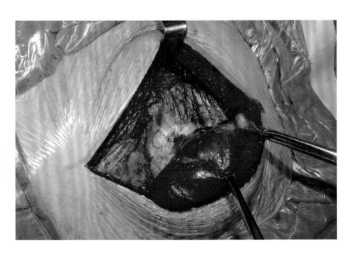

图 35-6 自一侧将深层正常组织与肿瘤的深层包膜实施钝性分离

4. 深层包膜分离完成后，肿瘤即可行包膜外完整切除（图 35-7、图 35-8）。

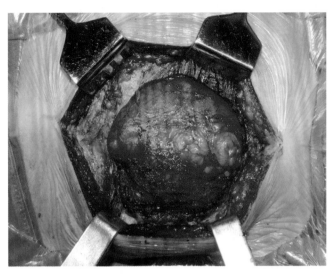

图 35-7 深层分离完成后，肿瘤即可行包膜外完整切除

5. 切除肿瘤后深层为正常组织，充分止血。

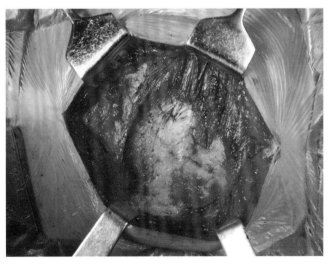

图 35-8 肿瘤切除后基底

6. 冲洗切口后，放置负压引流管 1 根，逐层缝合切口（图 35-9）。

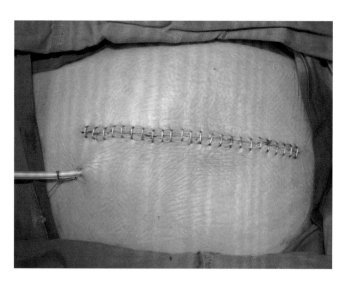

图 35-9 关闭切口、放置负压引流管

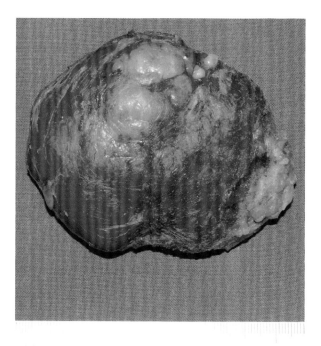

图 35-10A 术后标本表面观，显示包膜完整

术后处理

术后待全天（24 小时）引流量少于 20 ml 时拔除负压引流管。

术后评估

1.影像学评估
软组织肿瘤切除术后，一般不需要拍摄 X 线片。常规复查时行 B 超及 MRI 检查。

2.标本评估
术后切除标本从外观和剖面确认是否达到术前计划的外科边界（图 35-10）。

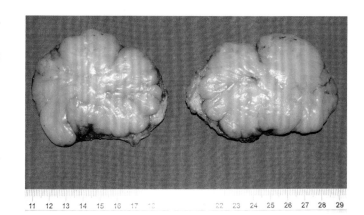

图 35-10B 术后标本剖面观

3.病理评估
术后病理报告：脂肪瘤。

专家点评

脂肪瘤是最常见的良性软组织肿瘤之一，好发于40～70岁，儿童时期发病少见，最常发生于深筋膜浅层，也可发生于深筋膜深层。发生于深筋膜深层的脂肪瘤可位于肌间，也可位于肌内，甚至邻近骨膜。发病部位最常见的是躯干、头颈区域，四肢也较为常见。

脂肪瘤在影像学上表现与皮下脂肪相同，CT 显示肿瘤呈边界清晰、均匀一致、CT 值为 –80 HU 或更低的低密度肿物。MRI 显示与正常脂肪边界清楚的软组织肿块影，其信号在 T_1、T_1 抑脂像增强、T_2、T_2 抑脂加权像均与皮下脂肪信号强度相同。如果出现其他密度或信号的表现，则要警惕非典型性脂肪源性肿瘤甚至脂肪肉瘤的可能。如影像学可确诊为脂肪瘤，可不做活检，但如手术，术后标本应行病理检查。

脂肪瘤是良性肿瘤。较小的、位于深筋膜浅层的、无症状的脂肪瘤可仅行观察随访而无须手术；较大的（直径大于 5 cm）、位于深筋膜深层的、有症状的脂肪瘤需行手术切除。脂肪瘤通常包膜完整，如果影像学表现典型，绝大多数可以不行活检而直接行包膜外边缘切除，即可达到治愈目的，很少复发。不需要放疗和化疗。

（王　涛）

第 36 章　背部弹力纤维瘤切除术

手术指征

1. 患者多没有明显不适症状，如患者主诉不适要求手术切除可行手术治疗。

2. 切除活检并行病理检查明确诊断。

病例资料

患者男性，62 岁。4 个月前无意中发现左背部后外侧肿块，无疼痛，于当地医院行 B 超检查发现软组织肿物。就诊于我院门诊，进一步检查 MRI 显示背部双侧肩胛下区域软组织肿物，结合发病年龄、部位及影像学表现，诊断考虑弹力纤维瘤可能性大。既往体健。

入院查体：背部双侧肩胛下角区域软组织包块，左侧略大，约 8 cm×6 cm，右侧约 6 cm×5 cm，边界清楚，质硬，与背部浅层组织无粘连，与胸壁粘连固定无活动，无压痛。

B 超：双侧肩胛下角处扫查，肌层内可见高回声肿物，左侧范围约 10.5 cm×10.1 cm×3.2 cm，右侧范围约 7.7 cm×9.0 cm×2.6 cm，边界不清，回声杂乱，未见明显血流信号，考虑弹力纤维瘤。

MRI 显示双侧后胸壁与肩胛骨下部之间可见梭形等 T_1、稍高 T_2 抑脂信号，边界尚清，右侧横截面约 6.6 cm×2.1 cm，左侧横截面约 6.7 cm×2.4 cm，增强后可见不均匀强化（图 36-1）。

诊断考虑为弹力纤维瘤，入院后行背部双侧软组织肿物切除活检术。

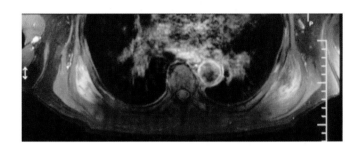

图 36-1　MRI 显示双侧病变

局部解剖

1. 弹力纤维瘤好发于背部肩胛下角区域。

2. 肿瘤位于背阔肌深层，由于背阔肌常与胸壁之间滑动，弹力纤维瘤多与背阔肌没有粘连。

3. 肿瘤位于胸壁表面，多与同位于胸壁表面、起于肋骨的前锯肌有粘连。

术前规划

1. 术前 B 超定位并标记肿物范围。

2. 手术切口沿肋骨方向切开。

3. 肿物多与周围肌肉组织有粘连，需锐性分离方能彻底切除。

手术操作

1. 麻醉满意后，患者取右侧卧位，先行背部左侧软组织肿物切除术。常规消毒铺单。根据术前 B 超定位，在软组织肿物表面沿肋骨方向切开皮肤（图 36-2）。

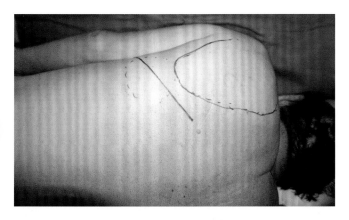

图 36-2　切口设计

2. 切开皮肤及皮下组织，向两侧牵开，显露其下背阔肌（图 36-3）。

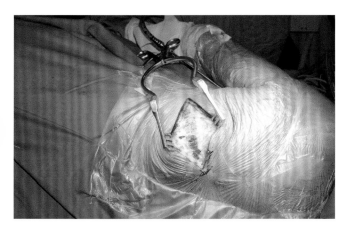

图 36-3　切开深筋膜，显露其下背阔肌

3. 沿背阔肌肌纤维方向切开，向两侧牵开，显露其下方软组织肿物（图 36-4、图 36-5）。

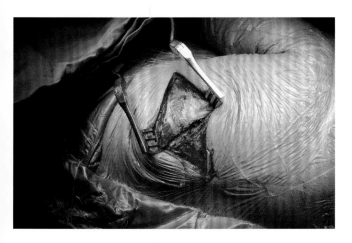

图 36-4　沿背阔肌肌纤维方向切开

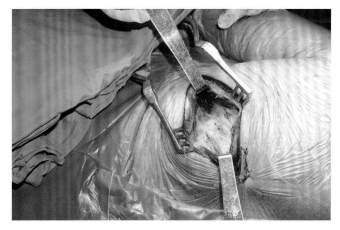

图 36-5　向两侧牵开背阔肌，显露其下方软组织肿物

4. 软组织肿物与肩胛下角、前锯肌粘连，分离粘连区域，游离肿物周边（图 36-6、图 36-7）。

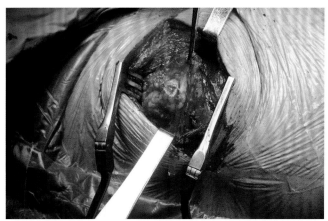

图 36-6　软组织肿物与肩胛下角、前锯肌粘连

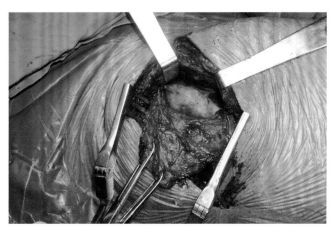

图 36-7　分离粘连区域，游离肿物周边

5. 肿物深层与胸部的肋骨、肋间肌表面粘连，用电刀分离（图 36-8）。

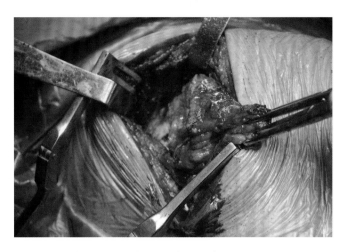

图 36-8　肿物深层与胸部的肋骨、肋间肌表面粘连，用电刀分离

6. 完整切除肿物（图 36-9）。

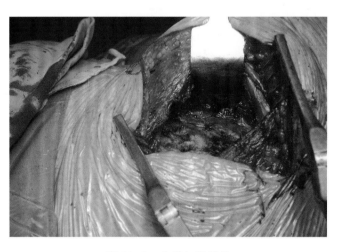

图 36-9　完整切除肿物

7. 缝合背阔肌（图 36-10）。

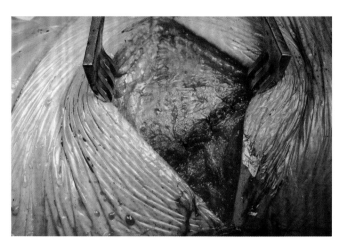

图 36-10　缝合背阔肌

8. 缝合切口。

术后处理

1. 术后放置负压引流管 1 根，待全天（24 小时）引流量少于 20 ml 时拔除。

2. 术后 2 周拆线，术后 3 个月门诊复查。

术后评估

1. 标本评估

术后切除标本从外观和各向剖面，确认是否达到术前计划的外科边界（图 36-11、图 36-12）。

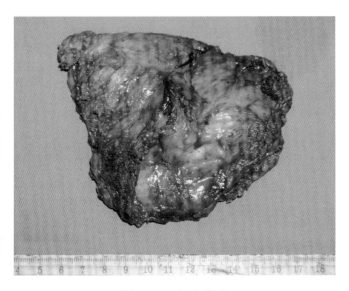

图 36-11 标本外观

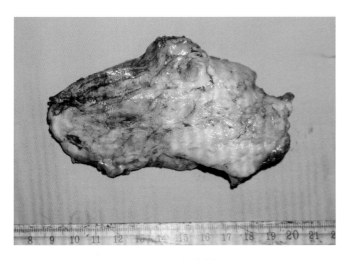

图 36-12 标本剖面

2. 病理评估

术后病理报告：弹力纤维瘤。

专家点评

弹力纤维瘤特征性地好发于背部肩胛下角区域，多为双侧对称性发病，少数也可见于坐骨结节和股骨大转子附近，罕见于其他部位。

本病病程比较长，有的可以达到 5~10 年。几乎没有症状，生长很缓慢，只是可以摸到深部的肿块。肿瘤生长缓慢，无痛，仅少数有局部隐痛或酸胀感。它的发生机制还不清楚，可能由于肩胛骨和胸壁之间长期存在机械性摩擦导致。

弹力纤维瘤生长缓慢，瘤体多呈扁圆形，贴于胸廓上，长轴与人体一致，其大小不一，一般体积较小，直径＞10 cm 者罕见。肿瘤无包膜，较固定，可延伸至周围肌肉组织内。瘤体质地坚实，切面呈灰白色，手术单纯切除效果好，术后不复发。

弹力纤维瘤的治疗，如无症状无须手术切除，如患者有不适症状，可考虑手术切除，切除标本进行病理检查。手术中肿物多与胸壁组织粘连严重，需仔细分离。术后切口引流量可能较多，不宜过早拔除引流管，待全天（24 小时）引流量少于 20 ml 可拔除引流管。

（单华超 李 远）

第 37 章　背部软组织肉瘤切除 + 背阔肌肌皮瓣转移 + 游离植皮术

手术指征

1. 肩背部、颈部、胸腹部周围的软组织肉瘤，部分转移性软组织肿瘤，鳞癌等皮肤恶性肿瘤。

2. 原发恶性骨肿瘤侵犯邻近皮肤和皮下组织，需要一同切除的。

3. 软组织肉瘤，周围骨骼（如肩胛骨）未受侵，或虽有侵犯但可通过部分切除仍可获得安全的外科边界。

4. 广泛切除肿瘤后，残留软组织无法覆盖切口，通过游离植皮也无法覆盖切口，通过软组织转移可获得可接受的软组织覆盖。

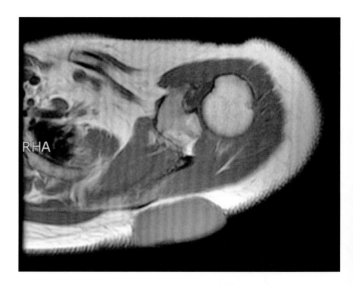

图 37-1　MRI T_1 加权像显示左肩背部皮肤和皮下组织内异常中 - 低信号

病例资料

患者女性，38 岁。左肩背部皮肤隆突性纤维肉瘤术后 9 年，再次发现肿物 1 年。患者 9 年前于当地医院因左肩背部肿物就诊，行肿物切除。术后病理：皮肤隆突性纤维肉瘤。1 年前发现原手术区域再次出现肿物，并渐进增大，为进一步诊治，来我院就诊。门诊以软组织肉瘤术后复发收入院。

入院查体：患者肩关节功能正常，左肩部可见手术瘢痕，并在手术瘢痕区域有 2 处肿物隆起，肿物无活动度。

影像学表现：左肩关节正位 X 线片隐约可见软组织肿物影。MRI T_1 加权像显示左肩背部皮肤和皮下组织内异常中 - 低信号，肿物内信号均匀，T_2 加权像显示为中 - 低信号，T_1 增强抑脂像显示异常信号部位强化明显；肿瘤深面虽未侵犯肩胛骨，但与之比邻（图 37-1、图 37-2、图 37-3）。

入院诊断：软组织肉瘤术后复发。

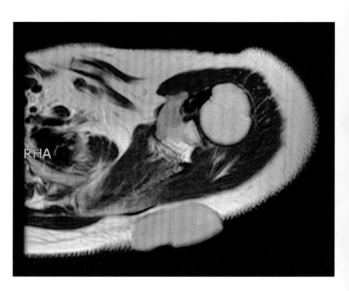

图 37-2　MRI T_2 加权像显示为中 - 低信号

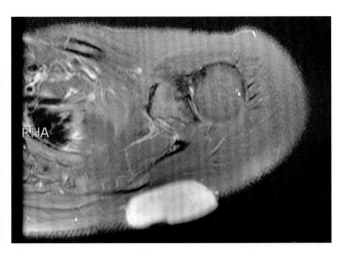

图 37-3　MRI T₁ 增强抑脂像显示异常信号部位强化明显

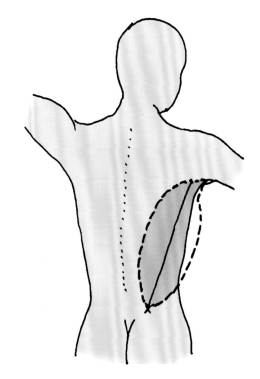

图 37-4　背阔肌肌皮瓣示意图

局部解剖

1. 由于背阔肌肌皮瓣可供移植的皮肤面积达（8 ~ 23）cm×（20 ~ 40）cm，对于肩背部、颈部、胸腹部肿瘤切除后比较大的缺损，背阔肌肌皮瓣都是比较好的选择之一。

2. 背阔肌是身体上可供游离移植或带蒂移植范围最广、功能最多的皮瓣之一，皮瓣的供养血管为胸背动静脉，运动神经是与血管伴行的胸背神经（图 37-4）。

3. 胸背动静脉及其内外侧支在背阔肌内表面肌膜下有数十条可见的小分支进入肌腹，并穿过肌腹进入皮下，供应皮肤，这是背阔肌肌皮瓣的解剖基础。

4. 对于患有血管或全身疾病影响局部血管的病例，应慎用转移皮瓣，因为血管蒂栓塞易致皮瓣坏死。

5. 遵循软组织肉瘤切除原则，手术应达到广泛的外科边界，术前计划应合理评估肿瘤切除范围，不应为肢体功能的保留而牺牲外科边界。切除应在各个方向上距离肿瘤边缘 1.5 ~ 2 cm。如果肿瘤与邻近骨（本例为肩胛骨）关系密切，不应为了避免行肌皮瓣转移而减少切除范围。

术前规划

此病例复发肿瘤位于肩背部，肿瘤主要侵犯皮肤

和皮下组织，与肩胛骨之间有斜方肌，肿瘤的安全外科边界需要切除部分斜方肌，但因此会导致部分肩胛冈、锁骨裸露，因此不能通过简单的植皮完成切口覆盖，而需要转移肌皮瓣。特别需要注意的是，不能为了避免肌皮瓣转移，而保留斜方肌。

另外，因为肿瘤本身位于皮肤，原切口瘢痕及周围皮肤紧邻肿瘤，应将连同皮肤在内的全层切除，切除范围在肿瘤范围外 1.5 ~ 2 cm（图 37-5、图 37-6）。

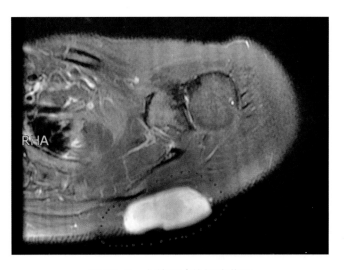

图 37-5　术前设计的切除范围

243

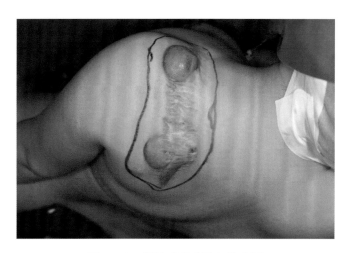

图 37-6　设计手术皮肤切除范围

2. 在体表投影上确定背阔肌肌皮瓣血管蒂位置，即皮瓣的旋转轴点，采用样布量取缺损部位大小，根据样布大小和形状，确定供区皮瓣大小，在体表标记手术切口（图 37-8）。

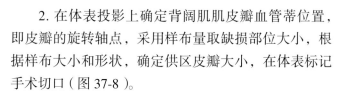

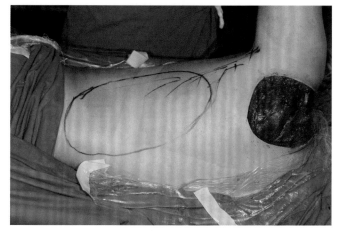

图 37-8　背阔肌肌皮瓣切口示意图及血管蒂位置

手术操作

1. 患者麻醉后取侧卧位，患侧在上，沿原手术瘢痕及肿物周围 1.5 cm 标记手术切口。沿切口线逐层切开皮肤及皮下组织，将原手术瘢痕及周围与肿块较邻近的经过的皮肤及深层组织全层连同肿瘤一并切除。因为肿瘤主要位于皮肤和皮下，斜方肌是重要的安全屏障，可用于做边界，故连同皮肤、皮下组织和部分斜方肌一同完整切除（图 37-7）。

3. 背阔肌带血管蒂肌皮瓣获取具体手术步骤可参照本书第 3 章"上臂软组织肉瘤切除 + 背阔肌肌皮瓣转移术"内容（图 37-9）。

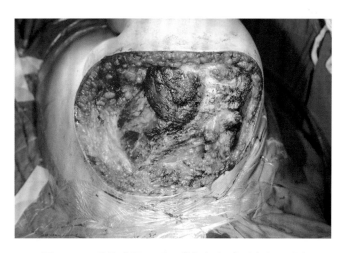

图 37-7　肿物连同周围正常组织切除后（上面观）

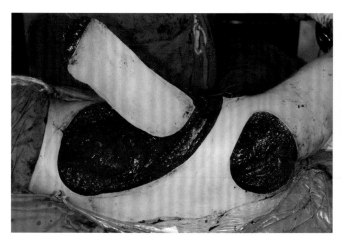

图 37-9　分离后获得的皮瓣

4. 将皮瓣经皮下隧道转至肩背部缺损部位（图 37-10）。

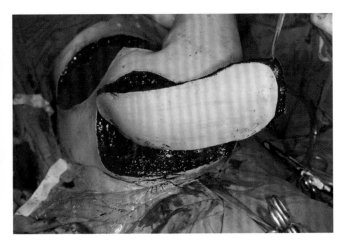

图 37-10　带血管蒂肌皮瓣转移至缺损部位

5. 局部皮瓣转移后，放置引流管 1 根，肌皮瓣与周围组织进行缝合，局部缺损采用大腿皮肤进行直接植皮缝合（图 37-11、图 37-12）。

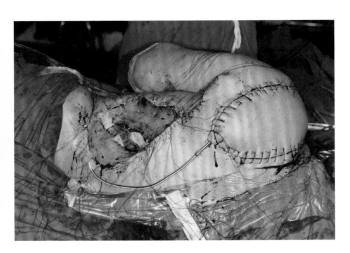

图 37-11　皮瓣转移和取皮植皮缝合后，放置引流（后面观）

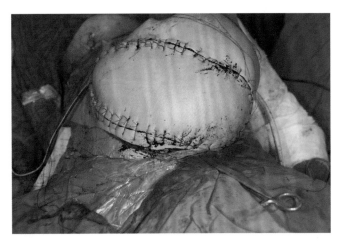

图 37-12　皮瓣转移和取皮植皮缝合后，放置引流（上面观）

术后处理

1. 术后放置负压引流管 1 根，引流待全天（24 小时）引流量少于 10 ml 时拔除。术后应在敷料上开窗，用于观察皮瓣的血运情况。植皮区可 10 ~ 14 天拆包。术中及术后应用抗生素。

2. 鼓励患者早期下床活动，但需要 4 ~ 6 周，软组织愈合后开始肩关节功能锻炼。

3. 对于需要术后其他药物的患者（本例不需要），如化验检查无异常，可于术后 2 周（切口愈合拆线后）开始化疗，如切口延迟愈合，一般应等到切口愈合后再开始治疗。很多药物包括化疗药物对切口的愈合有不良影响。

4. 如认为肿瘤切除范围不够广泛边界，对于放疗敏感的肿瘤，术后可给予放疗。放疗需在切口完全愈合后进行。

术后评估

1. 标本评估

术后切除标本经福尔马林固定后，从外观和各向剖面，确认是否达到术前计划的外科边界（图 37-13 至图 37-16）。

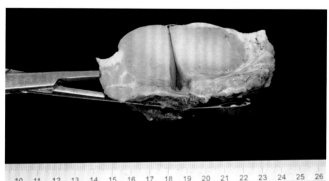

图 37-16 标本横断面，底面有斜方肌

2. 病理评估

术后病理报告：皮肤隆突性纤维肉瘤。

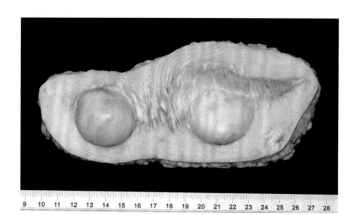

图 37-13 标本表面，可见各个方向均在肿瘤周围正常组织 1.5 cm 以上

专家点评

皮肤隆突性纤维肉瘤是源于皮肤、并可侵犯皮下组织的低度恶性软组织肉瘤。该肿瘤生长缓慢，常好发于躯干，男性多见。该肿瘤对于放化疗均不敏感，手术是主要的治疗手段。因肿瘤局部侵袭性强，为减少局部复发，手术外科边界需要达到广泛切除。术前根据增强 MRI 定位肿瘤及周围侵袭范围，设计肿瘤切除边界应至少包括周围 1.5～2 cm 正常皮肤，深面应超过深筋膜。对于反复复发的肿瘤，应连同部分肌肉一同切除。

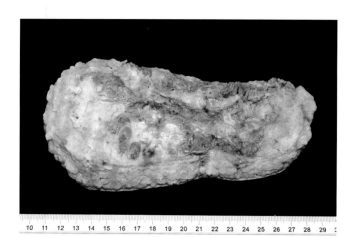

图 37-14 标本深面，可见切除的斜方肌

切取背阔肌肌皮瓣，一定要确保有一大穿支血管进入皮瓣，才能保证皮瓣获得足够血供。皮瓣基部皮肤应切断，便于转移，但基部肌肉一般不需切断，避免损伤穿支血管。

肌皮瓣转移手术成功的关键在于血管蒂血液供应的良好。对于背阔肌肌皮瓣，在暴露背阔肌前缘后，用手指在背阔肌前缘下方疏松结缔组织内作钝性分离，此间隙很疏松，当手指伸入到背阔肌下 2～3 cm 处，即可触及胸背动脉的搏动。手术中，应探清动脉搏动情况，通过触诊了解胸背动脉的走行，然后才切取皮瓣。

其他有关背阔肌肌皮瓣相关的注意事项可参考本书第 3 章"上臂软组织肉瘤切除＋背阔肌肌皮瓣转移术"部分。

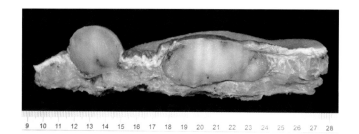

图 37-15 标本矢状面

（李 远 牛晓辉）

第38章 骨盆后侧深层软组织肉瘤切除术

手术指征

1. 骨盆后侧深层区域内原发（复发）软组织肉瘤，良性侵袭性软组织肿瘤（如韧带样纤维瘤）；部分转移性软组织肿瘤。

2. 肿瘤未侵及重要血管和神经，肿瘤切除手术可达到安全的外科边界。

3. 关节内无裸露肿瘤，关节腔未受侵；或虽有侵犯但可通过关节外切除获得可接受的外科边界。

4. 广泛切除肿瘤后，存留可接受的软组织覆盖；或通过皮瓣转移获得可接受的软组织覆盖。

病例资料

患者男性，29岁。发现右髋前外侧肿物，逐渐增大伴轻度疼痛4个月。患者4个月前无明显诱因发现右髋前外侧肿物，无明显症状，自觉肿物逐渐增大。于外院影像学检查发现右骨盆区软组织肿物，为进一步诊治，收入我院。

入院查体：右侧骨盆区前外侧肿胀，未见静脉曲张及破溃，皮温较健侧相同部位略高。局部可及一质韧肿物，大小约15 cm×15 cm，边界欠清，质韧，活动度差，无压痛，未及血管杂音。右髋关节活动基本正常，髋关节内收、后伸略受限。

影像学表现：骨盆X线片股骨未见异常，但可见右骨盆髋部外侧较大软组织肿物影。MRI显示阔筋膜张肌下段较大软组织肿物，肿瘤远段主要位于阔筋膜张肌内，向近段延伸臀中肌逐渐受侵，与缝匠肌、股直肌及髂腰肌相邻，但未受侵。肿物内信号基本均匀，T_1像呈低信号，T_2像呈不均匀中高信号，伴不均匀强化（图38-1、图38-2）。

入院诊断为软组织恶性肿瘤，经穿刺活检病理诊断为：恶性外周神经鞘瘤。

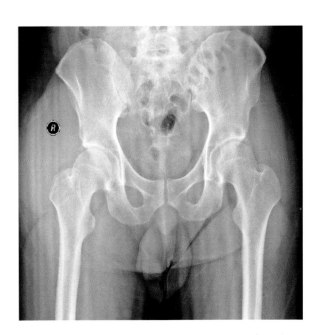

图38-1 骨盆正位X线片，可见软组织肿物影

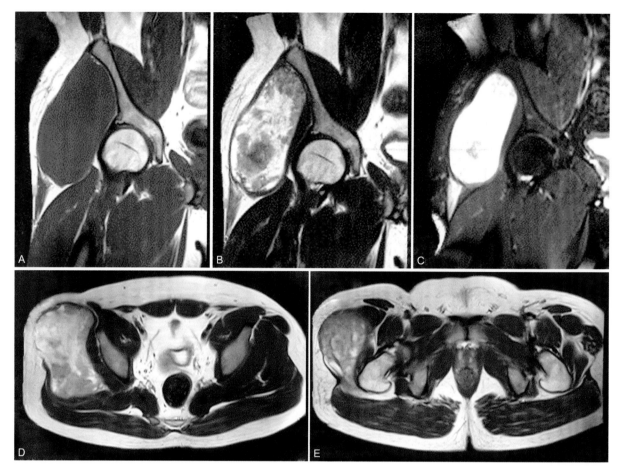

图 38-2　MRI 冠状位（A、B、C）依次为 T_1、T_2、T_2 抑脂加权像显示肿瘤范围。MRI 横断位（D、E）T_2 加权像显示肿瘤范围

局部解剖

1. 臀髋外侧区皮下组织比臀区稍薄，此区肌肉前为阔筋膜张肌，后为臀大肌，中为臀中肌。臀筋膜向下前移行于阔筋膜。覆盖臀中肌的筋膜坚厚致密，臀中肌肌束起于其上，实为髂胫束的一部分。阔筋膜张肌夹于两层阔筋膜中间（图 38-3）。

2. 阔筋膜张肌从髂前上棘下行，臀大肌从髂嵴后 1/3 和骶骨背面斜向下前行，两肌分别止于髂胫束前后缘，覆盖髋区外面，与肩部三角肌相似。因此，两肌合称髋三角肌。该部位软组织肉瘤切除时，为达到广泛的外科边界，应合理评估取舍术中肌肉的去留量，不应为更多功能的保留而牺牲外科边界。

3. 臀部主要的血管、神经均经过坐骨大孔出盆腔。坐骨神经一般经梨状肌下缘出坐骨大孔离开骨盆，为人体最粗的神经。坐骨神经在股骨大转子与坐骨结节之间下行，在臀部位于臀大肌的覆盖下。臀上动脉起于髂内动脉，与臀上神经伴行，其浅支主要供应臀大肌。臀上神经主要支配臀中、小肌及阔筋膜张肌。臀下动脉分支支配臀大肌。臀下神经为骶丛分支，支配臀大肌。由髂内动脉分出的臀上、下动脉及由股深动脉分出的旋股外侧动脉及第一穿动脉在臀后部形成十字吻合。

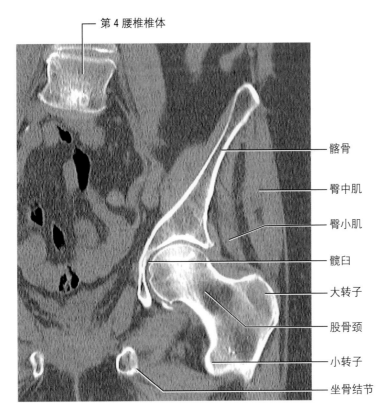

第 4 腰椎椎体

髂骨

臀中肌

臀小肌

髋臼

大转子

股骨颈

小转子

坐骨结节

图 38-3　骨盆后侧解剖

术前规划

此病例肿瘤位于右侧骨盆区及髋部前外侧。肿瘤位于深筋膜深层，肿瘤远段主要位于阔筋膜张肌内，向近段延伸臀中肌逐渐受侵，与缝匠肌、股直肌及髂腰肌相邻，但未受侵。病变侵及大部阔筋膜张肌，应于阔筋膜张肌起止点离断去除肌肉，同时去除受侵之臀中肌。肿瘤远端邻近股骨粗隆处，但骨质未受侵（图 38-4）。

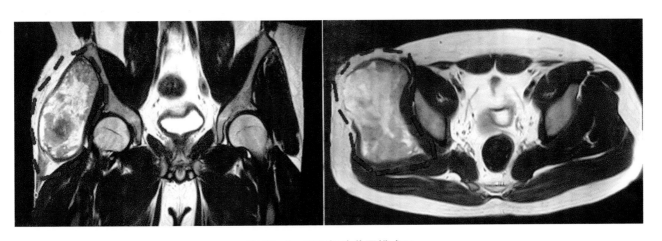

图 38-4　广泛切除范围模式图

手术操作

1. 患者麻醉后取左侧卧位。

2. 因肿块偏于右骨盆髋部前外侧，故取右髋部前外侧切口。穿刺活检道区域梭形切开（图 38-5）。

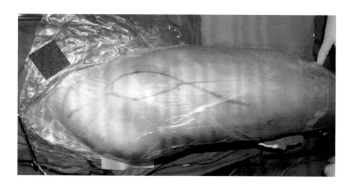

图 38-5 手术切口

3. 沿切口线逐层切开皮肤及皮下组织，将穿刺活检道及周围与肿块较邻近的经过的皮肤及深层组织全层连同肿瘤一并切除（图 38-6）。

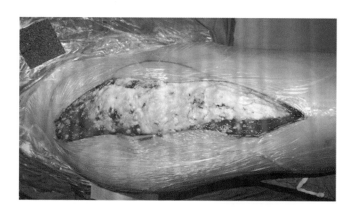

图 38-6 切开皮肤及皮下组织

4. 后侧于臀大肌前缘切开深筋膜，于臀大肌与阔筋膜张肌间隙游离，注意保护坐骨神经（图 38-7、图 38-8）。

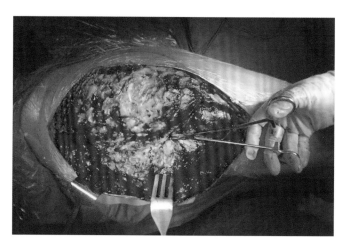

图 38-7 后侧于臀大肌前缘切开深筋膜

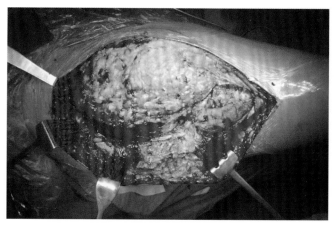

图 38-8 于臀大肌与阔筋膜张肌之间间隙分离

5. 前侧于缝匠肌边缘切开深筋膜，于阔筋膜张肌与缝匠肌、股直肌及股外侧肌间隙游离（图 38-9）。

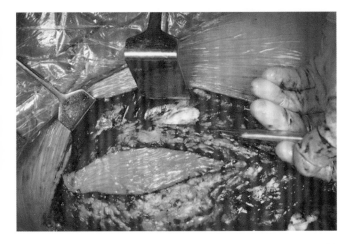

图 38-9　前侧于深筋膜浅层分离，向内见缝匠肌切开深筋膜，于阔筋膜张肌与缝匠肌、股直肌及股外侧肌之间间隙分离

6. 分别于阔筋膜张肌起、止点离断肌肉附丽（图 38-10、图 38-11）。

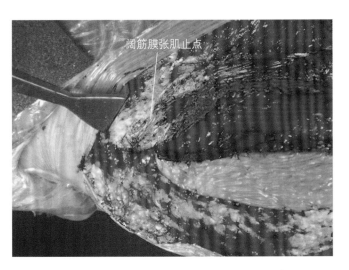

图 38-10　于髂前上棘离断阔筋膜张肌起点

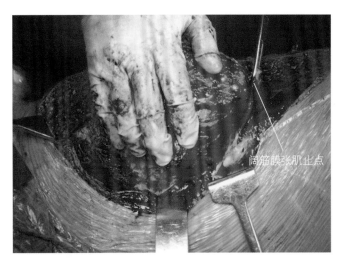

图 38-11　于阔筋膜处离断阔筋膜张肌止点

7. 于髋关节囊表面游离，使用 LigaSure 离断受侵之臀中肌，避免因肌肉收缩影响切除边界（图 38-12、图 38-13）

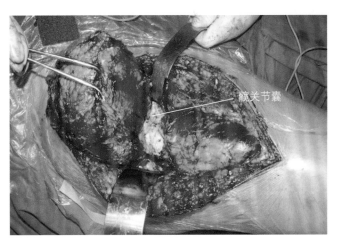

图 38-12　深层游离至髋关节囊前外侧表面

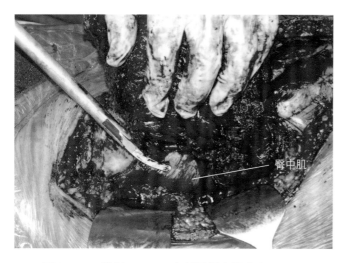

图 38-13　使用 LigaSure 离断受侵之臀中肌

8. 肿瘤去除后切口情况见图 38-14。

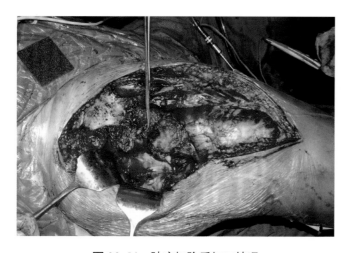

图 38-14　肿瘤切除后切口情况

9. 止血后冲洗切口，放置负压引流管 2 根，逐层缝合皮下组织和皮肤（图 38-15）。

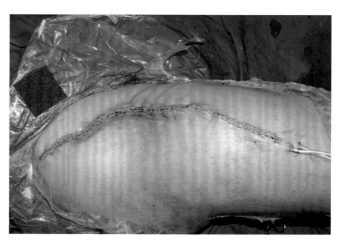

图 38-15　切口缝合后情况

术后处理

术后放置负压引流管 1~2 根，待全天（24 小时）引流量少于 20 ml 时拔除。术中及术后应用抗生素。术后卧床 3~4 周，待软组织愈合后开始关节屈伸功能锻炼和下地行走训练。卧床期间即可开始肌肉等长收缩的训练。

需要术后化疗的患者，如化验检查无异常，可于术后 2 周（切口愈合拆线后）开始化疗，如切口延迟愈合，一般应等到切口愈合后再开始化疗，因为化疗对于切口愈合有一定影响。

如认为肿瘤切除范围未达到广泛的外科边界，术后可给予放疗。

术后评估

1. 标本评估

术后切除标本经福尔马林固定后，从外观和各向剖面确认是否达到术前计划的外科边界（图 38-16）。

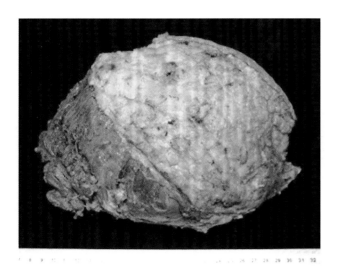

图 38-16A　标本前面

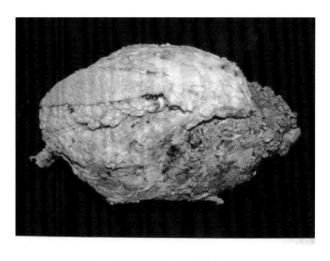

图 38-16D　标本外侧面

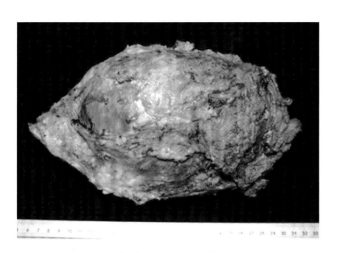

图 38-16B　标本后面

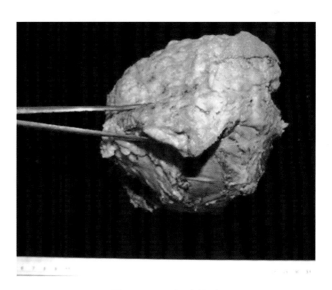

图 38-16E　标本远端

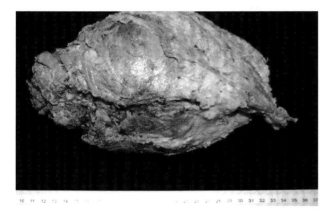

图 38-16C　标本内侧面

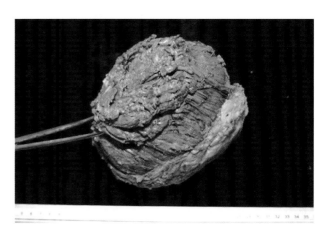

图 38-16F　标本近端

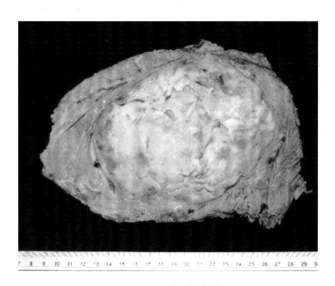

图 38-16G　标本横剖面

2. 病理评估

术后病理报告：恶性外周神经鞘瘤。

骨盆区解剖结构复杂，功能重要，毗邻重要组织器官，如下肢重要的血管、神经均通过骨盆。骨盆区肿瘤切除的手术难度较大，切除后也会对患者的功能造成一定的影响，骨盆区肿瘤相对肢体肿瘤切除后复发率及各种并发症发生率更高。正因为如此，对于骨盆区软组织肉瘤，更应做好术前计划，详细了解肿瘤的范围与重要神经血管及器官的关系，为达到广泛的外科边界，应合理评估肌肉等组织的去留，不应为更多地保留功能而牺牲外科边界。

恶性外周神经鞘瘤常见于成年人，多为无痛性逐渐生长的肿块，也可因压迫神经而出现神经刺激症状。可位于肌肉间隙，也可位于肌肉内，常难与其他肉瘤鉴别。

手术仍然是主要的治疗手段，需要达到广泛的外科边界。放化疗指征与其他软组织肉瘤相同。

（赵海涛）

第四篇

淋巴结处理

第39章 足跟皮肤恶性黑色素瘤切除＋腹股沟前哨淋巴结活检术

手术指征

1. 病理已确诊黑色素瘤。
2. Breslow 厚度大于 1 mm。
3. 临床、B 超、PET-CT 未发现区域淋巴结转移。

病例资料

患者女性，46 岁。10 年前左足底外侧有一黄豆大小皮肤逐渐变黑，平时无疼痛，未予特殊处理。近半年来发黑皮肤面积明显增大，反复破溃，在当地医院就诊，行病理活检，病理报告为：黑色素瘤。为求进一步诊治，来我院门诊，门诊以"恶性黑色素瘤"收入院。既往有糖尿病史 10 年，5 年前患脑血栓。

入院查体：足底可见不对称，边缘不规则，黑色，直径 2～3 cm，局部明显隆起的色素斑，周围有数个小的黑色卫星灶（图 39-1）。

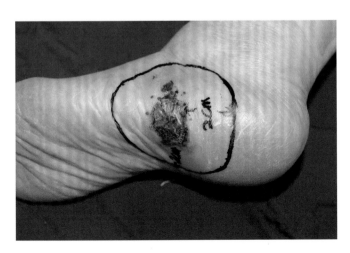

图 39-1　足底黑色素瘤的切除范围

影像学检查：局部病灶行 MRI 检查，病变局限于皮肤层。腹股沟 B 超及全身 PET-CT 均未见淋巴结转移。全身 PET-CT 及肺 CT 均未见远处转移。

局部解剖

1. 皮肤从外向里，由表皮、真皮、皮下组织等结构组成。

2. 表皮由角质层、透明层、颗粒层、生发层等组成。生发层位于表皮最深处，呈栅栏状排列，基底层细胞可以分裂。每当表皮破损时，基底层细胞就会增长修复而皮肤不留瘢痕。每 10 个基底层细胞中有 1 个透明细胞，细胞核很小，是黑素细胞，位于表皮与真皮交界处，镶嵌于表皮基底层细胞中。它的主要作用是产生黑色素颗粒。黑色素颗粒数量的多少，可影响到基底层细胞黑色素含量的多少。黑素细胞产生的黑色素是皮肤的染色剂，在人体的皮肤内约有 400 万个黑素细胞。

3. 真皮可分为乳头层与网状层。真皮主要由结缔组织组成，包括胶原纤维、弹力纤维及基质。但其中也有其他组织，如神经、血管、淋巴管、肌肉、毛囊、皮脂腺及大，小汗腺等。

4. 皮下组织又称为"皮下脂肪层"。由脂肪小叶及小叶间隔组成，脂肪小叶中充满脂肪细胞，细胞质中含有脂肪，核被挤至一边。皮下脂肪组织是一层比较疏松的组织，它是一个天然的缓冲垫，能缓冲外来压力，同时它还是热的绝缘体，能够储存能量。除脂肪外，皮下脂肪组织也含有丰富的血管、淋巴管、神经、汗腺和毛囊（图 39-2）。

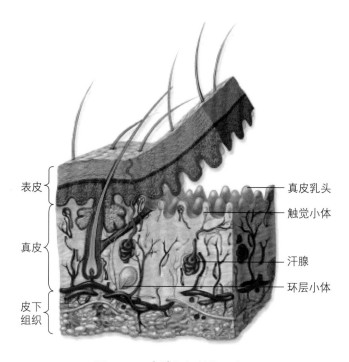

表皮

真皮乳头

触觉小体

真皮

汗腺

环层小体

皮下
组织

图 39-2　皮肤组织结构示意图

术前规划

黑色素瘤的切缘根据 Breslow 厚度不同而有变化，2013 版"中国黑色素瘤诊治指南"推荐的手术切缘为：

肿瘤厚度	临床推荐切缘
原位	0.5 cm
≤ 1.0 mm	1.0 cm
1.01 ~ 2.0 mm	1.0 ~ 2.0 cm
2.01 ~ 4.0 mm	2.0 cm
≥ 4.0 mm	2.0 cm

切除边缘须根据解剖部位及美容需求调整，特殊部位（如脸部、耳部）等位置保证切缘阴性即可。对于原位黑色素瘤，病理检查切缘阴性非常重要。切缘按照外科医师术中测量为准（见图 39-1）。

前哨淋巴结是黑色素瘤转移的第一站淋巴结。术前需在肿瘤周围注射核素标记的亲淋巴的核素，然后行核素扫描，从而定位前哨淋巴结的位置（图 39-3、图 39-4）。

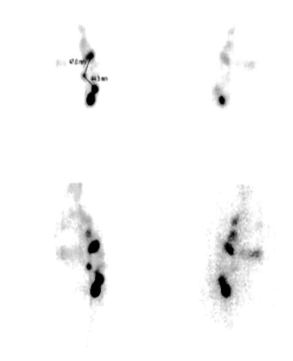

图 39-3　核素扫描图

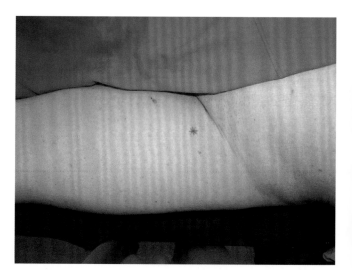

图 39-4　核素扫描行前哨淋巴结体表定位

手术操作

1. 患者麻醉后取俯卧位，手术在止血带下进行，以减少出血，可清楚地显示切除的厚度。手术切口如图 39-5 所示。

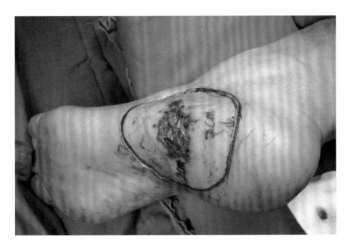

图 39-5　手术切口

2. 沿切口线逐层切开皮肤及皮下组织，达足底的脂肪组织（图 39-6）。

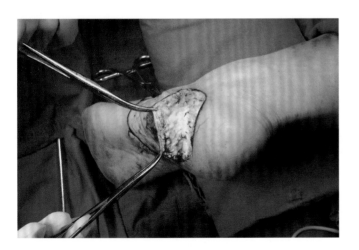

图 39-6　切开皮肤及皮下组织，达足底的脂肪层

3. 根据术前 MRI 测得的肿瘤厚度，决定切除的厚度，沿脂肪层继续切除肿瘤（图 39-7）。

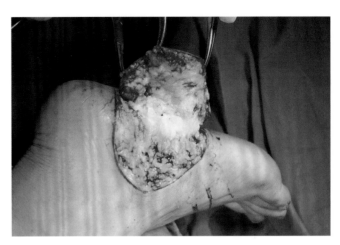

图 39-7　沿脂肪层切除肿瘤

4. 沿脂肪层完整地切除肿瘤（图 39-8）。

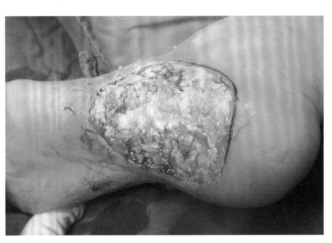

图 39-8　切除肿瘤后的创面

5. 在大腿外侧取皮行创面游离植皮（图 39-9）。

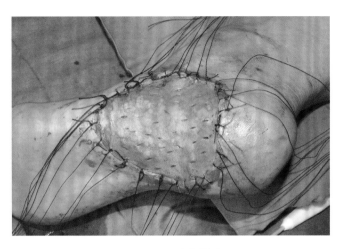

图 39-9　游离植皮

6. 患者改变体位，由俯卧位变为仰卧位。用 γ 射线探测仪定位前哨淋巴结的位置，并画出手术切口（图 39-10）。

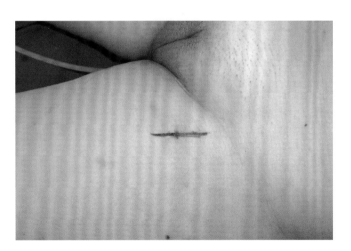

图 39-10　在 γ 射线探测仪指导下画出的手术切口

7. 常规消毒铺单，并用 γ 射线探测仪再次确认前哨淋巴结的位置（图 39-11）。

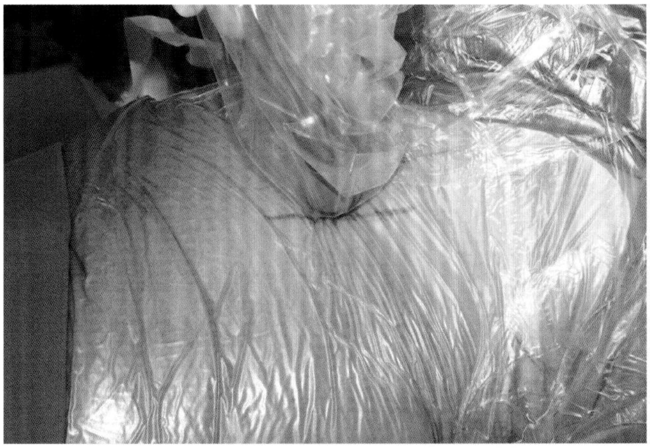

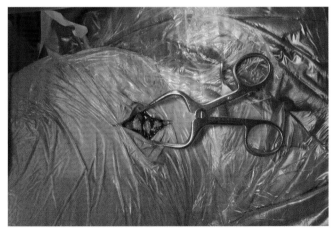

图 39-11　用 γ 射线探测仪定位前哨淋巴结的位置

8. 切开皮肤及皮下组织（图 39-12）。

图 39-12　切开皮肤及皮下组织

9. 在 γ 射线探测仪的指导下，显露出位于大隐静脉旁的前哨淋巴结（图 39-13）。

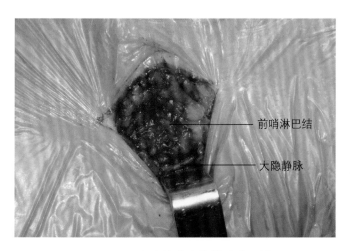

图 39-13　大隐静脉旁的前哨淋巴结

10. 结扎淋巴结的输出及输入淋巴管，连同周围部分脂肪组织，完整地切除前哨淋巴结（图 39-14）。

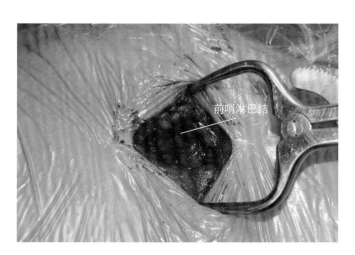

图 39-14　切除前哨淋巴结后的创面

11. 切下的淋巴结再次用 γ 射线探测仪探查，证明切取的为具有高放射性的前哨淋巴结（图 39-15）。

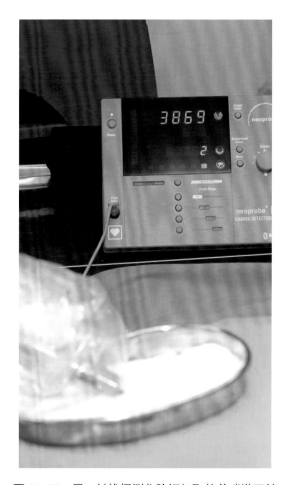

图 39-15　用 γ 射线探测仪验证切取的前哨淋巴结

12. 止血后冲洗切口，逐层关闭切口（图 39-16）。

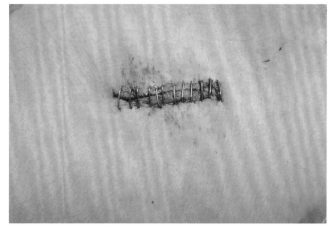

图 39-16　术后切口

261

术后处理

1. 术后植皮处打包包扎，术后1周拆包观察植皮存活情况。

2. 取皮区无菌包扎，等待自行脱落，无须换药。如渗出较多，保留最内层辅料，更换外层敷料。

3. 如果前哨淋巴结病理结果阴性，局部不需特殊处理。根据肿瘤分期嘱患者行内科治疗。如果前哨淋巴结病理结果阳性，应行局部淋巴结清扫术。

术后评估

1. 标本评估

术后切除标本从外观和各向剖面观察，确认是否达到术前计划的外科边界（图39-17）。

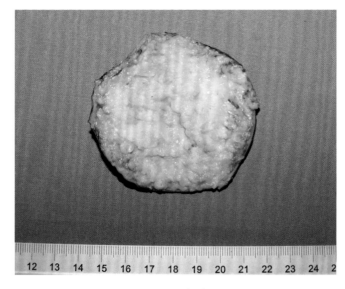

图 39-17B　标本后面

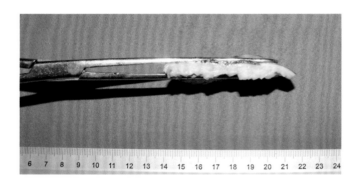

图 39-17C　标本剖面

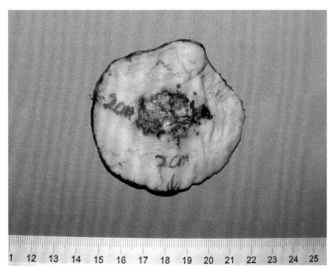

图 39-17A　标本前面

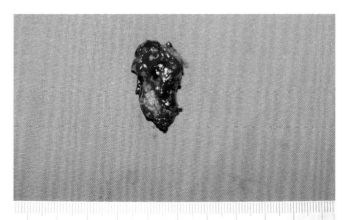

图 39-17D　前哨淋巴结标本

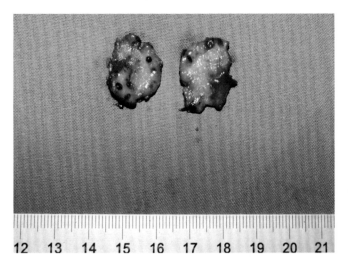

图 39-17E　前哨淋巴结标本剖面

2. 病理评估

术后病理报告：前哨淋巴结有黑色素瘤转移。

专家点评

黑色素瘤在中国发病率虽然不是很高，但发病率增长很快，年增长率为 3%～5%。2007 年中国黑色素瘤的总发病率为 0.47/10 万，死亡率为 0.26/10 万。肢端黑色素瘤在我国很常见，流行病学调查发现其占所有黑色素瘤病例的 41.8%。

黑色素瘤的分期诊断对治疗及预后有重要的临床意义。黑色素瘤通过淋巴结向远处转移，转移的第一站淋巴结称前哨淋巴结。当黑色素瘤已明确诊断，但临床无淋巴结转移的证据时，需行前哨淋巴结活检。

当前哨淋巴结活检病理结果阳性时，应行区域淋巴结清扫术，从而避免了不必要的淋巴结清扫术。同时也指导后续的内科治疗。前哨淋巴结病理结果阳性的患者预后较差。

前哨淋巴结病理结果的阳性率与黑色素瘤的厚度有密切的关系。国外文献报道，前哨淋巴结病理结果的阳性率为 16%。我科 35 例肢端黑色素瘤患者前哨淋巴结活检病理结果的阳性率为 14.3%。

（杨发军）

第40章 腹股沟淋巴结清扫术

手术指征

1. 黑色素瘤患者临床发现腹股沟淋巴结有转移者。
2. 黑色素瘤腹股沟前哨淋巴结活检病理结果发现有淋巴结转移者。
3. 下肢鳞癌有腹股沟淋巴结转移者。
4. 下肢软组织肉瘤有腹股沟淋巴结转移者。

病例资料

患者女性，46岁。10年前左足底外侧有一黄豆大小皮肤逐渐变黑，平时无疼痛，未予特殊处理。近半年来发黑皮肤面积明显增大，反复破溃，在当地医院就诊，行病理活检，病理报告为：恶性黑色素瘤。为求进一步诊治，来我院门诊，门诊以"恶性黑色素瘤"收入院。既往有糖尿病史10年，5年前患脑血栓。

查体：足底可见不对称、边缘不规则、黑色、直径2~3 cm、局部明显隆起的色素斑，周围有数个小的黑色卫星灶（见图39-1）。

影像学检查：局部病灶行MRI检查，病变局限于皮肤层。腹股沟B超及全身PET-CT均未见局部淋巴结转移。全身PET-CT及肺CT均未见远处转移。

入院后行前哨淋巴结活检，病理结果为：2枚前哨淋巴结中均有转移。决定行腹股沟淋巴结清扫术。

局部解剖

1. 股三角位于股前内侧上部。上界为腹股沟韧带；外侧界为缝匠肌；内侧界为长收肌内侧缘；尖向下与收肌管延续；前壁为阔筋膜；后壁为髂腰肌、耻骨肌和长收肌构成向下凹陷的肌槽。股三角内有股神经、股血管和淋巴结等（图40-1）。

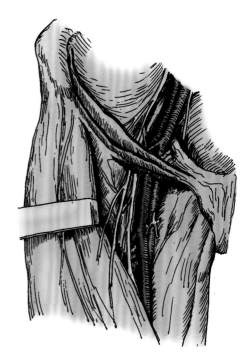

图40-1 股三角解剖示意图

2. 腹股沟部淋巴结可分为浅、深两群。浅群淋巴结沿大隐静脉及其属支排列。腹股沟浅淋巴结分上、下两组：上组位于腹股沟韧带下方并与其平行，接受腹前壁下部、臀部、会阴部和外生殖器的浅淋巴管；下组沿大隐静脉上端排列，接受除足外侧缘和小腿后外侧以外的整个下肢的浅淋巴管。腹股沟深淋巴结位于股静脉根部周围，收纳腹股沟浅淋巴结的输出管及下肢深淋巴管，其输出管归入髂外淋巴结。

术前规划

患者左足恶性黑色素瘤诊断明确，全身检查仅发现同侧腹股沟淋巴结转移，分期为Ⅲ期。腹股沟淋巴结清扫术为标准治疗方式。

腹股沟淋巴结清扫术要求把股三角内的淋巴结连同周围的脂肪组织完整地切除，只保留股神经、股动脉和股静脉（图 40-2）。

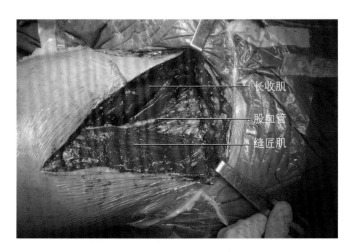

图 40-2　腹股沟淋巴结清扫范围

手术操作

1. 患者麻醉后取仰卧位，常规消毒铺单。手术切口如图 40-3 所示。

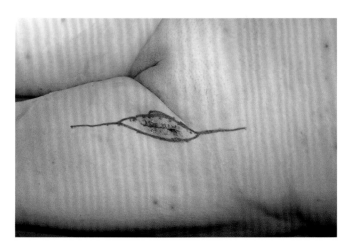

图 40-3　手术切口

2. 沿切口线逐层切开皮肤、浅层皮下组织，梭形切除原活检手术瘢痕（图 40-4）。

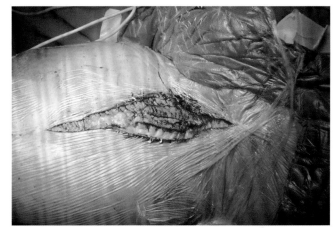

图 40-4　切开皮肤、浅层皮下组织，梭形切除活检道

3. 在皮下组织中，从浅层脂肪和深层脂肪之间向两侧分离，掀起皮瓣（图 40-5）。

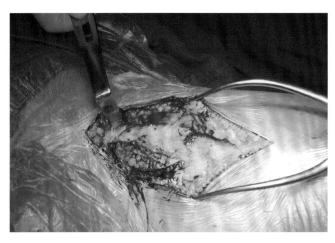

图 40-5　向两侧掀起皮瓣

265

4.在切口远端分离并结扎大隐静脉（图 40-6 ）。

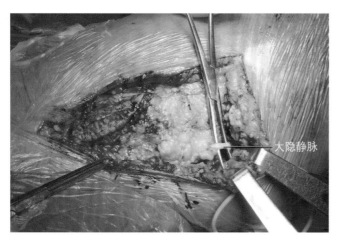

图 40-6　结扎大隐静脉

6.向内侧掀起皮瓣，在切口内缘向深方分离，显露股三角的内侧边界，显露出长收肌（图 40-8 ）。

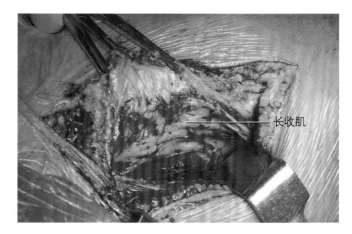

图 40-8　显露出股三角的内侧边界——长收肌

5.在切口外缘向深方分离，显露深方缝匠肌（图 40-7 ）。清扫范围包括缝匠肌表面及内侧所有脂肪组织。

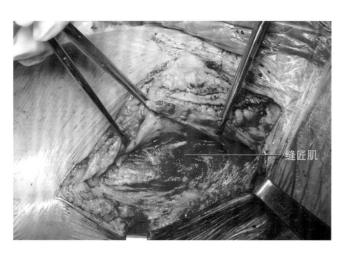

图 40-7　显露出股三角的外侧边界——缝匠肌

7.显露出股三角的上界，即腹股沟韧带（图 40-9 ）。同时显露出股三角远端，沿肌肉表面切断皮下组织。

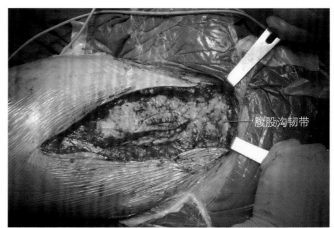

图 40-9　显露出腹股沟韧带

8. 沿股血管游离脂肪组织，显露出大隐静脉汇入股静脉处（图 40-10）。

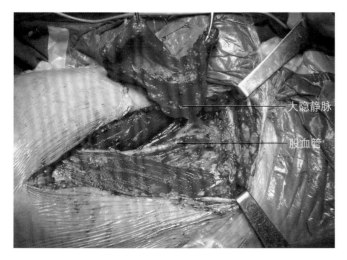

大隐静脉
股血管

图 40-10 沿股血管游离脂肪组织，直至大隐静脉汇入股静脉处

9. 结扎切断大隐静脉，完整地切除股三角内所有的脂肪组织（图 40-11）。

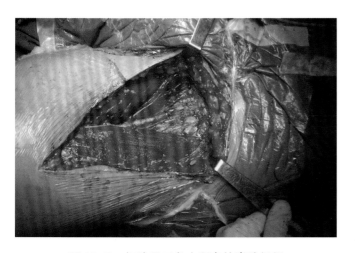

图 40-11 切除股三角内所有的脂肪组织

10. 在髂前上棘处切断缝匠肌的起点（图 40-12）。

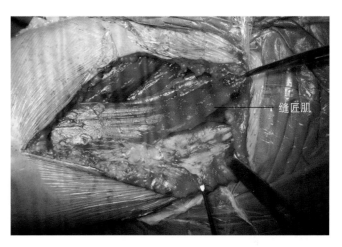

缝匠肌

图 40-12 切断缝匠肌的起点

11. 用缝匠肌覆盖股血管，把缝匠肌起点内移与腹股沟韧带缝合（图 40-13）。

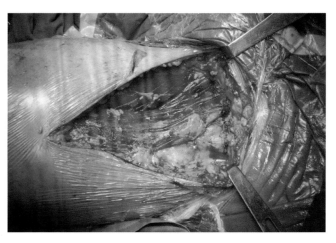

图 40-13 用缝匠肌覆盖股血管

12. 止血，冲洗切口，放置引流管，逐层关闭切口（图40-14）。

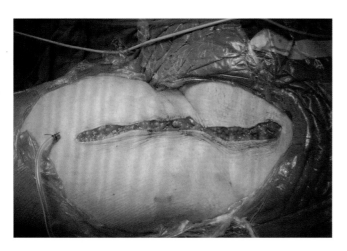

图 40-14　缝合皮下组织

13. 缝合皮肤（图 40-15）。

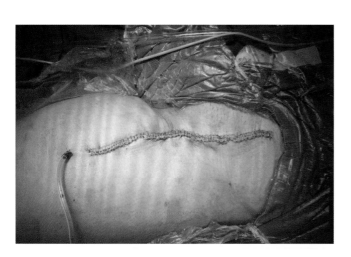

图 40-15　术后切口

术后处理

1. 术后要稍微加压包扎切口。

2. 密切观察引流量的变化，当一天的引流量达到 200 ml 时，应考虑有淋巴瘘的可能。需在切口部位压一盐袋，如引流量逐渐减少，淋巴管瘘会自愈，切口逐渐愈合。但在临床上我们曾遇见一例患者，每天的淋巴液引流量在 500 ml 左右，这时需请淋巴外科医师会诊。

3. 腹股沟淋巴结清扫后，局部会有或轻或重的淋巴水肿，加上患者卧床，需给予低分子肝素抗凝以预防下肢静脉血栓的形成。

术后评估

1. 标本评估

术后要从大块的脂肪组织中摘出淋巴结（图40-16）。

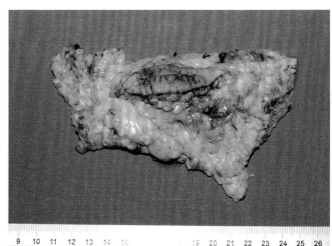

图 40-16A　标本前面

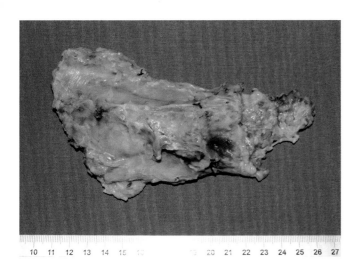

图 40-16B　标本后面

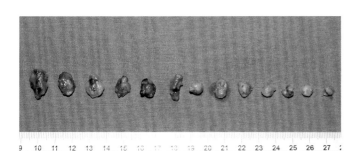

图 40-16C　从大体标本中摘出的淋巴结

2. 病理评估

术后病理报告：切除组织共检查淋巴结 20 枚。其中 12 个淋巴结发现有转移。

专家点评

前哨淋巴结活检病理结果阳性是腹股沟淋巴结清扫的指征之一。腹股沟淋巴结清扫术后标本仍需要进一步进行病理检查，确定是否存在非前哨淋巴结转移。美国曾有报道，1986—2012 年 329 例前哨淋巴结病理结果阳性的患者接受淋巴结清扫术，其中 79 例（24%）出现非前哨淋巴结转移，并且此 79 例非前哨淋巴结病理结果阳性患者预后更差。因此非前哨淋巴结病理结果阳性是Ⅲ期黑色素瘤患者最重要的预后因素之一。本例患者术后病理结果回报：12 个非前哨淋巴结转移，故预后较差。

皮缘坏死是淋巴结清扫常见的并发症之一，与掀起的皮瓣范围广、皮瓣薄等因素有关。在行淋巴结清扫手术时，要特别注意掀起皮瓣的厚度，以免引起皮瓣坏死。我们的临床经验是：腹股沟部皮下组织可分为二层，在二层之间掀起皮瓣，可以减少皮瓣的坏死。局部的淋巴水肿是清扫术常见并发症之一，可让患者穿弹力长裤，晚上抬高患肢，以减轻淋巴水肿。淋巴管瘘也是淋巴结清扫术常见的手术并发症。在手术时，要注意细小血管及淋巴管的结扎。术后局部切口要适当加压包扎，必要时用盐袋局部加压。

（杨发军）